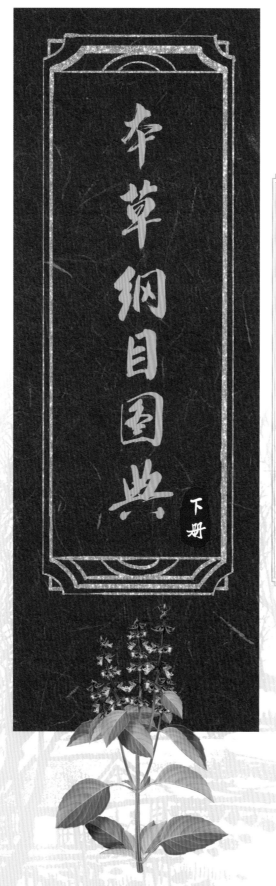

本草纲目图典

下册

【明】李时珍 著

张瑞贤 主审

郭君双 主编

青岛出版集团 | 青岛出版社

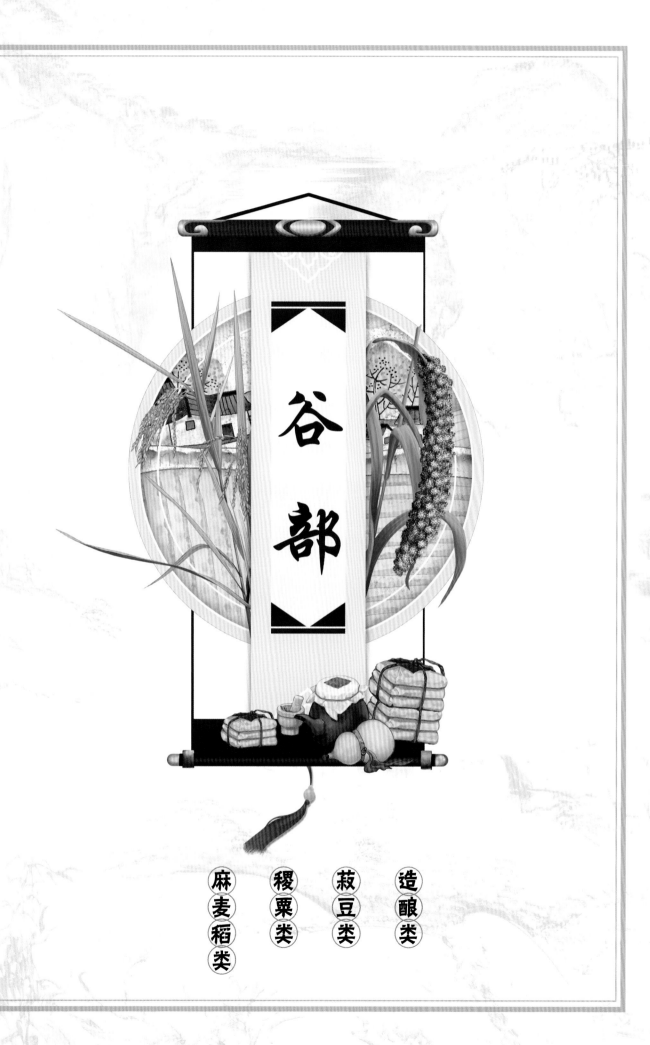

谷部

造酿类

菽豆类

稷粟类

麻麦稻类

麻麦稻类

胡麻

释名 巨胜、方茎、狗虱、油麻、脂麻。

集解 李时珍：胡麻，即脂麻。有迟、早两种，黑、白、赤三色。其茎都呈方形。秋天开白色或艳丽的紫色花。每一节都结角，长者有寸许的。四棱、六棱的，房小籽少；七棱、八棱的，房大籽多，皆是土地的肥沃或贫瘠所致。

修治 雷敩：凡是炮制，用水淘去上浮的，晒干，用酒拌蒸，从巳时蒸至亥时，取出摊开晒干。然后在臼中舂去粗皮，留下薄皮，加入小豆，同炒。炒至豆熟，去豆使用。

气味 味甘，性平，无毒。

主治《神农本草经》：伤中虚羸，补五内，益气力，长肌肉，填髓脑。久服轻身不老。

《名医别录》：坚筋骨，明耳目，耐饥渴，延年。疗金疮止痛，及伤寒温疟大吐后，虚热羸困。

附方 腰脚疼痛：新胡麻一升，熬香后研成细末。每日服一小升，服至一斗能愈。可用温酒、蜜汤或姜汁送服。

中暑毒死：救生散，新胡麻一升，微炒令黑，摊冷为末。新汲水调服三钱。或揉成弹子大的药丸，水送下。

牙齿痛肿：胡麻五升，水一斗，煮五升汁。用此汁漱口，漱后吐掉，不超过两剂便好。

附 胡麻油
释名 香油。

气味 味甘，性微寒，无毒。

主治《名医别录》：利大肠，产妇胞衣不落。生油摩疮肿，生秃发。

孙思邈：头面游风。

陈藏器：治天行热秘，肠内结热。服一合，取利为度。

大明：陈油，煎膏。生肌长肉止痛，消痈肿，补皮裂。

附方 小儿发热：不拘风寒饮食，时行痘疹，并宜用之。在香油内滴入葱涎，手指蘸油摩擦小儿五心、头面、项背各处，最能解毒凉肌。

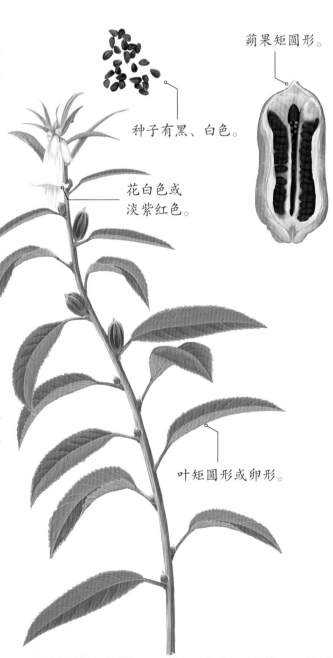

种子有黑、白色。

蒴果矩圆形。

花白色或淡紫红色。

叶矩圆形或卵形。

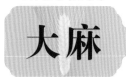

麻麦稻类

大麻

释名 火麻、黄麻、汉麻、雄者名枲麻或牡麻。雌者名苴麻或荸麻。花名麻蕡、麻勃。

集解 李时珍：大麻就是现在的火麻，也叫黄麻。有雌有雄。叶狭而长，形状像益母草叶，一枝长有七叶或九叶。五、六月开细黄花而结穗，随即结果实，大如胡荽子，可榨油。剥下的皮可以做成麻绳，秸白而有棱，轻虚者可作烛心。

附 麻仁

修治 寇宗奭：麻仁极难去壳。取帛包放入开水中，浸到水冷拿出，垂吊井中一夜，不要让它接触水。次日日中晒干，就在新瓦上搓去壳，簸扬取仁，粒粒都完整。

气味 味甘，性平，无毒。

主治 《神农本草经》：补中益气。久服肥健不老，神仙。

《名医别录》：治中风汗出，逐水利小便，破积血，复血脉，乳妇产后余疾。沐发，长润。

大明：补虚劳，逐一切风气。长肌肉，益毛发，通乳汁，止消渴，催生难产。

李时珍：利女人经脉，调大肠下痢。外涂诸疮癞，杀虫。取汁煮粥食，可止呕逆。

发明 王好古：麻仁，为手阳明、足太阴药。阳明病汗多、胃热、便难，三者都属于燥证，所以用它通润。

附方 麻子仁粥：治风水腹大，腰脐重痛，不可转动。用冬麻子半斤，研碎，水滤取汁，入粳米二合，煮稀粥，加入葱、椒、盐豉。空腹服用。

麻子仁丸：治脾药，大便秘而小便数。麻

子仁二升，芍药半斤，厚朴一尺，大黄、枳实各一斤，杏仁一升，熬研，炼蜜为丸梧桐子大。每次以浆水服下十丸，每天三次。无效再加。

附 大麻叶

气味 味辛，有毒。

主治 苏恭：捣汁服五合，能下蛔虫。捣烂敷蝎毒患处，都有效。

附 麻根

主治 苏恭：治产难胞衣不出、破血壅胀、带下崩中不止者，以水煮服之，有效。

苏颂：根及叶，捣汁服，治击打瘀血，心腹满气短，及腕骨骨折痛不能忍者，都有效。如果没有根、叶，也可以用大麻煮汁代之。

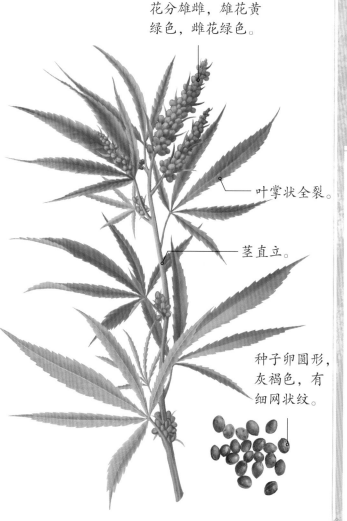

花分雄雌，雄花黄绿色，雌花绿色。

叶掌状全裂。

茎直立。

种子卵圆形，灰褐色，有细网状纹。

谷部

麻麦稻类
小麦

释名 来。

集解 苏颂：大、小麦秋天播种，冬天生长，春天吐穗开花，夏天结实成熟，具备四季中和之气，所以是五谷中的珍品。气候温暖的地方也可以春天播种，到了夏天就可以收割。但与秋天播种者相比，四气不足，所以有毒。

气味 味甘，性微寒，无毒。

主治 《名医别录》：除客热，止烦渴咽燥，利小便，养肝气，止漏血吐血。使妇女易怀孕。
李时珍：陈麦煎汤饮，可止虚汗。烧存性，用油调匀，外涂可治各种疮和汤火灼伤。

发明 李时珍：《名医别录》中提到，小麦养肝气；孙思邈说小麦养心气，与《素问》中所说"麦属火，心之谷"相吻合。夷考其功，除烦、止渴、收汗、利溲、止血，皆心之病，当以《素问》为准。

附方 老人五淋：身热腹满，用三升水，煮一升小麦，和二两通草，取一升汁饮，即愈。
汤火伤灼：未成疮者，小麦炒黑，研磨成细末，调油涂在伤处即可。勿犯冷水，必致烂。

附 麦麸

主治 大明：时令病热疮，汤火疮烂，扑损伤折瘀血，醋炒罨贴之。
李时珍：醋蒸，熨手脚风湿痹痛，寒湿脚气，互易至汗出，并良。末服，止虚汗。

发明 李时珍：麸是小麦皮。人身体疼痛及疮疡肿烂，或小儿暑月出痘疮，溃烂不能着席睡卧者，并用夹褥盛麸，缝合藉卧，性凉而软，实在是一个很妙的方法。

附 麦面

气味 味甘，性温，有微毒。不能消热止烦。

主治 陈藏器：补虚。久食实人肤体，厚肠胃，强气力。
大明：养气，补不足，助五脏。

附方 中蛊吐血：小麦面二合，用水调服。半日当下出。
乳痈不消：白面半斤炒黄，用醋煮成糊，涂抹患处，便可消除痈肿。
白秃头疮：白面、豆豉和研，用醋调和敷涂疮面。

下部叶片比上部长，叶鞘松弛抱茎。
穗直立，表面有芒。
秆直立。
属须根系，由初生根、次生根组成。

麻麦稻类
大麦

释名 牟麦。
李时珍：大麦苗粒都大于小麦，因此得名。

集解 李时珍：关于大、矿二麦的说法不一。《吴普本草》中说，大麦也叫矿麦，是五谷中长得最旺盛的。《王桢农书》则说，青稞有大小两种，就像大、小麦一样。粒大皮薄，多面无麸。郭义恭《广志》中说，大麦有黑矿麦。有出自凉州的稞麦，似大麦。也有色红、粒大的赤麦。据此，矿麦，应是大麦的一种，皮厚而色青。二者药效相近。大麦中也有用来酿酒的糯麦。

气味 味咸，性温、微寒，无毒。为五谷长，令人多热。

主治《名医别录》：消渴除热，益气调中。

陈士良：补虚劣，壮血脉，益颜色，实五脏，化谷食，止泄，不动风气。久食令人肥白，滑肌肤。为面，胜于小麦，无躁热。

发明 寇宗奭：大麦性平凉滑腻。有人患缠喉风，吃不下饭。用大麦面做成稀糊，让病人咽下，便可助其胃气平和。

李时珍：大麦做饭很鲜香，煮粥很顺滑，磨面制酱很甜美。

附方 **食饱烦胀**：但欲卧者，大麦面熬到微香，每次用白开水调服一方寸匕，效果很好。

膜外水气：大麦面、甘遂粉各半两，用水和做成饼，炙熟食，取利。

小儿伤乳：腹胀烦闷欲睡，大麦面生用，水调一钱服下。白面微炒亦可。

肿毒已破：青大麦去须，炒爆花，研末，敷在患处。成塌陷状后，揭去再敷。连敷数次即可痊愈。

麦芒入目：煮大麦汁洗眼睛，即可清除麦芒。

汤火伤灼：大麦炒黑，研末，用油调匀，涂伤处即可。

附 大麦苗

主治 李时珍：冬天面目手脚生冻疮及皮肤皲裂，煮汁洗之。

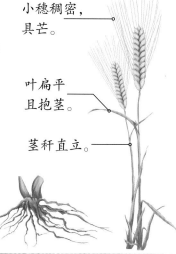

小穗稠密，具芒。

叶扁平且抱茎。

茎秆直立。

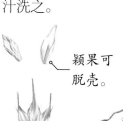

颖果可脱壳。

麻麦稻类

雀麦

释名 燕麦、蘥、杜姥草、牛星草。

李时珍：这是野麦。为燕、雀所食，故名燕麦、雀麦。

集解 苏恭：各处均产雀麦。苗叶像小麦但稍弱小，果实像矿麦但更细。

附方 **胎死腹中，胞衣不下**：上抢心者。雀麦一把，水五升，煮取两升，温服。

齿匿并虫：从小到老，经久不愈者。用苦瓠叶三十枚，洗净。雀麦苗剪成两寸长，用苦瓠叶包成五包一寸宽、五分厚的包裹，再用三年的陈醋浸泡，等到中午时取两包，用火烘热，放进嘴里，敷熨在牙齿外边，冷更换之。

附 雀麦米

气味 味甘，性平，无毒。

主治 李时珍：充饥滑肠。

附 雀麦苗

气味 味甘，性平，无毒。

主治 苏恭：妇女生产不下，煮汁饮之。

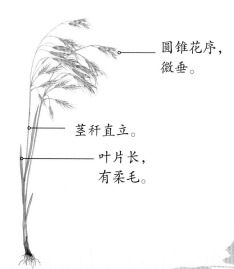

圆锥花序，微垂。

茎秆直立。

叶片长，有柔毛。

人吃荞麦则会伤元气，导致胡须眉毛脱落。

麻麦稻类
荞麦

释名 荍麦、乌麦、花荞。

集解 李时珍：南北方都有荞麦。立秋前后下种，八、九月份收割。性最怕霜。荞麦苗高一二尺，红茎绿叶，开繁密的小白花。结羊蹄样的果实，上有三棱，熟透会呈乌黑色。

气味 味甘，性平、寒。无毒。

主治 李时珍：降气宽肠，磨积滞，消热肿风痛，除白浊白带，脾积泄泻。以砂糖水调炒面二钱服，治痢疾。炒焦，热水冲服，治绞肠痧痛。

发明 李时珍：荞麦最能降气宽肠，消肠胃滓滞，所以治浊滞、泄泻、痢疾、腹痛等上气之病。脾胃气盛而有湿热的人最适合吃。脾胃虚寒的

附方 咳嗽上气：荞麦粉四两、茶末二钱，生蜜二两，水一碗，顺时针搅拌千下后饮下。若病人下气不止，则病即愈。

十水肿喘：生大戟一钱，荞麦面二钱，用水调和作饼烙熟，研成散末。空腹用茶送服，以大小便通利为度。

小肠疝气：荞麦仁炒去尖、浸酒晒干的胡芦巴各四两，炒小茴香一两为末，调酒和成梧桐子大的药丸。每次空腹，以盐酒服五十丸。连服两个月，大便即下白脓，病根便除。

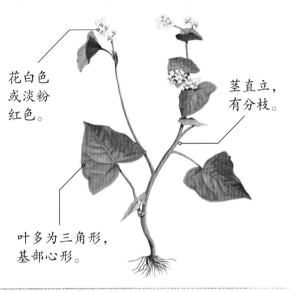

花白色或淡粉红色。

茎直立，有分枝。

叶多为三角形，基部心形。

麻麦稻类
稻

释名 稌、糯。
李时珍：稻稌，粳、糯的通称。

集解 李时珍：南方水田多种植糯稻。性黏，可酿酒、为粢、蒸糕、熬饧、炒食。稻的种类很多，谷壳有红、白二色，或有毛，或无毛。米也有红、白二色，赤的酒多糟少；粒白如霜，三四分长。

附 稻米
气味 味苦，性温，无毒。

苏颂：糯米性寒，作酒则热，糟是温平。

主治 《名医别录》：做饭温中，令人多热，大便坚。

大明：补中益气。止霍乱后吐逆不止，以一合研水服之。

李时珍：暖脾胃，止虚寒泄痢。缩小便，收自汗，发痘疮。

发明 李时珍：糯米性温，酿酒则热，熬饧尤甚，故脾肺虚寒者宜吃。若素有痰热风病及脾病运化功能差，吃了便会发病，形成积滞。《名医别录》中提到，糯米温中，坚大便，使人多热。患冷泄的人，吃了炒糯米就能好转。

附方 三消渴病：梅花汤，糯谷炒出白花、桑根白皮等分。每一两药，用两碗水煎汁饮服。

下痢禁口：糯谷一升，炒出白花、去壳，用姜汁拌湿再炒，研末。每服一匙，汤送下。三服即止。

久泄食减：糯米一升，用水浸一晚滤干，慢慢炒熟，研磨过筛，加入一两怀庆山药。每日清晨服用半盏，入两匙砂糖，少许胡椒末，以极滚汤调食。味道很好，大有滋补。久服令人精暖有子，此乃秘方。

鼻衄不止：服药不应。独圣散：糯米炒至微黄，为末。每次服二钱，用新汲水调下。同时吹入鼻中少许。

打扑伤损：诸疮。寒食日把糯米泡好，每天换水，到小满取出，晒干研末，用时需用水调涂伤处。

附　稻穰（即稻秆）

气味 味辛、甘。性热，无毒。

主治 李时珍：烧灰浸水饮，止消渴。淋汁，浸肠痔。挼穰垫靴鞋，暖双足，祛寒湿气。

发明 苏颂：稻秆灰方，出自刘禹锡《传信方》：湖南李从事坠马扑伤损，用稻秆烧灰，以新熟酒连糟入盐和，淋取汁，淋痛处，立愈。

麻麦稻类

粳

释名 杭。

李时珍：粳，是谷稻的总名。粘者为糯，不粘的为粳。

集解 李时珍：粳有水、旱二稻。南方土下泥泞，多宜种水稻。北方地平，只有泽土宜种旱稻。西南亦有烧山垦田种旱稻的，叫作火米。

附　粳米

气味 味甘、苦，性平，无毒。

主治《名医别录》：益气，止烦止渴止泄。

《蜀本草》：温中，和胃气，长肌肉。

孟诜：煮汁，主心痛，止渴，断热毒下痢。

李时珍：通血脉，和五脏，好颜色。

发明 李时珍：粳稻六、七月收的为早粳，只能食用。八、九月收的为迟粳；十月收的为晚粳。北方气候寒冷，粳性多凉，八、九月收割的就能入药。南方气候炎热，粳性多温，只有十月收割的晚稻才可入药。迟粳、晚粳多承金气，白色的可入肺解热。早粳得土气多，所以红色的益脾而白色的健胃。

附方 霍乱吐泻：烦渴欲绝，粳米二合研成粉，加两盏水研汁，和淡竹沥一合，一次服完。

赤痢热躁：粳米半升，水研取汁，装进油瓷瓶中，用蜡纸封口，在井底放一夜，平旦服之。

卒心气痛：粳米二升，水六升，煮六七沸服用。

胎动腹痛：急下黄汁者，粳米五升、黄芪六两，水七升，煎汁二升，分四次服完。

赤根疔肿：白粉熬成黑色，和蜜外敷患处即可。

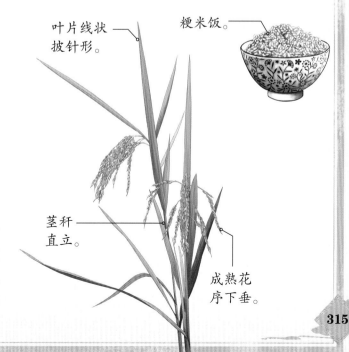

叶片线状披针形。

粳米饭。

茎秆直立。

成熟花序下垂。

稷粟类

稷

释名 穄、粢。

李时珍：稷，称其米可供祭祀。

集解 李时珍：稷、黍，是一类二种。黏者为黍，不黏者为稷。稷黍的苗虽然似粟，但低小有毛，结子成枝而殊散，子粒光滑。三月下种，五、六月收。颜色有赤、白、黄、黑数种。

附 稷米

气味 味甘，性寒，无毒。

主治《名医别录》：益气，补不足。

大明：治热，压丹石毒发热。解苦瓠毒。

《食医心镜》：做饭食，安中利胃宜脾。

发明 李时珍：孙真人说稷为脾之谷，患脾病的人适宜吃。氾胜之云，稷米、黍穰，能解苦瓠的毒。

附方 补中益气：羊肉一脚，熬汤，入河西稷米、葱、盐煮粥吃。

卒哕不止：粢米粉，用井华水调服。效果非常好。

花序成熟后会下垂。

叶线形或线状披针形。

茎秆粗壮且直立。

稷粟类

黍

释名 赤黍称作虋、穈。白黍称作芑。黑黍称作秬。一稃二米称作秠。

李时珍：许慎《说文》云，黍可为酒。从禾入水为意。又氾胜之云，黍者暑也。待暑而生，暑后乃成。

集解 李时珍：稷中性黏的为黍，有赤、白、黄、黑几种，苗色也是。上时：三月种，五月熟。中时：四月种，七月熟。下时：五月种，八月熟。白色的亚于糯，赤色的最黏，可以蒸食。俱可做饧。

附 黍米

气味 味甘，性温，无毒。

主治《名医别录》：益气，补中。

孟诜：烧灰和油，涂杖疮，止痛，不留疤痕。

发明 李时珍：按照罗愿的说法，黍十分黏滞，与糯米同性，其气温暖，故有补肺之功。但多吃使人烦热，缓散筋骨。

附方 男子阴易：黍米二两，煮薄粥，和酒饮之。发汗即痊愈。

汤火灼伤：未成疮者，黍米、女曲等分，各炒焦研末，用鸡蛋清调涂创口即可。煮粥也行。

附 穰茎并根

气味 味辛，性热，有小毒。

主治 孟诜：穰茎根煮汁，能解苦瓠毒。泡水沐浴，可祛浮肿。和小豆煮汁口服，能下小便。

李时珍：烧灰，酒调服方寸匕，可治妊娠尿血。丹黍根茎，煮成汁服用，可利小便，止上喘。

稷粟类

粱

释名 李时珍：粱，优良的意思，是指谷类中最优良的一种。或是种子出自梁州，又或是粱米性凉，所以获得"粱"这一名称。其实，粱就是粟。今通称粟，而粱反隐矣。

集解 苏恭：黄粱穗大毛长，谷米都比白粱粗。但收子少，不耐水旱。味道比其他粱都要香。白粱穗大，毛多且长，谷粒粗而扁长，米粒色白而大，味道比黄粱稍次。青粱谷穗有毛，谷粒青色，米也微青，颗粒比黄粱、白粱细小，成熟最早但收成不好。

附 黄粱米

气味 味甘，性平，无毒。

主治《名医别录》：益气，和中，止泄。
　大明：祛客风顽痹。
　李时珍：止霍乱下痢，利小便，除烦热。

发明 寇宗奭：青粱、白粱，性质都是微凉。唯独黄粱，性味甘平。
　苏颂：诸粱和其他谷类相比，粱是最能补脾健胃的。

附方 霍乱烦躁：黄粱米粉半升，水一升半，和搅如白，一次饮下。
　小儿鼻干：无涕，脑热。取黄粱米粉、生明矾末各一两。每次用一钱，水调成糊，敷贴囟门上，一日两次。
　小儿生疮：满身面如火烧者，黄粱米一升，研粉，和蜜水调之，以瘥为度。

附 白粱米

气味 味甘，性微寒，无毒。

主治《名医别录》：除热，益气。
　孟诜：除胸膈中客热，移五脏气，缓筋骨。凡患胃虚并呕吐食、水者，以米汁二合，生姜汁一合，和服之。效果佳。
　李时珍：炊饭食之，和中，止烦渴。

附 青粱米

气味 味甘，性微寒，无毒。

主治《名医别录》：胃痹，热中消渴，止泄痢，利小便。益气补中，轻身长年。煮粥食之。
　大明：健脾，治泄精。

附方 脾虚泄痢：青粱米半升，神曲炙，捣罗为末，取一合，天天煮粥吃，即能痊愈。
　五淋涩痛：青粱米四合，入二升浆水煮粥，下土苏末三两，每天空腹食用。

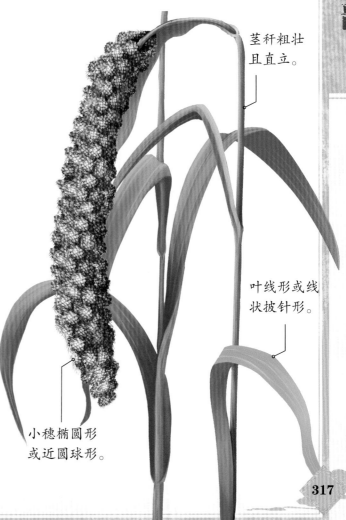

茎秆粗壮且直立。

叶线形或线状披针形。

小穗椭圆形或近圆球形。

稷粟类

粟

释名 籼粟。

李时珍：粟，为黍、稷、粱、秫之总称。以籼粟区别秫。

集解 李时珍：粟，即是粱。穗大毛长，谷粒粗大者为粱，穗小毛短，谷粒细的叫粟。苗都像茅草。粟有数十种，有青、赤、黄、白、黑各种颜色。

附 粟米

气味 味咸，性微寒，无毒。

主治 《名医别录》：养肾气，祛脾胃中热，益气。陈者：苦，寒，治胃热消渴，利小便。

陈藏器：水煮服，治热腹痛及鼻衄。为粉，和水滤汁，解诸毒，治霍乱及转筋入腹，又治卒得鬼打。

李时珍：治反胃热痢。煮粥食，益丹田，补虚损，开肠胃。

发明 李时珍：粟的味咸淡，气寒下渗，肾之谷也。肾病患者宜食之。虚热、消渴、泄痢等都是肾病。粟可渗利小便，所以能泄肾邪。粟能降胃火，故脾胃病患者宜食之。

附方 胃热消渴：陈粟米煮饭食用，便能治好。

反胃吐食：脾胃气弱，食不消化，汤饮不下。粟米半升杵成粉，用水调制成梧桐子大的药丸。煮熟七枚，入少量的盐，空腹和汁吞服即可。

鼻衄不止：粟米粉，水煮服之即可。

杂物眯目：不出者，用生粟米七粒，嚼烂

取汁洗眼，杂物即出。

汤火灼伤：粟米炒焦投水，澄清取汁，再煎稠成糖状，频敷在灼伤处。不仅能止痛，还能使伤处不留疤痕。

附 粟泔汁

主治 苏恭：霍乱卒热，心烦渴，饮数升立瘥。臭泔：止消渴，尤良。

陈藏器：酸泔及淀，洗皮肤瘙疥，杀虫。饮之，主五痔。与臭樗皮煎服，治小儿疳痢。

附 粟糖（糠）

主治 李时珍：痔漏脱肛，和诸药薰之。

附 粟奴

主治 李时珍：利小肠，除烦懑。

发明 李时珍：粟苗成穗时，长出的像黑煤一样的东西，即粟奴。《太平圣惠方》中提到，小肠结涩不通、心烦闷乱，可用粟奴汤：粟奴、小豆叶、苦竹须、炙甘草各一两，灯心草十寸，葱白五寸，铜钱七文，水煎分次服用。有效就停止。

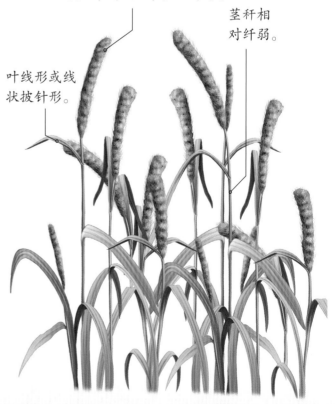

小穗黄色，有刚毛，多呈卵形。

茎秆相对纤弱。

叶线形或线状披针形。

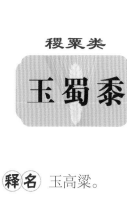

稷粟类

玉蜀黍

释名 玉高粱。

集解 李时珍：玉蜀黍的种子来自西土，种植的很少。它的苗、叶都像蜀黍而肥矮，也像薏苡。苗高三四尺，六、七月份开花结穗呈秕麦状。苗心另长出一个苞片，形如棕鱼，苞片上长出垂挂的白须。时间一长，苞片开裂，显现出一颗一颗紧凑排列的米粒，大小如棕子，黄白色。可以炸炒食用。炸炒后开裂成白花。

附 玉蜀黍米

气味 味甘，性平，无毒。

主治 李时珍：调中开胃。

附 玉蜀黍根、叶

主治 李时珍：小便淋沥沙石，痛不可忍，煎汤频饮。

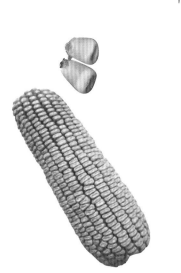

雄花花序穗状顶生。雌花花穗腋生。

玉米穗外有包衣，顶端生须。

叶片扁平宽大。

秆直立，通常不分枝。

谷部

稷粟类

秫

释名 众、糯秫、糯粟、黄糯。

李时珍：秫，篆文象其禾体柔弱之形。

集解 李时珍：粱米、粟米中黏的就称为秫。有赤、白、黄三色，皆可酿酒、熬糖、作糍糕食之。苏恭将粟、秫分成籼、糯。孙炎注《尔雅》中称秫为黏粟，因此得名。

附 秫米（黄米）

气味 味甘，性微寒，无毒。

主治《名医别录》：寒热，利大肠，疗漆疮。

孟诜：治筋骨挛急，杀疮疥毒热。生捣，和鸡子白，可敷毒肿。

李时珍：治肺疟，阳盛阴虚、夜不得眠，食鹅鸭成癥，妊娠下黄汁。

发明 李时珍：秫，是肺之谷，患肺病的人宜

食。故能祛寒热，利大肠。大肠者肺之合，而肺病多作皮寒热也。《灵枢经》岐伯治阳盛阴虚、夜不得眠，用的半夏汤中就有秫米，便是取其益阴气、利大肠之效。

附方 **赤痢不止**：秫米一把，鲫鱼鲊二块，薤白一虎口，煮粥食之。

筋骨挛急：孟诜说，用一石秫米，三斗曲，一斤地黄、半斤炙黄的茵陈蒿，依酿酒法服用，效果非常好。

肺疟寒热：痰聚胸中，病至令人心寒，寒甚乃热，善惊如有所见。秫米三十五粒、恒山三钱、甘草半钱，一同水煎。未发病时，让病人分三次服完即可。

妊娠下水：黄色如胶，或如小豆汁。秫米、黄芪各一两，水七升，煎取三升药汁，分三次服用。

久泄胃弱：黄米炒为粉。每次服用数匙，砂糖拌食。

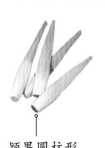

小穗椭圆形或近圆球形。

叶线形或线状披针形。

茎干直立。

稷粟类

菰米

释名 茭米、雕蓬、雕苽、雕胡。

集解 李时珍：雕胡九月抽茎，开苇芛一样的花。结实长寸许，一般在霜降之后采集，大如茅针，皮黑褐色。米粒白而滑腻，用来煮饭又香脆。《周礼》供御：菰米位列六谷、九谷之数。《管子》称它为雁膳。

气味 味甘，性冷，无毒。

主治 陈藏器：止渴。

李时珍：解烦热，调肠胃。

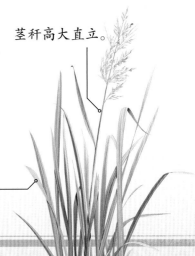

茎秆高大直立。

颖果圆柱形。

叶片扁平宽大。

薏苡

释名 解蠡、芑实、赣米、薏珠子。

李时珍：赣米坚硬，有赣强之意。

集解 李时珍：薏苡人多种植。二、三月老根自然生长。叶子像初生的芭茅。五、六月抽茎，开花结实。一般有两种：一种尖而壳薄，吃着黏牙，就是薏苡。其米粒为白色，像糯米，可以熬粥、做饭、磨面、酿酒。另一种圆而壳厚硬，即菩提子。米粒较少，即为粳穤。可以穿成念经的数珠，所以人们也称之念珠。两种都生匙柄大的白根，纠结而味甜。

附 薏苡仁

修治 雷敩：凡使，每一两薏苡仁需和一两糯米共同炒熟，再将糯米除去用。也有用盐水煮过的。

气味 味甘，性微寒，无毒。

主治 《名医别录》：除筋骨中邪气不仁，利肠胃，消水肿，令人能食。

孟诜：祛干湿脚气，大验。

李时珍：补肺清热，健脾益胃，祛风胜湿。烧饭吃，治冷气。煎汤喝，利小便热淋。

发明 李时珍：薏苡仁属土，是阳明之药，能健脾益胃。虚则补其母，所以肺痿、肺痈可用。筋骨之病，以治阳明为本，所以用来治疗拘挛、筋急、风痹诸病。土能胜水除湿，所以治疗泄痢水肿时也多用。

附方 薏苡仁饭：治冷气。把薏苡仁春熟，做成饭吃。气味快要像麦饭时乃佳。用来煮粥亦可。

风湿身疼：日晡剧者，可用麻黄杏仁薏苡仁汤调理。麻黄三两，杏仁二十枚，甘草、薏苡仁各一两，用四升水煮取二升，分再服。

沙石热淋：痛不可忍。薏苡仁子、叶、根均可，水煎趁热喝下。夏季可以冷饮，以通为度。

周痹缓急：偏者，薏苡仁十五两，大附子十枚炮，为末。每服方寸匕，每天三次。

附 薏苡根

气味 味甘，性微寒，无毒。

主治 《神农本草经》：下三虫。

陈藏器：煮服，能堕胎。

苏颂：治卒心腹烦满、胸胁疼痛者，锉碎煮成浓汁，服三升乃定。

李时珍：捣汁和酒服，治黄疸有效。

附 薏苡叶

主治 苏颂：作饮气香，益中空膈。

李时珍：暑月煎汤饮，有暖胃益气的功效。取汁给初生小儿洗澡，可以防止生病。

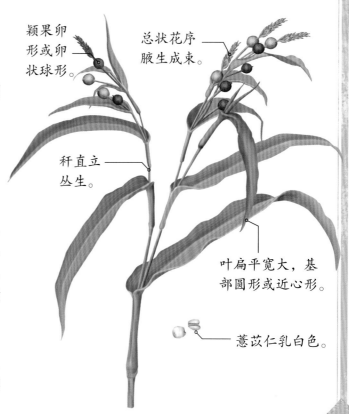

颖果卵形或卵状球形。

总状花序腋生成束。

秆直立丛生。

叶扁平宽大，基部圆形或近心形。

薏苡仁乳白色。

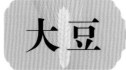

菽豆类
大豆

释名 尗，俗作菽。

李时珍：豆、尗，皆荚谷之总称。

集解 李时珍：大豆有黑、白、黄、褐、青、斑数种颜色：黑的叫乌豆，可以入药、充食、做豉；黄的可以做豆腐、榨油、造酱；其余的只能用来磨豆腐或炒着吃。皆在夏至前后下种，苗高三四尺，叶团而有尖，秋天开聚集成丛的小白花，结荚长寸余，经霜后枯萎。

附 黑大豆

气味 味甘，性平，无毒。久服，令人身重。

主治 大明：调中下气，通关脉。制金石药毒，治牛马温毒。

陈藏器：炒黑，热投酒中饮之，治风痹瘫缓口噤，产后头风。食罢生吞半两，去心胸烦热，热风恍惚，明目镇心，温补。久服好颜色，变白不老。煮食性寒，下热气肿，压丹石烦热。汁，消肿。

李时珍：治肾病，利水下气，制诸风热，活血，解诸毒。

发明 李时珍：豆有五色，各治五脏。唯黑豆属水性寒，为肾之谷，所以能治水，消胀，下气，制风热，活血，解毒，这就是所谓的同气相求。

附方 服食大豆：令人长肌肤，益颜色，填骨髓，加气力，补虚能食，不过两剂。大豆五升，如做酱法，取黄捣末，以猪肪炼膏，和成梧桐子大的药丸。每天用温酒服五十到一百丸。此为神验秘方，胖人不能吃。

风入脏中：治新久肿，风入脏中。大豆一

斗，水五斗，煮取一斗二升，去滓。入半斗好酒，煎取九升。早晨服三升，出汗为宜。

卒然腰痛：大豆六升，用水拌湿，炒热，装进布包，熨敷患处。冷了即换。

肾虚消渴：难治者。炒黑大豆、天花粉等分，为末，和面糊成梧桐子大的药丸。每次用黑豆汤服七十丸，一日两次。此药名救活丸。

风疽疮疥：在三尺长的青竹筒中，装入一升大豆，用马粪和糠烧火熏之，在竹筒两头用器皿接取熏出来的汁。先以泔清和盐热洗之，再用此汁外擦，三次即愈。

附 大豆皮

主治 李时珍：生用，可治痘疮目翳。

附 大豆叶

主治 李时珍：捣敷蛇咬，频易即瘥。

附方 止渴急方：嫩大豆苗三五十根，涂酥炙黄为末。每次服二钱，用人参汤下。

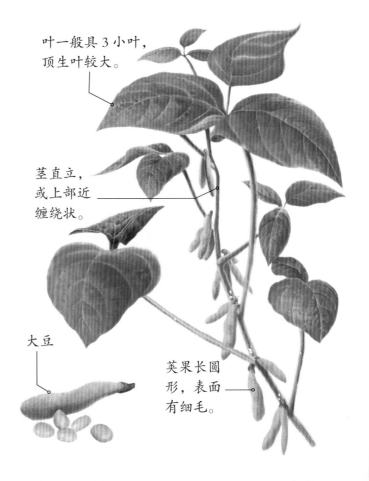

叶一般具 3 小叶，顶生叶较大。

茎直立，或上部近缠绕状。

大豆

荚果长圆形，表面有细毛。

菽豆类

赤小豆

释名 赤豆、红豆、荅。叶名藿。

李时珍：王祯云，今之赤豆、白豆、绿豆、䝁豆皆小豆。入药用赤小豆。

集解 李时珍：赤小豆，只选粒小色暗红的入药。夏至后下种，苗高尺许，叶微圆峭而小。秋天开银褐色的花，有腐气。结荚二三寸长，皮色微白带红。在三青二黄的时候即可采收。这种豆可煮，可炒，可熬粥，可焖饭，也可做馄饨馅用。

气味 味甘、酸，性平，无毒。

主治 《名医别录》：疗寒热、热中消渴。止泄痢，利小便，下腹胀满，吐逆卒澼。

甄权：消热毒，散恶血，除烦满，通气，健脾胃，令人美食。捣末同鸡子白，涂一切热毒痈肿。煮汁，洗小儿黄烂疮，不过三度。

李时珍：预防瘟疫，治疗难产，下胞衣，通乳汁。和鲤鱼、鲫鱼、黄雌鸡等煮食，能利水消肿。

发明 李时珍：赤小豆形小而色红，心之谷也。其性下行，通小肠，能入阴分，治疗有形之病。行津液，利小便，消胀除肿，止呕吐，治下痢肠澼。解酒病，除寒热痈肿，排脓散血通乳。下胞衣，治难产。久服则降令太过，津血渗泄，就会导致肌肉消瘦、身体沉重。

附方 伤寒狐惑：赤豆当归散，赤小豆三升，泡水发芽，当归三两，为末。用浆水送服方寸匕，一天三次。

下部卒痛：如鸟啄之状。赤小豆、大豆各

一升，蒸熟，作二囊，更换坐之，疼痛立止。

肠痔下血：赤小豆两升，苦酒五升，煮熟晒干，再浸泡至酒干，再研末。用苦酒冲服一钱，每日三次。

牙齿疼痛：用赤小豆末擦牙，吐出涎沫，同时吹鼻中少许。

产后闷满：不能食。赤小豆三七枚，烧研，冷水顿服。

附 赤小豆叶

主治 《名医别录》：烦热，止小便频数。

大明：煮食，有明目之效。

发明 李时珍：赤小豆利小便，而茎叶却止小便，与麻黄发汗但根止汗同理。这就是药物机理的奇妙之处。

附 赤小豆芽

主治 李时珍：妊娠数月，经水时来，病名曰漏胎；或因房室所伤，病名曰伤胎。用此为末，温酒服方寸匕。一天三次，有效即止。

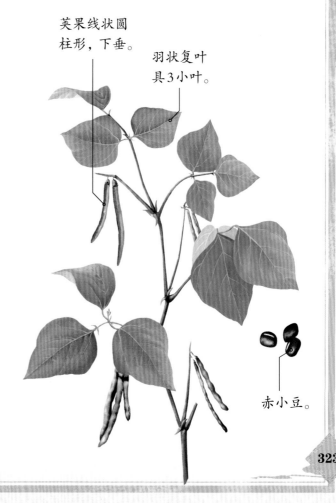

荚果线状圆柱形，下垂。

羽状复叶具3小叶。

赤小豆。

绿豆

释名 李时珍：绿豆是以颜色命名的。

集解 李时珍：绿豆处处都有种植的。三、四月下种，苗高尺许，叶小而且有毛，到秋天开小花，豆荚像赤豆。粒小、皮薄、粉多的品种为最好。绿豆可做豆粥、豆饭、豆酒、豆粉，能炒吃，做糕饼。绿豆是有益于人、畜的良谷。绿豆芽也是菜中佳品。

气味 味甘，性寒，无毒。

主治 《开宝本草》：煮食，消肿下气，压热解毒。生研绞汁服，治丹毒烦热风疹，药石发动，热气奔豚。

孙思邈：治寒热热中，止泄痢卒澼，利小便胀满。

大明：厚肠胃。做枕明目，治头风头痛。除吐逆。

发明 李时珍：绿豆肉平，皮寒。解金石、砒霜、草木诸毒，宜连皮生研用水服。《夷坚志》说，有人饮附子酒过量，头肿如斗，唇裂流血。让他赶紧嚼食绿豆、黑豆各数合，并煎汤饮，毒乃解。

附方 扁鹊三豆饮：治流行温疫痘疮，取绿豆、赤小豆、黑大豆各一升，甘草节二两，加八升水一同煮极熟。每日食豆喝汤，七天病愈。

小儿丹肿：绿豆五钱、大黄二钱，为末，用生薄荷汁和蜜调均匀，涂擦患处即可。

老人淋痛：青豆二升，橘皮二两，煮豆粥，然后加一升麻子汁。空腹慢慢吃，并且饮其汁，效果很好。

附 绿豆粉

气味 味甘，性凉、平，无毒。

主治 吴瑞：解诸热，益气，解酒食诸毒。治发背、痈疽、疮肿及汤火伤灼。

宁原：痘疮湿烂不结痂疕者，干扑绿豆粉效果好。

李时珍：绿豆粉，用新汲水调服，治霍乱转筋、解诸药毒死，心头尚温者。

附方 跌扑损伤：用新的锅将绿豆粉炒紫，用新汲水调敷患处，再用杉木皮包扎固定，其效如神。

附 绿豆皮

气味 味甘，性寒，无毒。

主治 李时珍：解热毒，退目翳。

附 绿豆叶

主治 《开宝本草》：治霍乱吐泄，豆叶绞汁和醋少许，温服。

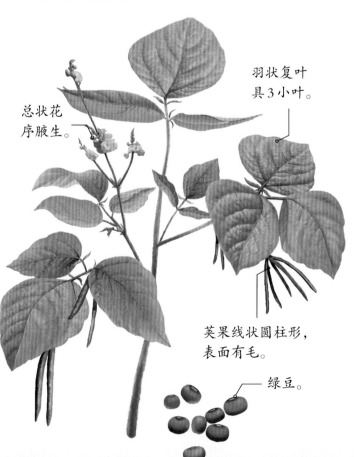

羽状复叶具3小叶。

总状花序腋生。

荚果线状圆柱形，表面有毛。

绿豆。

豌豆

释名 胡豆、戎菽、回鹘豆、毕豆、青小豆、青斑豆、麻累。

李时珍：胡豆，就是豌豆。因其苗柔弱宛宛，所以得此名。

集解 李时珍：豌豆种出自西胡。如今北方已种植很多。八、九月下种，苗长的柔弱如蔓，有须。叶似蒺藜叶，两两对生，嫩时可食。三、四月开小花如蛾形，淡紫色。结荚长寸许，子圆如药丸。产于胡地的豌豆大如杏仁，煮、炒皆佳，磨面粉很白且细腻。

气味 味甘，性平，无毒。

主治 陈藏器：止消渴，淡煮食用，良。

孙思邈：治寒热热中，止泄痢澼下。除吐逆，利小便，消腹胀。

李时珍：煮汤饮，杀鬼毒心病，解乳石毒发。研末，涂痈肿痘疮。作澡豆洗浴祛黯黵，使人面光泽。

发明 李时珍：豌豆属土，故其所主治多为脾胃之病。元代饮膳方中，多用此豆捣去皮，与羊肉同食，说能补中益气。如今成为常用的食物，而唐、宋的本草却未记载。

附方 四圣丹：治小儿痘中长疔，或紫黑而大，或黑坏而臭，或中有黑线，此症十死八九，唯牛都御史得此方点之最妙。豌豆四十九粒烧存性，加三分头发灰，真珠十四粒炒研成末，用油燕脂同杵捣搅拌调成膏。先用簪将疔挑破，吸去恶血，以少量膏点破处，即会变成红活色。

霍乱吐利：豌豆三合，香菜三两，为末，加三盏水，煎熬至一盏，分两次服下即可。

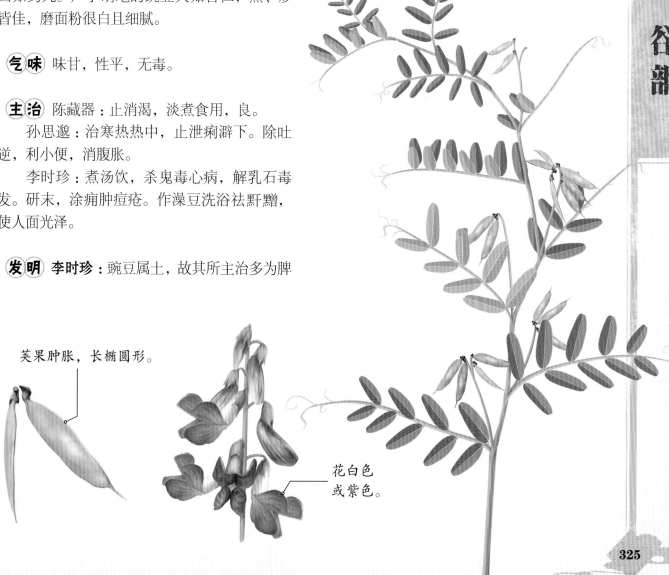

托叶心形，小叶卵圆形。

荚果肿胀，长椭圆形。

花白色或紫色。

菽豆类

扁豆

释名 沿篱豆、蛾眉豆。

李时珍：沿篱，蔓延的意思。蛾眉，形像豆脊有白条。

集解 李时珍：扁豆一般二月下种，蔓生延缠。叶子有杯口大，团而有尖。开花若小蛾状，有翅尾形。豆荚累累成枝，种类繁多，有长有圆。白露节后果实更繁衍茂盛，嫩时可当蔬菜茶料，老了则收子煮食用。子有黑、白、赤、斑四种颜色，其中荚硬的不能吃。入药只用白色较圆的豆子。

附 白扁豆

修治 李时珍：凡用时取硬壳扁豆子，连皮炒熟，入药用。也有以水浸泡去皮及生用的。

气味 味甘，性微温，无毒。

主治 孟诜：补五脏，主呕逆。久服头发不白。

李时珍：止泄痢，消暑，暖脾胃，除湿热，止消渴。

发明 李时珍：壳硬的白扁豆，其子充实，白中带黄，气味腥香，其性温平，是脾之谷。入太阴气分，能通利三焦，化清降浊。专治中宫之病，消暑除湿，解诸种毒。那些壳软、色黑的虽然性微凉，但可以食用，也能调理脾胃。

附方 霍乱吐利：扁豆、香薷各一升，水六升，煮取二升药，分次服用。

消渴饮水：金豆丸，白扁豆泡透去皮，为末。用天花粉汁与蜜调和，做成梧桐子大的药丸，包金箔为衣。每次用天花粉汁送服二三十丸，每天两次。次服滋肾药。忌炙煿酒色。

赤白带下：白扁豆炒熟，为末，每次用米汤送服二钱。

毒药堕胎：女人服草药堕胎腹痛者。生白扁豆去皮，为末，米饮服方寸匕。浓煎汁饮，也可丸服。

六畜肉毒：白扁豆烧存性研，用时以冷水送下，效果好。

恶疮痂痒：作痛。扁豆捣烂，封涂在患处，痂落即愈。

附 扁豆花

主治 苏颂：女子赤白带下，干末，用米汤送服。

李时珍：焙干、研末口服，治崩带。做馄饨吃，治泄痢。揾水饮，解中一切药毒垂死之证。功同扁豆。

附方 一切泄痢：摘一些正在开放的白扁豆花，择净勿洗，以滚汤焯过；一条小猪里脊肉，一根葱，七粒胡椒，调酱汁搅拌均匀；以焯豆花汁和面，包成小馄饨，炙熟吃。

附 扁豆叶

主治《名医别录》：霍乱吐下不止。

大明：捣碎，敷涂伤处，治蛇咬伤。

附 扁豆藤

主治 李时珍：治霍乱。扁豆藤与芦荟、人参、仓米等分，煎服。

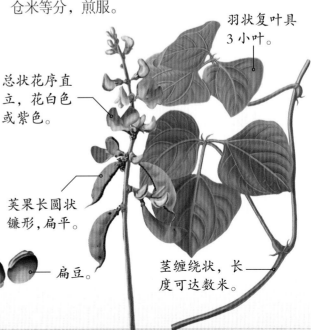

羽状复叶具3小叶。

总状花序直立，花白色或紫色。

荚果长圆状镰形，扁平。

扁豆。

茎缠绕状，长度可达数米。

菽豆类
蚕豆

释名 胡豆。

李时珍：豆荚状如老蚕，所以名蚕豆。此豆种来自西胡。

集解 李时珍：南方多种蚕豆，蜀中尤其多。八月下种，冬季生能吃的嫩苗。茎方形中空。叶子形似匙头，本圆末尖，一枝三叶，面绿背白，柔软厚实。二月开蛾状的紫白色花。结角连缀如大豆，形状很像蚕。

气味 味甘、微辛，性平，无毒。

主治 汪颖：快胃，和脏腑。

发明 李时珍：本草中没有记载蚕豆。《积善

堂经验方》中记载：一女子误吞针入腹，找了许多医生都不能医治。有人教她煮蚕豆和韭菜吃，结果针随着大便排出。这就是验证蚕豆性利脏腑的证据。

附 蚕豆苗

气味 味苦、微甘，性温。

主治 汪颖：酒醉不醒，用油盐炒熟，煮汤灌之。有效。

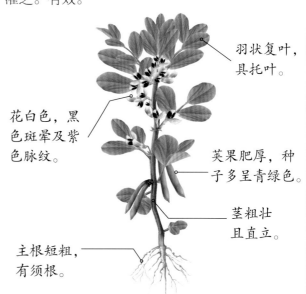

羽状复叶，具托叶。

花白色，黑色斑晕及紫色脉纹。

荚果肥厚，种子多呈青绿色。

茎粗壮且直立。

主根短粗，有须根。

菽豆类
豇豆

释名 蜂䑏。

李时珍：此豆红色居多，荚必是双生，所以有豇、蜂䑏之名。

集解 李时珍：豇豆，一般三、四月下种。一种蔓长丈余，一种蔓较短。它的叶子嫩时可以吃，花有红、白两色。豆荚有白、红、紫、赤、斑驳数种颜色，最长达二尺。嫩时当菜，老则收子。

气味 味甘、咸，性平，无毒。

主治 李时珍：理中益气，补肾健胃，和五脏，调营卫，生精髓，止消渴。治吐逆泄痢，小便数。解鼠莽毒。

发明 李时珍：豇豆开花结荚，总是两两并垂。豆子微曲，像人的肾脏，所以说豆为肾之谷，适宜以此名当之。

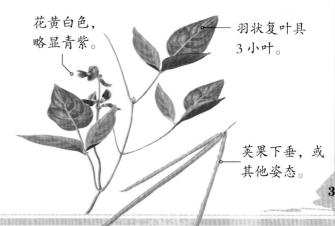

花黄白色，略显青紫。

羽状复叶具3小叶。

荚果下垂，或其他姿态。

菽豆类

刀豆

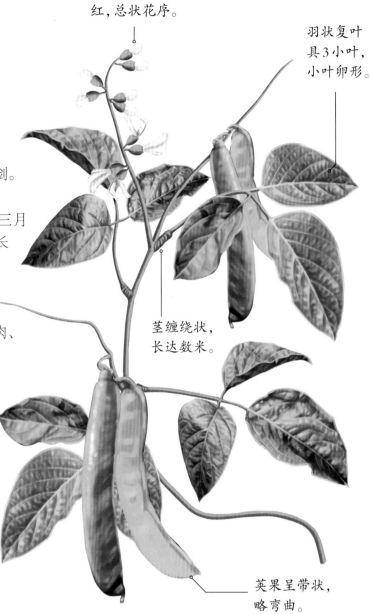

花白色或粉红，总状花序。

羽状复叶具3小叶，小叶卵形。

茎缠绕状，长达数米。

荚果呈带状，略弯曲。

释名 挟剑豆。

李时珍：此豆荚生长横斜，如人挟剑。

集解 李时珍：栽种刀豆的人很多。三月下种，蔓能长到一二丈长，叶比豇豆稍长大。五、六、七月开蛾形的紫花。结荚像皂荚，扁而剑脊，三棱宛然，长者近尺。嫩时煮吃、酱吃、蜜煎都不错。老则收子，子大如拇指头，淡红色。同猪肉、鸡肉煮食，味道更妙。

气味 味甘，性平，无毒。

主治 李时珍：温中下气，利肠胃，止呃逆，益肾补元。

发明 李时珍：本草中没有记载刀豆，只有近代的小书记载它性暖而补元阳。曾有人病后呃逆不止，邻居让他把刀豆子烧存性，用白开水调服二钱，呃逆即止。这便是刀豆下气归元的功效。

造酿类

豆黄

释名 李时珍：制作方法，将一斗黑豆蒸熟，铺在席子上，上用蒿草覆盖，等上面长有黄毛时取出晒干，捣碎为末，收藏备用。

气味 味甘，性温，无毒。

主治 孟诜：治湿痹膝痛，五脏气不足，胃气结积。壮气力，润肌肤，益颜色，填骨髓，补虚损，能食，肥健人。以炼猪脂和丸，每服百丸，神验秘方也。

大豆豉

释名 李时珍：刘熙《释名》释，豉，嗜也，能调和五味，甘嗜可口。

集解 陶弘景曰：上好的大豆豉多出自襄阳、钱塘一带。味道香美且浓郁。入药取中心者最好。

李时珍：豉，各种大豆均可制作，而用黑豆制成的豆豉则作为药用。豉有淡豆豉、咸豆豉，治病应根据不同情况运用。豉心，就是豆豉封闭在容器中时位于中间的豆豉，不是指剥掉豆皮而选取豆子中心的部分。

陈藏器：蒲州豉的味道偏咸，制作方法不同于其他豆豉，气味很浓烈。陕州有一种豉汁，存放多年也不会腐败，不过，入药效果并不如如今的豉心，是因它没有盐的缘故。

附 淡豆豉

气味 味苦，性寒，无毒。

主治 《名医别录》：伤寒头痛寒热，瘴气恶毒，烦躁满闷，虚劳喘吸，两脚痛冷。杀六畜胎子诸毒。

《药性本草》：治时疾热病发汗。熬末，能止盗汗，除烦躁。生捣为丸服，治寒热风，胸中生疮。煮服，治血痢腹痛。研涂阴茎生疮。

大明：治疟疾骨蒸，中毒药蛊气，犬咬。

李时珍：下气调中，治伤寒温毒发癍呕逆。

附 蒲州豉

气味 味咸，性寒，无毒。

主治 陈藏器：解烦热热毒，寒热虚劳，调中发汗，通关节，消除腥气，伤寒鼻塞。陕州豉汁，亦除烦热。

发明 李时珍：康伯做豆豉的方法载自《博物志》。这种豆豉最能调中下气。黑豆性平，制作成豆豉则性温。由于经过蒸罯，所以能升能散。配葱可发汗，配盐能催吐，配酒祛风邪，配薤治痢疾，配蒜止出血，炒熟还能止汗。

附方 伤寒发汗：葱豉汤，取葱白一虎口，豆豉一升，用绵布包裹，入三升水中煎煮，煮取一升，一次性把药服完。不出汗的，加葛根三两再服；仍不出汗，再加麻黄三两。

伤寒暴痢：用豆豉一升，薤白一握，加三升水，先煮熟薤白，后放入豆豉再煎煮，颜色变黑后去掉豆豉，分两次服完。

伤寒目翳：烧豆豉二七枚，研末吹之。

血痢不止：豉、大蒜等分，杵成梧桐子大的药丸。每次服三十丸，以盐汤送服。

赤白重下：用豆豉熬稍焦，捣服一合。一日三次。或将豉心炒成末。取一升，以酒水送服，分四次服用。入口即断。

盗汗不止：豆豉一升翻炒微香，清酒三升浸泡三天，再取汁服用，不忌冷暖。不愈再作，服用三两剂，即可止汗。

风毒膝挛：骨节痛。用豉心五升，九蒸九曝，再以一斗酒浸泡过夜，空腹随性温饮。

手足不随：取豆豉三升，水九升，煮取三升，分三次服。或取豆豉一升微熬，装进空罐中，加三升酒，浸泡三个夜晚。温服此酒，常使患者微醉为好。

卒不得语：将豆豉煮成汁，添入美酒后服用。

喉痹不语：煮豆豉汁一升，服用后，覆被取汗，然后将桂末放在舌下，缓慢吞咽。

咽生息肉：盐豉和捣涂之。先刺破出血乃用，有神效。

造酿类
豆腐

集解 李时珍：制作豆腐的方法，始于汉代淮南王刘安。凡黑豆、黄豆及白豆、豌豆、绿豆之类，都可以制作。制法：水浸磨碎，过滤去渣，再煎煮，入盐卤汁或山矾叶或酸浆、醋淀于釜中，收浆凝结而成。

气味 味甘、咸，性寒，有小毒。

主治 宁原：宽中益气，和脾胃，消胀满，下大肠浊气。

李时珍：清热散血。

附方 烧酒醉死：心头热者。将热豆腐切成薄片，敷贴全身，冷后即换热的再贴，直到人清醒为止。

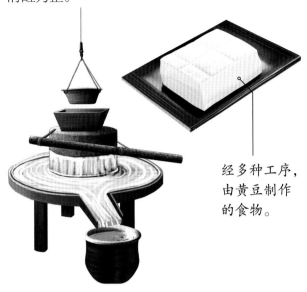

经多种工序，由黄豆制作的食物。

造酿类
粥

释名 糜。

附 小麦粥
主治 李时珍：止消渴烦热。

附 寒食粥（用杏仁和合）
主治 陈藏器：咳嗽，下热气，调中。

附 糯米、秫米、黍米粥
气味 味甘，性温，无毒。

主治 李时珍：益气，治脾胃虚寒，泄痢吐逆，小儿痘疮白色。

附 粳米、籼米、粟米、粱米粥

气味 味甘，性温、平，无毒。

主治 李时珍：利小便，止烦渴，养脾胃。

发明 李时珍：按罗天益《卫生宝鉴》说，粳、粟米粥，气薄味淡，阳中之阴。所以淡渗下行，能利小便。妙齐和尚说：粥能畅通胃气、生津液。又苏轼帖云，白粥能利膈益胃。以下诸粥也有效用。

赤小豆粥：利小便，消水肿脚气，辟邪疠。

绿豆粥：解热毒，止烦渴。

御米粥：治反胃，利大肠。

薏苡仁粥：除湿热，利肠胃。

莲子粉粥：健脾胃，止泄痢。

芡实粉粥：固精气，明耳目。

菱实粉粥：益肠胃，解内热。

栗子粥：补肾气，益腰脚。

薯蓣粥：补肾精，固肠胃。

百合粉粥：润肺调中。

萝卜粥：消食利膈。

马齿苋粥：治痹消肿。

芹菜粥：祛伏热，利大小肠。

松子仁粥：润心肺，调大肠。

酸枣仁粥：治烦热，益胆气。

枸杞子粥：补精血，益肾气。

胡椒粥、茱萸粥、辣米粥：并能治心腹疼痛。

麻子粥、胡麻粥、郁李仁粥：并能润肠治痹。

猪肾粥、羊肾粥、鹿肾粥：并能补肾虚诸疾。

羊肝粥、鸡肝粥：并能补肝虚，明目。

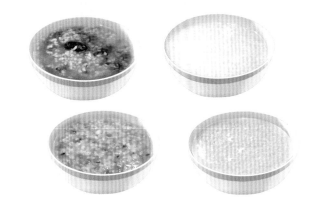

造酿类

糕

释名 粢。

李时珍：用黍、糯米粉，加粳米粉蒸成的叫糕，形状像凝膏。单用糯米粉做的叫粢。米粉合豆末、糖、蜜蒸成的叫饵。

气味 味甘，性温，无毒。

李时珍：粳米糕，容易消导。粢糕难消化，损脾成食积，小儿宜慎。

主治 李时珍：粳米糕，养脾胃，厚肠，益

气和中。粢糕，益气暖中，缩小便，坚大便，效果好。

发明 李时珍：晚粳米糕，可代替蒸饼做脾胃药丸，其容易消化。糯米粢，可代替糯糊做丹药丸，取其相粘之性。九日登高米糕，亦可入药。

附方 老人泄泻：干糕一两，姜汤泡化，代饭。

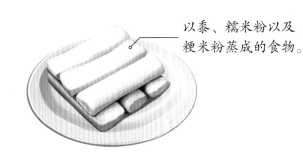

以黍、糯米粉以及粳米粉蒸成的食物。

造酿类

粽

释名 角黍。

李时珍："糭"俗作"粽"。古代的人用苽芦叶裹黍米煮成，尖角，像棕榈叶心的形状，所以叫粽，又叫"角黍"。近世多用糯米做粽。

气味 味甘，性温，无毒。

主治 李时珍：五月五日取粽尖，掺在治疗疟疾的药里，效果很好。

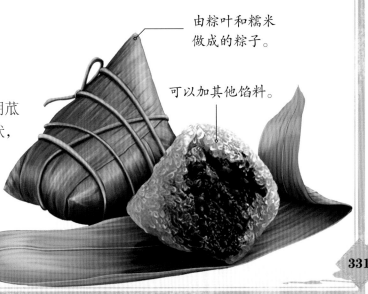

由粽叶和糯米做成的粽子。

可以加其他馅料。

造酿类

曲

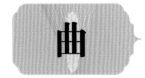

释名 酒母。

李时珍：曲是用米、麦包裹覆盖发酵而成。酒非此不生，所以名之酒母。

集解 李时珍：曲可以用麦、面、米等制作，是酿酒、造醋必需的，有消导之用。用大、小麦造曲法：取大麦米或带壳小麦，用井水洗净、晒干。六月六日磨碎，用洗麦水和作块，楮叶包好挂于通风处，七十天后可用。用面造曲法：三伏时取白面五斤，绿豆五升，以蓼汁煮烂。加辣蓼末五两，杏仁泥十两，和踏成饼，用楮叶裹好挂在通风处，生黄可用。用米造曲法：取糯米粉一斗，和天然蓼汁做成圆丸，用楮叶包好挂在通风处，四十九天后晒干收藏。这几种曲都能入药。

附 小麦曲

气味 味甘，性温，无毒。

主治 苏恭：平胃气，消食痔，治小儿食痫。
陈藏器：调中下气，开胃，疗脏腑中风寒。
孟诜：主霍乱、心膈气、痰逆、除烦，破癥结。

附方 三焦滞气：陈曲炒、莱菔子炒等分。每次用三钱，以水煎，加少许麝香服用。
小腹坚大：如盘，胸满，食不能消化。取曲末，汤服方寸匕，一日三次。
胎动不安：或上抢心，下血者。取生曲饼研末，水和绞汁，服三升即可。

造酿类

蘖米

释名 陶弘景：这是用米做蘖，并非其他米的名称。

集解 李时珍：《名医别录》只说蘖米，没说是粟做的。苏恭说凡是谷物皆可做蘖。有粟、黍、谷、麦、豆等多种蘖，都是用水浸胀，候生芽后晒干去须，取其中的米，炒后研成面用。其功效都主消导。

附 矿麦蘖一名麦芽

气味 味咸，性温，无毒。

主治 大明：开胃，止霍乱，除烦闷，消痰饮，破癥结，能催生落胎。

李时珍：消化一切米、面、诸果食积。

发明 李时珍：麦蘖、谷芽、粟蘖，都能消导米、面、各种果实所致的食积。有积者服用能促消化，无积久服则会消耗人的元气。长期服用者，须同白术等药兼用，才能避免损害身体。

附方 快膈进食：麦蘖四两，神曲二两，白术、

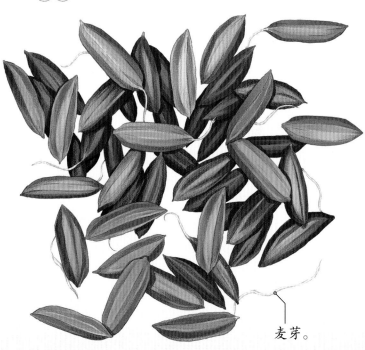

麦芽。

橘皮各一两，研为末，蒸饼后做成梧桐子大的丸药。每次用人参汤送下三五十丸。

谷劳嗜卧：饱食便卧，得谷痨病。用大麦蘖一升，椒一两并炒，干姜三两，捣末。每次服方寸匕，白汤下。一天三次。

腹中虚冷：食辄不消，赢瘦弱乏，因生百疾。取大麦蘖五升，小麦面半斤，豉五合，杏仁二升，共熬至黄香，捣烂过筛做成糊丸弹子大的药丸。每次服一丸，白汤下。

产后青肿：乃血水积滞所为。干漆、大麦蘖等分，研末。在新瓦上铺干漆末一层，再铺大麦蘖一层，层层交替，直到铺满瓦片，用盐泥封固，煅红研末。热酒调服二钱。产后诸病均可用。

造酿类
饴糖

释名 饧。

李时珍：按刘熙《释名》说，糖之清者叫饴，稠者叫饧，如饧而浊者叫铺。

集解 韩保昇：饴，即是软糖。北方人称为饧。糯米、粳米、秫粟米、蜀秫米、大麻子、枳椇子、黄精、白术都可以熬制饴糖。唯糯米饴糖入药，粟米饴糖次之，其他的可食用。

气味 味甘，性大温，无毒。

主治 孙思邈：补虚冷，益气力，止肠鸣咽痛，治唾血，消痰润肺止嗽。

寇宗奭：脾弱不思食人少用，能和胃气。亦用和药。

李时珍：解附子、草乌头毒。

发明 李时珍：《集异记》中记载，邢曹进是河朔健将。被飞箭射中眼睛，拔箭时箭头却留于目中，钳之不动，疼痛难忍。一晚梦见一胡僧教他以米汤注入目中必愈。他醒后找人解梦，无人参悟者。一日遇一僧化缘，极像梦中胡僧。邢曹进叩求解梦。僧说，只消用寒食饧涂抹伤口即可。邢如法使用，顿减酸胀，至夜间疮痒，用力一钳，便将箭头拔出。旬日而愈。

附方 **老人烦渴：**寒食大麦一升，水七升，煎取五升，加入赤饧二合，渴即饮之。

鱼脐疔疮：寒食饧涂患处，效良。干者烧成灰。

瘰疬毒疮：腊月饴糖，昼夜涂患处，数日则愈。

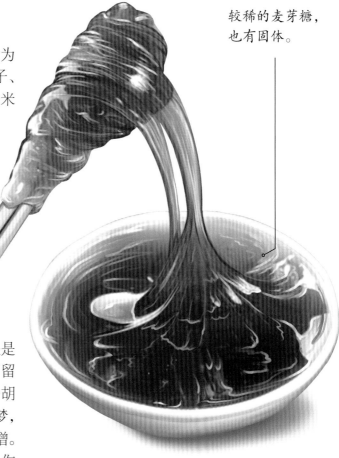

较稀的麦芽糖，也有固体。

造酿类

酱

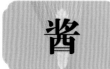

释名 李时珍：刘熙《释名》中所说，酱，即是将，能制食物之毒，如将军平暴抑恶。

集解 李时珍：面酱分大麦、小麦、甜酱、麸酱等几类，而豆酱分大豆、小豆、豌豆等类别。

气味 味咸，性冷利，无毒。

主治 李时珍：酱汁灌入下部，治大便不通。灌入耳中，治飞蛾、虫、蚁入耳。涂猘犬咬及汤火灼伤未成疮者，有效。又中砒毒，调水服即解。

发明 陶弘景：酱多以豆作，纯用麦者少。入药应用豆酱，陈久者更好。

附方 **手指掣痛**：用清稀的酱和蜜，加热至温，将手指浸入，痛立止。

解轻粉毒：适用于服轻粉口破者。用三年的陈酱化水，频频漱口。

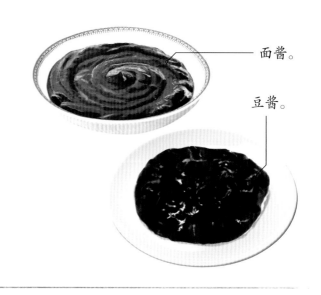

面酱。

豆酱。

造酿类

醋

释名 酢、醯、苦酒。

李时珍：刘熙《释名》中记载，醋，即是措，能措置食毒也。古方多用"酢"字。

集解 苏恭：醋有数种，有米醋、麦醋、曲醋、糠醋、糟醋、饧醋，以及桃醋、葡萄、大枣、蘡薁等诸杂果醋极酸烈。只有二三年的米醋才入药。

李时珍：米醋的做法，三伏天用仓米一斗，淘净蒸饭，摊开放凉至黄，晒后簸匀，用水淋净。另以仓米二斗蒸饭，与之和匀装入瓮，用水淹过，密封放暖处，三七日即成米醋。大麦醋的做法，用大麦米一斗，水浸后蒸饭，至盒黄后晒干，用水淋透，再用麦饭二斗和匀，入

水封闭，三七日即成。

附 米醋

气味 味酸、苦，性温，无毒。

主治 《名医别录》：消痈肿，散水气，杀邪毒。

扁鹊：理诸药，消毒。

陈藏器：治产后血运，除癥块坚积。消食，杀恶毒，破结气、心中酸水痰饮。

孟诜：醋磨青木香，止卒心痛、血气痛。浸黄柏含之，可治口疮。调大黄末，涂肿毒。煎生大黄服，治疸癣甚良。

发明 李时珍：醋，能治诸疮肿积块，心腹疼痛，痰水血病。杀鱼、肉、菜及诸虫毒气。大概是因为其酸有收敛、消瘀、解毒的功效。李鹏飞说，醋能少饮，辟寒的功效比酒好。

附方 **足上转筋**：把旧绵布浸泡在醋中，甑蒸热后裹足，凉了即换，直至病除。

出汗不滴：瘦却腰脚，并耳聋者。米醋泡荆三棱，夏季四日，冬季六日，为末。用醋汤调服二钱即愈。

舌肿不消：用醋调和锅底墨，厚敷舌之上下，脱落再敷，少时便可消肿。

牙齿疼痛：米醋一升，煮枸杞白皮一升，煮取半升，含之漱口即愈。

诸虫入耳：凡蚁、蚰蜒、百节虫入耳，以苦酒注入，站起来行走，虫立即可出。

乳痈坚硬：把醋盛入罐中，将石烧热放入醋中，反复两次，用温醋浸搽患处。醋冷则再烧石放入，最多三次即愈。

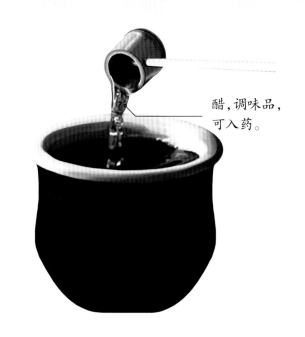

醋，调味品，可入药。

造酿类

酒

释名 李时珍：据许慎《说文》云，酒，就也。所以就人性之善恶。《饮膳正要》中记载，酒之清者叫酿，浊者叫盎；味厚叫醇，味薄叫醨；重酿叫酎，一宿叫醴；美酒叫醑，未榨叫醅；红者叫醍，绿者叫醽，白者叫醝。

集解 汪颖：《事林广记》所记载的酿法，其曲可用药。不过如今已经没有了。现在用麸面、蓼汁拌造，酿成的酒清香远达，颜色金黄，喝醉也不口干、不头痛、不致泻。

附 米酒

气味 味苦、甘、辛。性大热，有毒。

主治 《名医别录》：行药势，杀百邪恶毒气。

陈藏器：通血脉，厚肠胃，润皮肤，散湿气，消忧发怒，宣言畅意。

孟诜：养脾气，扶肝，除风下气。

附方 **下部痔疮**：在地上挖一个小坑，烧红，把酒浇在上面，在里面放入吴茱萸，让患者拥被坐在上面。不用三次就能起效。

丈夫脚冷：不随，不能行者。取醇酒三斗，水三斗，放入瓮中，加灰火烧至温热，用来泡脚，水没到膝盖。不断加灰火，防止冷却，三天就可治愈。

海水伤裂：凡人为海水咸物所伤，及风吹裂，痛不可忍。用蜜半斤，水酒三十斤，当归、防风、荆芥、羌活各二两，为末，煎汤洗浴。一夜即愈。

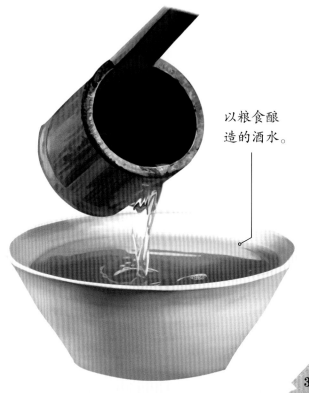

以粮食酿造的酒水。

造酿类

烧酒

释名 火酒、阿刺吉酒。

集解 李时珍：元朝始创做烧酒法。用浓酒和糟放入甑中，蒸使气上，用酒器承取滴露。一般酸坏之酒，都可以蒸烧。近时以糯米，或粳米，或黍，或秫，或大麦，蒸熟和曲瓮中酿七日，以甑蒸取。其清如水，味道浓烈，是酒之露。

气味 味辛、甘，性大热，有大毒。

主治 李时珍：消冷积寒气，燥湿痰，开郁结，止水泄。治霍乱、疟疾、噎膈，心腹冷痛，阴毒欲死。杀虫辟瘴，利小便，坚大便。洗赤目肿痛，有效。

发明 李时珍：烧酒是纯阳毒物。其味辛甘，升扬发散；其气燥热，胜湿祛寒。所以能开怫郁而消沉积，通膈噎而散痰饮，治泄疟而止冷痛。辛先入肺，和水饮之，则抑使下行，通调水道，而小便长白。

附方 呕逆不止：取真火酒一杯，新汲水一杯，混和服用，功效很好。

寒痰咳嗽：烧酒四两，猪脂、蜜、香油、茶末各四两，同浸酒内，煮成一处。每日挑食，以茶下之，取效。

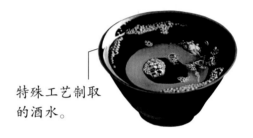

特殊工艺制取的酒水。

造酿类

糟

释名 粕。

集解 李时珍：糯、秫、黍、麦都可以用来酿造酒、醋，熬煎饧、饴，化为糟粕。酒糟须用腊月、清明、重阳酿造的，沥干，加少量盐收藏。

附 酒糟
气味 味甘、辛，无毒。

主治 陈藏器：温中消食，除冷气。杀腥，去草、菜毒。润皮肤，调脏腑。

发明 李时珍：酒糟有曲蘗之性，能活血行经止痛，因而治疗伤损很有效。

附方 手足皲裂：红糟、姜汁、腊猪脂、盐等分，研烂，炒热擦裂口，会很痛，但裂口很快就会闭合，再擦几次便能痊愈。

杖疮青肿：先用湿绵纸铺在伤处，再把烧酒糟捣烂，厚厚地铺在纸上。过一阵子会感觉像有蚂蚁在痛处爬行，热气上升，肿痛立消。

酒糟。

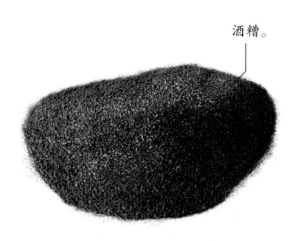

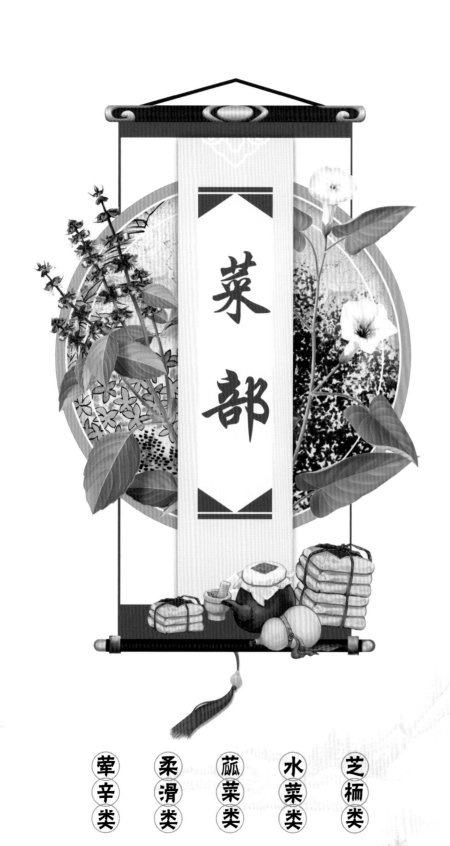

菜部

芝栭类
水菜类
蓏菜类
柔滑类
葷辛类

荤辛类

韭

释名 草钟乳、起阳草。

李时珍：韭之茎名韭白，根名韭黄，花名韭菁。

集解 李时珍：韭菜丛生而根茂盛，长叶青翠。可以分根种植，亦可以用子种植。叶长至三寸可剪。一年剪不超过五次，收子者只可剪一次。八月开花成丛。九月收子，其子色黑而扁。

气味 味辛、微酸，性温，涩，无毒。

主治《名医别录》：归心，安五脏，除胃中热，利病人，可久食。

陶弘景：叶，煮鲫鱼鲊食，断卒下痢。根，入生发膏用。

陈藏器：根、叶，煮食，温中下气，补虚益阳，调和脏腑，令人能食，止泄血脓，腹中冷痛。生捣汁服，主胸痹骨痛不可触者，又解药毒，疗狂狗咬人数发者。亦涂诸蛇虺、蝎虿、恶虫毒。

李时珍：饮生汁，主上气喘息欲绝，解肉脯毒。煮汁饮，止消渴盗汗。熏，产妇血运。洗，肠痔脱肛。

发明 李时珍：韭，叶热根温，功用相同。生用辛而散血，熟食甘而补中。入厥阴经，是肝之菜。有一贫困老头患噎膈病，食入即吐，胸中刺痛。有人教他取韭汁，加少许盐、梅和卤汁，小口啜饮。忽然狂吐浓痰好几升，随即病愈。

附方 **风忤邪恶**：韭根一把，乌梅十四个，吴茱萸炒半升，水一斗煮之。仍以病人木梳或篦子纳入汤中，煮三沸。栉浮者生，沉者死。

煮至三升，分三次服。

脱肛不收：生韭一斤切碎，用酥拌炒熟，绵裹分作两包，交换热熨，以入为度。

小儿胎毒：初生时，用少许韭汁灌服，即吐出恶水恶血，永无各种疾病。

产后血运：韭菜切碎，放瓶中，沃以热醋，使热气入鼻中，即苏醒。

百虫入耳：韭汁灌入即出。

聤耳出汁：韭汁日滴三次。

牙齿虫䘌：韭菜连根洗捣，同人家地板上泥混合，敷腮痛处，用纸盖住。一时取下，有细虫在泥上，可以除根。

解肉脯毒：凡放在密闭容器中过夜的肉为郁肉，屋漏水沾湿的肉为漏脯，都有毒。捣韭汁饮可解毒。

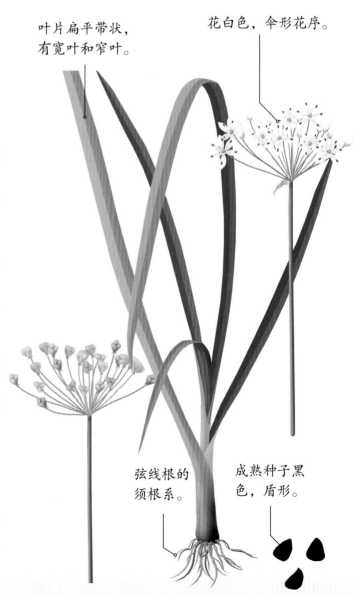

叶片扁平带状，有宽叶和窄叶。

花白色，伞形花序。

弦线根的须根系。

成熟种子黑色，盾形。

葱

释名 芤、菜伯、和事草。

集解 苏恭：葱有数种，山葱叫茖葱，药性似胡葱。常吃的葱有两种，一种是冻葱，另一种是汉葱。食用、入药，冻葱最善，气味亦佳也。

附 葱茎白

气味 味辛，性平，无毒。

主治 《名医别录》：伤寒骨肉碎痛，喉痹不通，安胎，归目益目睛，除肝中邪气，安中利五脏，杀百药毒。根，治伤寒头痛。

大明：主天行时疾，头痛热狂，霍乱转筋，及奔豚气、脚气、心腹痛、目眩，止心迷闷。

李时珍：除风湿，身痛麻痹，虫积心痛，止大人阳脱，阴毒腹痛，小儿盘肠内钓腹痛，妇人妊娠溺血，通乳汁，散乳痛，利耳鸣。涂猘犬伤，制蚯蚓毒。

发明 李时珍：葱，是释家说的五荤之一。生辛散，熟甘温，外实中空，肺之菜也。肺病宜食之。所治之证多属太阴、阳明。皆取其发散通气之功，通气故能解毒及理血病。

附方 风湿身痛：生葱捣烂，加少许香油，水煎，调川芎䓖、郁金末一钱服，取吐。

卒心急痛：牙关紧闭欲绝者。取五茎老葱白去皮须，捣成膏，用匙送入咽中，灌入四两麻油，只要咽下就能苏醒。过一会儿，虫积就会化成黄水排出，此后永不复发。

肿毒尿闭：因肿毒未溃，小便不通。把葱切碎，加麻油煎黑，去葱取油，时涂肿处，小便就通畅了。

痈疽肿硬：乌金散，治疗痈疖肿硬无头，不变色者。取米粉四两，葱白一两，一同炒黑，研成细末，调醋敷贴患处。一伏时一换，直至消肿。

金疮瘀血：在腹者。取大葱白二十枚，麻子三升，捣碎，加九升水，煮取一升半，一次服完。吐出脓血即可痊愈。未尽再服。

附 葱叶

气味 性温，无毒。

主治 大明：煨研，敷金疮水入毁肿。盐研，敷蛇、虫伤及中射工、溪毒。

苏颂：主水病足肿。

孙思邈：利五脏，益目精，发黄疸。

附 葱须

气味 性平，无毒。

主治 孟诜：通气。

李时珍：疗饱食房劳，血渗入大肠，便血肠澼成痔，研末，每服二钱，温酒下。

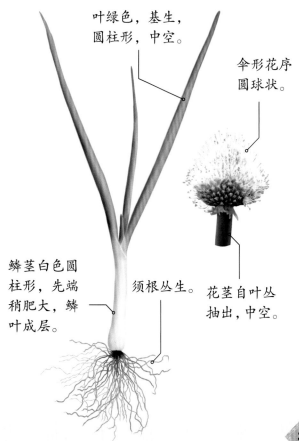

叶绿色，基生，圆柱形，中空。

伞形花序圆球状。

鳞茎白色圆柱形，先端稍肥大，鳞叶成层。

须根丛生。

花茎自叶丛抽出，中空。

薤

释名 菖子、莜子、火葱、菜芝、鸿荟。

李时珍：薤，韭类。叶类似葱，根如蒜。罗愿云，物莫美于芝，所以薤又为菜芝。

集解 李时珍：薤，八月栽根，正月分莳，适宜种于沃土。几枝一根的，则茂盛而根大。叶的形状像韭菜，但薤叶中空，像细葱而有棱，气味也像葱。二月开紫白色细花。根像小蒜，一根有几颗，相依而生。五月叶子尚青时就挖掘，否则根肉会干瘪。薤根煮食、芼菜羹酒、糟藏、醋泡都不错。

附 薤白

气味 味辛、苦。性温、滑。无毒。

主治 《神农本草经》：金疮疮败。轻身，不饥耐老。

《名医别录》：归骨，除寒热，水气，温中散结气。做羹食，利病人。诸疮中风寒水气肿痛，捣涂之。

大明：煮食，耐寒，调中补不足，止久痢冷泻，肥健人。

苏恭：白者补益，赤者疗金疮及风，生肌肉。

苏颂：补虚解毒。

李时珍：治少阴病厥逆泄痢，及胸痹刺痛，下气散血，安胎。

发明 李时珍：薤，味辛气温。各家都说薤能温补。

附方 胸痹刺痛：治胸痹。可用半夏薤白汤，取薤白四两，枳实半两，生姜一两，半夏一合，栝楼实半枚，㕮咀，加三升白酢浆，煮取一升，温服，一日三次。

霍乱干呕：不止者。以薤一虎口，用三升水煮，取一半，一次服完。不过三作即已。

小儿疳痢：薤白生捣成泥，加蜜和粳米粉做饼，烙熟后给小孩吃。不过两三服即愈。

妊娠胎动：腹内冷痛。取薤白一升，当归四两，加五升水，煮取二升，三次服完。

疮犯恶露：薤白捣烂，用帛裹，煨热，去帛热敷疮口，冷却即换。也可以捣做饼，用艾灸之，热气进入疮口，水排出来就可痊愈。

灸疮肿痛：取薤白一升，猪脂一斤，切碎，用苦酒泡一夜，微火煎三上三下，去滓外涂。

咽喉肿痛：将薤根加醋捣烂，敷于肿处，冷却即换。

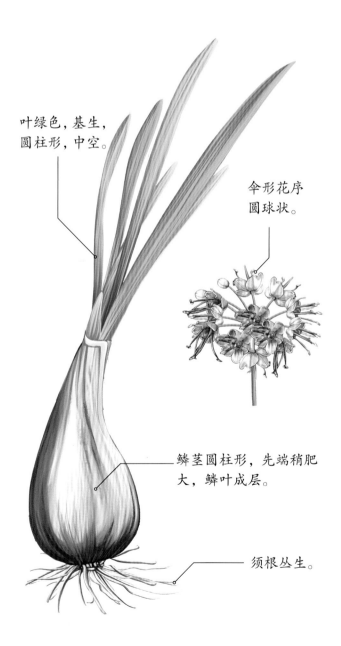

叶绿色，基生，圆柱形，中空。

伞形花序圆球状。

鳞茎圆柱形，先端稍肥大，鳞叶成层。

须根丛生。

菜部

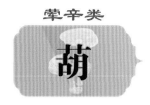

荤辛类

葫

释名 大蒜、荤菜。

李时珍：大蒜出胡地，故有胡名。属五荤。

集解 《名医别录》：葫，是大蒜。五月初五采集，独子蒜入药尤佳。

苏颂：现在各地园圃都种。每颗六七瓣，种植时只需一瓣，当年就可长成独子蒜，次年则可复其本。它的花中有子，亦呈葫瓣的形状，很小，也可以种植。

李时珍：大蒜、小蒜都八月播种。春天吃蒜苗，夏初吃薹，五月吃根，秋月收种。

气味 味辛，性温，有毒。久食损人目。

主治 《名医别录》：归五脏，散痈肿蜃疮，除风邪，杀毒气。

陈藏器：祛水恶瘴气，除风湿，破冷气，烂痃癖，伏邪恶，宣通温补，疗疮癣，杀鬼痛。

李时珍：捣汁饮，治吐血心痛。煮汁饮，治角弓反张。同鲫鱼丸，治膈气。同蛤粉丸，治水肿。同黄丹丸，治疟疾、孕痢。同乳香丸，治腹痛。捣成膏敷在脐部，能达下焦消水，利大小便。贴足心，能引热下行，治泄泻暴痢及干湿霍乱，止衄血。纳肛中，能通幽门，治关格不通。

发明 李时珍：葫蒜，入太阴、阳明经。其气味浓烈，能通五脏，达诸窍，祛寒湿，辟邪恶，消痈肿，化癥积肉食。所以王祯说，其味久不变，可以资生致远，能化腐为神奇，去食器的味道，代替醋酱。不过，葫蒜辛能耗气，热能助火，有伤肺损目、昏神伐性的害处。

附方 **水气肿满：** 大蒜、田螺、车前子等分，熬膏贴在肚脐上，水从便溲而下，数日即可痊愈。

山岚瘴气： 取生、熟大蒜各七片，一起服下。少时，腹中鸣响，或吐血，或大便泄，立时痊愈。

寒疟冷痢： 端午节那天，取独头蒜十个，黄丹二钱，捣成梧桐子大的丸子。每次服九丸，用长流水送下，效果很好。

暴下血病： 取大蒜五七枚，去皮研成膏，入豆豉捣成梧桐子大的药丸。每次以米汤饮五六十丸，没有不好的。

鼻血不止： 服药不应。取蒜一枚，去皮研成泥，做成铜钱大蒜饼，一豆厚。左鼻出血，贴左足心；右鼻出血，贴右足心；两鼻都出，两足心都贴，即可止血。

金疮中风： 角弓反张。取蒜一升去心，加无灰酒四升，煮至极烂，连滓一同服下。片刻后患者出汗，立即痊愈。

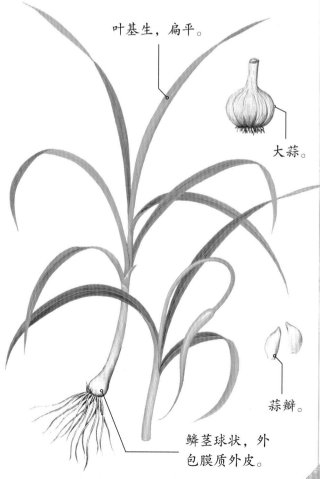

叶基生，扁平。

大蒜。

蒜瓣。

鳞茎球状，外包膜质外皮。

李时珍：行滞血，破冷气，消肿散结，治产难及产后心腹诸疾，赤丹热肿，金疮血痔。

发明 李时珍：芸薹子与叶具有相同的功效。其味辛气温，能温能散。擅长行血滞，破结气。所以古方中都用它消肿散结，治产后一切心腹气血痛与各种游风丹毒、热肿疮痔等疾病。

附方 产后血运：芸薹子、生地黄等分，为末。每次服用三钱，搭配姜七片，酒、水各半盏，童便半盏，煎七分，温服。即刻苏醒。

风热牙痛：芸薹子、角茴香、白芥子等分，为末。嚏鼻，左边牙痛嚏右鼻，右边牙痛嚏左鼻。

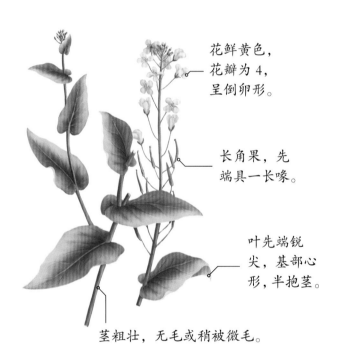

花鲜黄色，花瓣为4，呈倒卵形。

长角果，先端具一长喙。

叶先端锐尖，基部心形，半抱茎。

茎粗壮，无毛或稍被微毛。

荤辛类

芸薹

释名 寒菜、胡菜、薹菜、薹芥、油菜。

集解 李时珍：芸薹，在各种方药中都有记载，但因为诸家标注的不明确，今人并不知道它到底是什么菜。我通过走访考察，认为它就是油菜。九月、十月下种，冬、春时节采摘薹心当菜吃，但三月就老了不能吃了。开四瓣小黄花，成熟后结荚收籽，灰赤色。油菜籽炒过可以榨油，用这油点灯十分明亮。

附　芸薹茎叶

气味 味辛，性温，无毒。

主治《唐本草》：风游丹肿，乳痈。
　　　《开宝本草》：破癥瘕结血。
　　　大明：治产后血风及瘀血。
　　　李时珍：治瘰疬、豌豆疮。散血消肿。伏蓬砂。

附　芸薹子

气味 味辛，性温，无毒。

主治 陈藏器：取油敷头，令发长黑。

荤辛类

菘

释名 白菜。

李时珍：按陆佃《埤雅》云，菘性凌冬晚凋，四时常见，有松之操守，所以名菘。

集解 李时珍：菘有两种，一种茎圆厚微青，一种茎扁薄而白，叶都是淡青白色。燕京种菜的人用马粪入窖壅培，不让见风与阳光，这样长出的苗叶都是嫩黄色，食之脆美无渣，叫作黄芽菜，富贵人家当作佳品。菘子像芸薹子，颜色灰黑，八月以后种植。第二年二月开黄花，如芥花，四瓣。三月结角，也像芥菜结荚一样。菘菜用作菹食尤其好吃，不宜蒸晒。

菜部

附 菘茎叶

气味 味甘，性温，无毒。

主治 《名医别录》：通利肠胃，除胸中烦，解酒渴。

萧炳：消食下气，治瘴气，止热气嗽。冬汁尤佳。

宁原：和中，利大小便。

附方 小儿赤游：行于上下，至心即死。菘

菜捣烂外敷患处，便可控制病情。

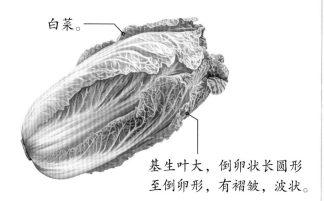

白菜。

基生叶大，倒卵状长圆形至倒卵形，有褶皱，波状。

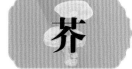

荤辛类

芥

释名 李时珍：按《王祯农书》说，芥气味辛烈，菜中之介然者，食之有刚介之象，故字从介。

集解 李时珍：芥有数种，青芥，又名刺芥，有柔毛；大芥，也叫皱叶芥，叶大有皱纹。二芥宜入药用。另有马芥、花芥、紫芥、石芥等。

附 芥茎叶

气味 味辛，性温，无毒。

主治 《名医别录》：归鼻，除肾经邪气，利九窍，明耳目，安中。久食温中。

大明：止咳嗽上气，除冷气。

李时珍：通肺豁痰，利膈开胃。

发明 李时珍：芥性辛热而散，所以能通肺开胃，利气豁痰。久食会积温成热，辛散太过则耗伤真元，使肝木受病，眼昏目花，诱发痔疮。《素问》中提到，辛走气，气病不能多吃辛辣，多食则筋急爪枯。

附 芥子

气味 味辛，性热，无毒。

主治 陶弘景：归鼻，去一切邪恶疰气，喉痹。

李时珍：温中散寒，豁痰利窍，治胃寒吐食，肺寒咳嗽，风冷气痛，口禁唇紫，消散痈肿瘀血。

附方 中风口噤：舌本缩者。取芥子一升，研碎，加醋二升，煎取一升，敷颌颊下。效果好。

痈肿热毒：家芥子末和柏叶捣匀，涂在患处。没有不痊愈的。用山芥子效果更好。

热毒瘰疬：小芥子末用醋调和，贴在瘰疬处。待瘰疬消失立即停用，否则会损伤皮肉。

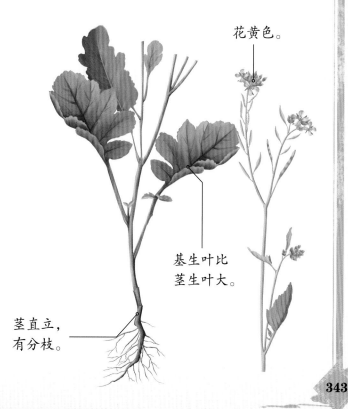

花黄色。

基生叶比茎生叶大。

茎直立，有分枝。

菜部

荤辛类
莱菔

释名 芦萉、萝卜、雹突、紫花菘、温菘、土酥。

韩保昇：莱菔俗名叫萝卜。

李时珍：《王祯农书》中提到，北方人说的萝卜，同一种类有四种叫法：春天叫破地锥；夏天叫夏生；秋天叫萝卜；冬天叫土酥。

集解 李时珍：如今各地都有莱菔。六月下种，秋天采苗，冬天挖根。春末抽薹，开紫绿色小花。夏初结角。子大如大麻子，黄赤色，圆长不等。五月也可以再种。叶子有大如芜菁的，细者像花芥，都有细柔毛。根有红、白二色，形有长、圆两类。一般是生在沙地的脆甜，生在贫瘠之地的坚而辣。

气味 根：味辛、甘。叶：味辛、苦，性温，无毒。

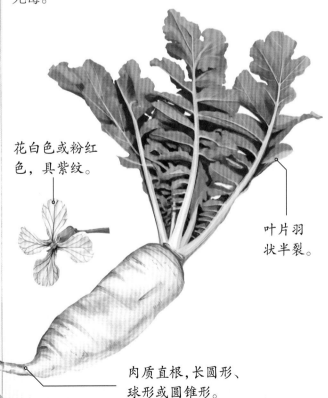

花白色或粉红色，具紫纹。

叶片羽状半裂。

肉质直根，长圆形、球形或圆锥形。

主治《唐本草》：散服及炮煮服食，大下气，消谷和中，祛痰癖，肥健人。生捣汁服，止消渴。

萧炳：利关节，理颜色，练五脏恶气，制面毒，行风气，祛邪热气。

大明：消痰止咳，治肺痿吐血，温中补不足。同羊肉、银鱼煮食，治劳瘦咳嗽。

李时珍：主吞酸，化积滞，解酒毒，散瘀血，甚效。末服，治五淋。丸服，治白浊。煎汤，洗脚气。饮汁，治下痢及失音，并烟熏欲死。生捣，涂打扑汤火伤。

发明 李时珍：莱菔的根、叶功效相同。生吃能升气，熟吃可降气。大抵入太阴、阳明、少阳气分。因此所治的都是肺、脾、肠、胃和三焦之病。张杲《医说》记载，饶民李七患鼻衄，危及性命，医生把萝卜自然汁和无灰酒给他服下，立刻止血。这是血随气运，气滞故血妄行，萝卜下气加酒以引导的结果。

附方 食物作酸：萝卜，生嚼数片，或生菜嚼之亦佳。但用干的、熟的、盐腌的，或者胃冷的人用，都没有效。

消渴饮水：独胜散，出子萝卜三个，洗净切片，晒干研末。每服二钱，煎猪肉汤澄清后调服。每天三次，逐次增加到三钱为宜。生者捣汁服用也可，或者以汁煮粥食用。

鼻衄不止：萝卜捣汁半盏，加入少许酒热服，并把汁滴入鼻中，效果不错。或者先把酒煎沸，后放入萝卜再煎，喝汤。

酒疾下血：连句不止。取大萝卜二十个，留青叶寸余，装入罐中，加入井水，将其煮极烂，再加少许醋，空腹任意食。

偏正头痛：生萝卜汁一蚬壳，让患者仰卧，随左右把生萝卜汁注入患者鼻中，有神效。王安石曾经患头痛病，有一道人传授此方，用后很快就痊愈了。

汤火灼伤：生萝卜捣烂，涂在伤口上。子亦可。

附　莱菔子

气味 味辛、甘，性平，无毒。

主治 大明：研汁服，吐风痰。同醋研，消肿毒。

李时珍：下气定喘治痰，消食除胀，利大小便，止气痛，下痢后重，发疮疹。

发明 李时珍：莱菔子的功效最擅长利气。生能升，熟能降。升能吐出风痰，发散风寒，发疮疹；降则能定喘止咳，调下痢后重，止内痛，这都是利气的效果。

荤辛类
生姜

释名 李时珍：许慎《说文》云，姜作"薑"。御湿之菜。《字说》云，薑能御百邪，故谓之薑。初生嫩者其尖微紫，叫紫姜，或作子姜。老根叫母姜。

集解 李时珍：生姜适合在平广低湿的沙地生长。四月用母姜下种。五月生苗，叶子对生而稍宽，味道辛香。秋社前后新芽长得很快，可以采集食用。

气味 味辛，性微温，无毒。

主治 《名医别录》：归五脏，除风邪寒热，伤寒头痛鼻塞，咳逆上气，止呕吐，祛痰下气。

甄权：祛水气满，疗咳嗽时疾。和半夏，主心下急痛。又汁和杏仁作煎，下一切结气实，心胸拥隔冷热气，神效。捣汁和蜜服，治中热呕逆不能下食。

李时珍：生用发散，熟用和中。解食野禽中毒成喉痹。浸汁，点赤眼。捣汁和黄明胶熬，贴风湿痛甚妙。

附方 久患咳噫：生姜汁半合，蜜一匙，煎熟，放至温热时喝，三次即愈。

心痞呕哕：心下痞坚。生姜八两，水三升，煮一升。半夏五合洗净，加五升水，煮取一升。然后同煮二药，取一升半，分再服。

冷痢不止：生姜煨研成末，共干姜末等分，用醋和面做馄饨，先水煮，再用清茶煮，停煮冷却，用粥送服二七枚，每日一次。

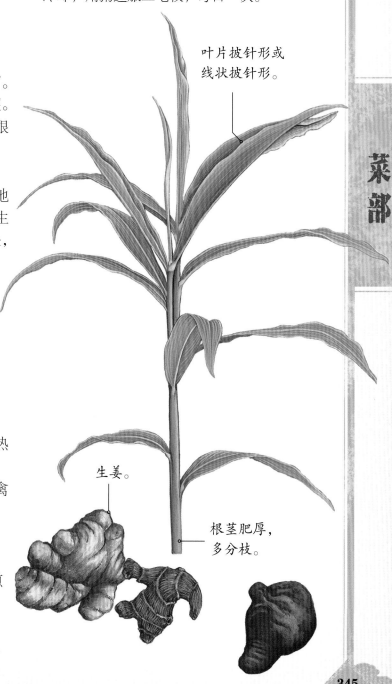

叶片披针形或线状披针形。

生姜。

根茎肥厚，多分枝。

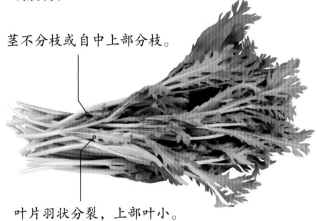

荤辛类
茼蒿

释名 蓬蒿。

集解 李时珍：八、九月下种，冬春采食肥茎。花、叶微似白蒿。四月起薹，高二尺余。开深黄色花。一花结子百粒有余，结成球状，子似地菘，极易繁茂。

气味 味甘、辛，性平，无毒。

主治 孙思邈：安心气，养脾胃，消痰饮，利肠胃。

茎不分枝或自中上部分枝。

叶片羽状分裂，上部叶小。

荤辛类
胡荽

释名 香荽、胡菜、蒝荽。

集解 李时珍：胡荽八月下种，初生时茎软叶圆，叶有花歧，根软且白，冬春采集，香美可食。立夏后开成簇的淡紫色细花。五月收子，味道辛香。王祯《农书》：子、叶都可用，生熟都可食。

附　胡荽根叶

气味 味辛，性温，微毒。

主治 《嘉祐补注本草》：消谷，治五脏，补不足，利大小肠。通小腹气，拔四肢热，止头痛，疗沙疹、豌豆疮不出，作酒喷之，立出。通心窍。

发明 李时珍：胡荽，辛温香窜，内通心脾，外达四肢，能祛一切不正之气。所以痘疮出不爽快者，用胡荽能发之。诸疮皆属心火，营血内摄于脾，心脾之气，得芳香则运行，得臭恶则壅滞之故。

附　胡荽子

气味 味辛、酸。性平，无毒。

主治 孙思邈：消谷能食。

陈藏器：蛊毒五痔，及食肉中毒，吐下血，煮汁冷服。又以油煎，涂小儿秃疮。

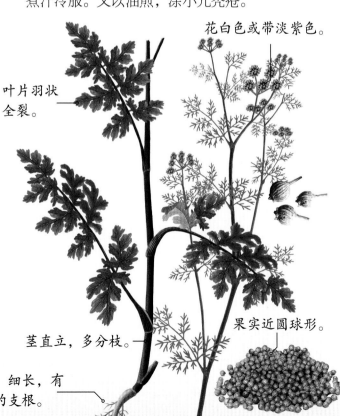

花白色或带淡紫色。

叶片羽状全裂。

果实近圆球形。

茎直立，多分枝。

根纺锤形，细长，有多数纤细的支根。

菜部

胡萝卜

附 胡萝卜根

气味 味甘、辛，性微温，无毒。

主治 李时珍：下气补中，利胸膈肠胃，安五脏，令人健食，有益无损。

附 胡萝卜子

主治 李时珍：久痢。

释名 李时珍：元代开始从胡地移植而来，气味微似萝卜，故名。

集解 李时珍：八月下种，冬月挖根，生、熟均可吃。根有黄、赤两种，微有蒿气，长五六寸。三、四月时茎高二三尺，开小白花。种子稍长而有毛，褐色，可调和食料。

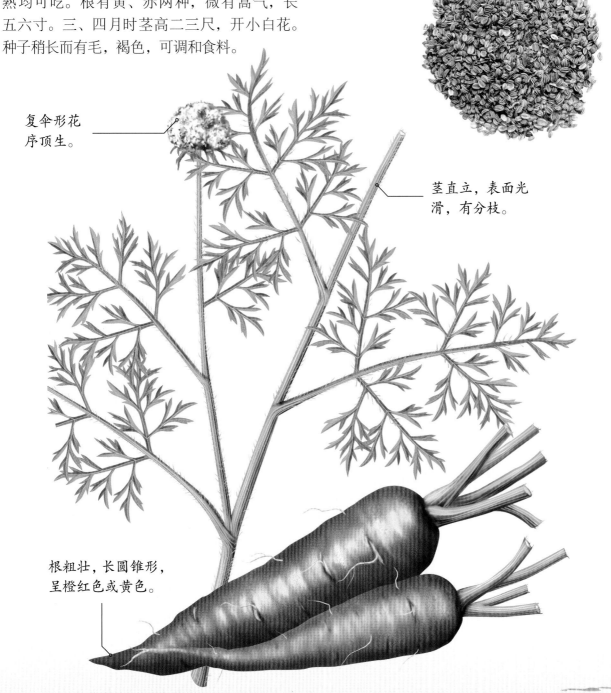

复伞形花序顶生。

茎直立，表面光滑，有分枝。

根粗壮，长圆锥形，呈橙红色或黄色。

茴香

释名 茴香、八角珠。

集解 李时珍：茴香宿根，深冬长苗成丛状，粗茎叶似丝状。五、六月开黄花。结子大如麦粒而轻，表面有细棱，俗称大茴香。宁夏产的为最好。其他产的较小，称为小茴香。进口舶来品，种子大如柏树子，裂成八瓣，一瓣一核，大如豆、黄褐色，有仁，味更甜，俗称舶茴香，又称八角茴香，形色与中国茴香明显不同，但气味相同。

附 茴香子

气味 味辛，性平，无毒。

主治 《唐本草》：诸瘘、霍乱及蛇伤。

马志：膀胱胃间冷气及育肠气，调中，止痛、呕吐。

大明：治干湿脚气，肾劳癞疝阴疼，开胃下食。

李杲：补命门不足。

吴绶：暖丹田。

发明 李时珍：小茴香性平，理气开胃，夏天能驱蝇辟臭，适宜做食料。大茴香性热，多食伤目发疮，食料不宜过用。古有去铃丸：茴香二两和带皮生姜四两，一起放到坩器内腌一伏时，用慢火炒，加盐一两，为末，制成梧桐子大的药丸。空腹用盐酒吞服三五十丸。此药方专治脾胃虚弱。茴香得盐则引药入肾经，可发出邪气，肾不受邪，病自不生。治小肠疝气也有不错的效果。

附方 开胃进食：茴香二两，生姜四两，一起捣匀，放到干净容器内，用湿纸盖好放一夜。次日放到银器或石器中，用文武火炒至焦黄研末，酒拌制成梧桐子大的药丸。每次服十至二十五粒，温酒下。

大小便闭：鼓胀气促。八角茴香七个，大麻仁半两，为末。生葱白三七根，同研煎汤。调五苓散末服之，日一服。

伤寒脱阳：小便不通。取一些茴香末，用生姜汁调和敷在腹部。外用茴香末，加益元散同服。

肾消饮水：小便如膏油。炒茴香、炒苦楝子等分为末。每次吃饭前用酒服二钱。

肾虚腰痛：茴香炒研，把猪腰子批开，掺入炒末，裹在湿纸中煨熟。空腹服食，用盐酒送下。

腰痛如刺：简便方，八角茴香炒研，每次服两钱，饭前用盐汤送服。外以糯米一二升，炒热盛装在袋子里，拴于痛处。

膀胱疝痛：《本事方》，舶茴香、杏仁各一两，葱白焙干五钱，为末。每次用酒服二钱，嚼胡桃送下。

疝气偏坠：大茴香末一两，小茴香末一两，用牙猪尿胞一个，连尿入二末于内系定，罐内以酒煮烂，连胞捣，做成梧桐子大的药丸。每次服五十丸，用白开水送下。

附 茴香茎叶

气味 味辛，性平，无毒。

主治 甄权：煮食，治卒恶心，腹中不安。

孟诜：治小肠气，卒肾气冲胁，如刀刺痛，喘息不得。生捣汁一合，投热酒一合，和服。

发明 苏颂：《范汪方》中提到，治疗恶毒痈肿，或连阴卵、髀间，疼痛挛急，牵入小腹疼痛难忍。用茴香苗叶，捣汁一升，日三四服。将渣贴于肿处。冬天用根。有起死回生之效。

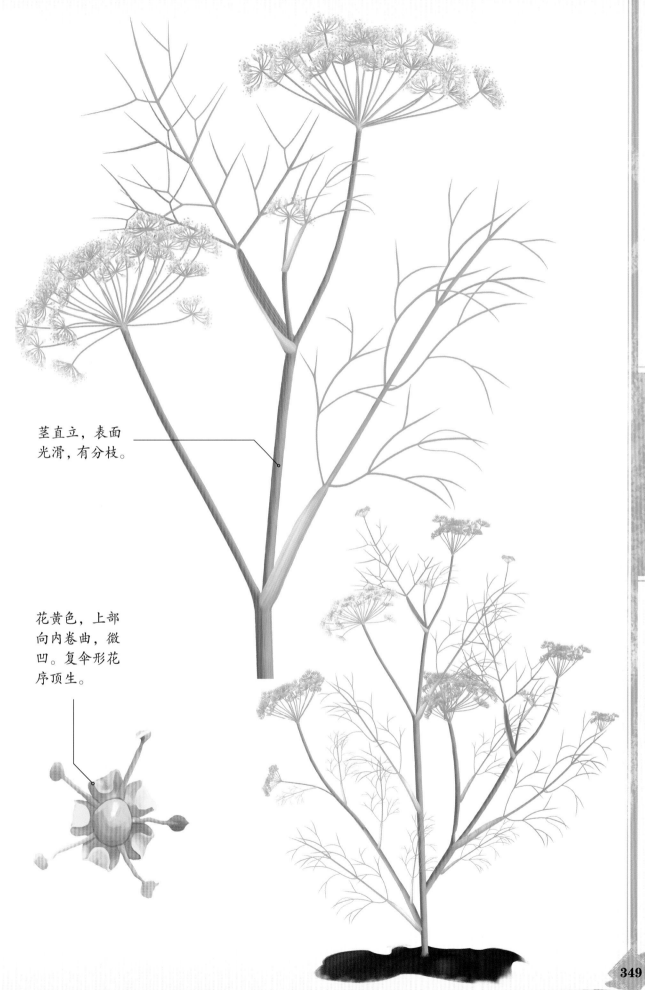

茎直立，表面
光滑，有分枝。

花黄色，上部
向内卷曲，微
凹。复伞形花
序顶生。

莳萝

释名 慈谋勒、小茴香。

李时珍：莳萝、慈谋勒，皆番语言。

集解 苏颂：今岭南附近均有。三、四月生苗，花实大如蛇床，簇生，味辛香。六、七月采实。多用于调和五味，没见入药用。

李时珍：其子簇生，比蛇床子稍短，微黑，气辛臭，不如茴香。

附 莳萝苗

气味 味辛，性温，无毒。

主治 李时珍：下气利膈。

附 莳萝子

气味 味辛，性温，无毒。

主治 陈藏器：小儿气胀，霍乱呕逆，腹冷不下食，两肋痞满。

大明：健脾，开胃气，温肠。杀鱼肉毒。补水脏，治肾气，壮筋骨。

附方 闪挫腰痛：莳萝作末，酒服二钱匕。

牙齿疼痛：舶上莳萝、芸薹子、白芥子等分为末，研匀。含一口水，随左右嗜鼻即可。

根粗壮，长圆锥形。

种子呈细小圆扁平状。

罗勒

释名 兰香、香菜、翳子草。

李时珍：今俗称翳子草，以其子治翳。

集解 掌禹锡：罗勒有三种，一种似紫苏叶；一种叶大，香气在二十步内就能闻到；一种作蔬菜用。

李时珍：香菜，必须在三月枣树抽芽时种下乃生。常浇灌以米泔水、鱼腥水、泥沟水，则生长茂盛而香。勿用粪水。七月收子，其子

褐色无光，大如蚤。

气味 味辛，性温，微毒。

主治 掌禹锡：调中消食，祛恶气，消水气，宜生食。疗齿根烂疮，为灰用之甚良。患豌呕者，取汁服半合，冬月用干者煮汁。其根烧灰，敷小儿黄烂疮。

吴瑞：主辟飞尸、鬼疰、蛊毒。

发明 李时珍：按罗天益的说法，罗勒味辛气温，能和血润燥。掌禹锡却说，多吃罗勒涩营卫，会导致血脉不通。东垣李氏，用含有罗勒的神功丸治牙疼口臭，便是取用其祛恶气。《饮膳正要》说罗勒与诸菜同食，味辛香，能祛腥气。

附方 鼻疮赤烂：兰香叶烧灰二钱，铜青五分，轻粉二字，研末。每天敷三次。

反胃欬噎：生姜四两捣烂，加入兰香叶一两，椒末一钱，盐和面四两，包裹成烧饼，煨熟。空腹吃下，两三次后见效。反胃，入甘蔗汁和之。

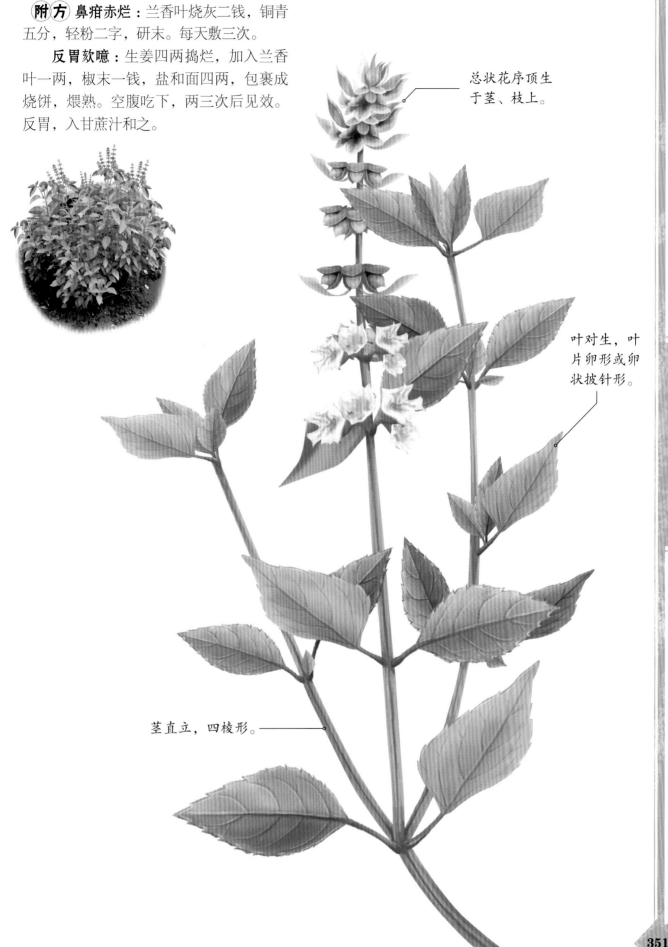

总状花序顶生于茎、枝上。

叶对生，叶片卵形或卵状披针形。

茎直立，四棱形。

菜部

荤辛类
白花菜

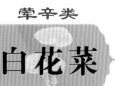

释名 羊角菜。

集解 李时珍：白花菜三月播种。柔茎延蔓，一枝五叶，大如拇指。秋天开小白花，长蕊。结二三寸长的小角。子黑而细，无光泽，形状如初眠蚕沙。菜气膻臭，适宜盐菹食之。

气味 味苦、辛，微毒。

主治 汪颖：下气。
　　李时珍：煎水洗痔。捣烂，敷风湿痹痛。擂酒饮，止疟。

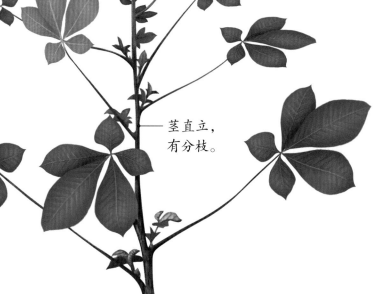

花多为白色，也有淡黄色或淡紫色。

掌状复叶，无托叶。

茎直立，有分枝。

荤辛类
草豉

气味 味辛，性平，无毒。

主治 陈藏器：恶气，调中，益五脏，开胃，令人能食。

集解 陈藏器：产于巴西诸国。草长得像韭菜，豉生在花中，当地人经常采摘食用。

柔滑类

菠薐

释名 菠菜、波斯草、赤根菜。

李时珍：《唐会要》云，太宗时尼波罗国献波棱菜。熟食益食味。方士隐名为波斯草。

集解 李时珍：菠薐，茎柔脆中空。叶子绿腻柔厚，直出一尖，旁出两尖，像鼓子花但更长大。根为红色，长数寸，味道甘美。四月起薹尺许。有雄雌之分。就茎开碎红花。雌者结实有刺。种时要先把壳碾压开，泡涨之后再下种。

附 菜及根

气味 味甘，性冷、滑，无毒。

主治 孟诜：利五脏，通肠胃热，解酒毒。服丹石人食之佳。

李时珍：通血脉，开胸膈，下气调中，止渴润燥。根尤良。

发明 孟诜：北方人常吃肉、面，食之即平；南方人常吃鱼、鳖、水米，食之即冷。所以多食，冷大小肠也。

李时珍：张从正《儒门事亲》中提到，但凡人久病，大便涩滞不通，以及痔漏，适宜常吃菠薐、葵菜之类的蔬菜，滑以养窍，自然通利。

附方 消渴引饮：日饮至一石者。菠薐根、鸡内金等分，研末。用米汤送服一钱，每天三次。

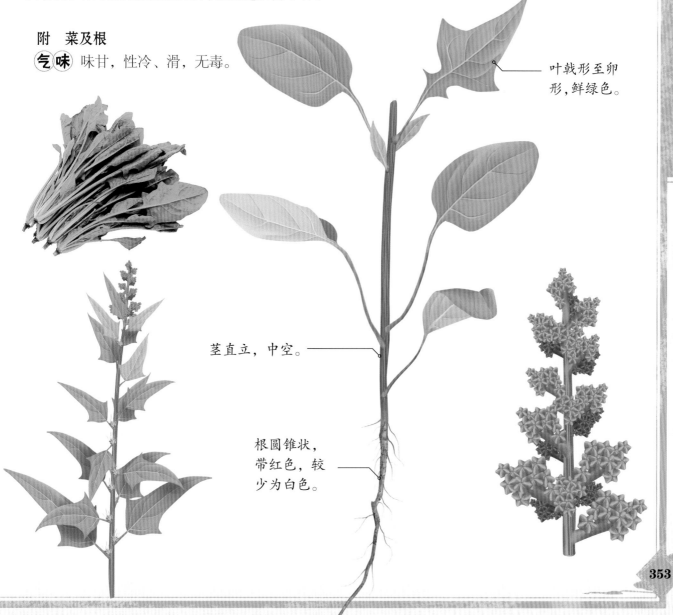

叶戟形至卵形，鲜绿色。

茎直立，中空。

根圆锥状，带红色，较少为白色。

柔滑类

蕹菜

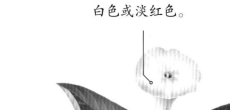

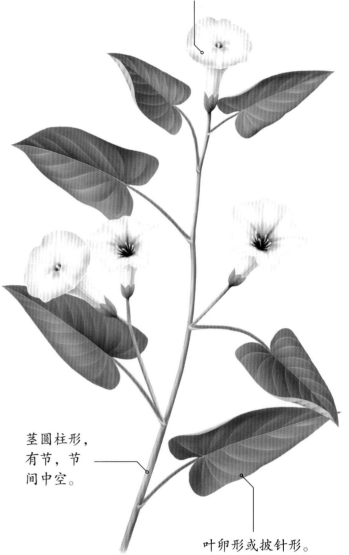

花漏斗状，多为白色或淡红色。

茎圆柱形，有节，节间中空。

叶卵形或披针形。

释名 李时珍：蕹与壅相同。此菜唯以壅成，所以称为壅。

集解 李时珍：金陵及江夏等地的人多种蕹菜。性宜湿地，怕霜雪。九月窖藏起来，三、四月取出，用粪土将其壅埋，节节生芽，一根茎就能长成一畦。干柔软如蔓中空，叶子呈鏊头形。由于味道不足，必须和猪肉同煮，使肉成紫色才佳。

气味 味甘，性平，无毒。

主治 陈藏器：解胡蔓草毒（即野葛毒），煮食之。亦生捣服。

李时珍：捣汁和酒服，治产难。

发明 陈藏器：南方人先吃蕹菜，后吃野葛，二物相伏，自然无苦。若取汁滴野葛苗，则当时萎死，相杀如此。

柔滑类

东风菜

茎高二三尺，叶像杏叶但更长，厚实柔软，生有细毛，煮熟吃味道很美。

李时珍：按裴渊《广州记》中所说，东风菜，花、叶像落娠妇，茎紫色。可与肥肉做羹吃，香气像马兰，味如酪。

气味 味甘，性寒，无毒。

主治 《开宝本草》：风毒壅热，头痛目眩，肝热眼赤。堪入羹臛食。

释名 冬风。

马志：这种菜春前而生，所以有东风之称。也叫冬风，言得之冬气。

集解 马志：东风菜生长在岭南平泽之处。

荠

释名 护生草。

李时珍：荠，遍地都能生长，所以称之为荠。

集解 李时珍：荠有大小数种。小荠叶、花、茎扁，味美。最细小的叫沙荠。大荠科，叶都大，味道稍差。其茎硬有毛的叫菥蓂，味不甚佳。冬至后生苗，二、三月起五六寸长的茎。开整齐如一的小白花。结荚有三个角。荚内有细子，子名叫葶，四月采收。

气味 味甘，性温，无毒。

主治 《名医别录》：利肝和中。

甄权：根、叶烧灰，治赤白痢极效。

大明：利五脏。根，治目痛。

李时珍：明目益胃。

附方 暴赤眼：痛胀磣涩。用荠菜根，捣汁滴眼。

眼生翳膜：将荠菜的根、茎、叶洗净，焙干成末。每晚睡前先洗眼，挑米粒大的粉末，点在两边眼角。忍住涩痛，翳膜日久自落。

肿满腹大：四肢枯瘦，尿涩。炒甜葶苈、荠菜根等分，为末，炼成弹子大的蜜丸。每次吃一丸，用陈皮汤送服。只需要二三丸，小便变清。十多丸，腹部恢复如常。

附 葶实

气味 味甘，性平，无毒。

主治 《名医别录》：明目，目痛。

甄权：青盲不见物，补五脏不足。

吴普：治腹胀。

陈士良：祛风毒邪气，治壅祛翳，解热毒。长期服用，视物鲜明。

附 荠花

主治 陈士良：布席下，辟虫。又辟蚊、蛾。

大明：阴干研末，枣汤日服二钱，治久痢。

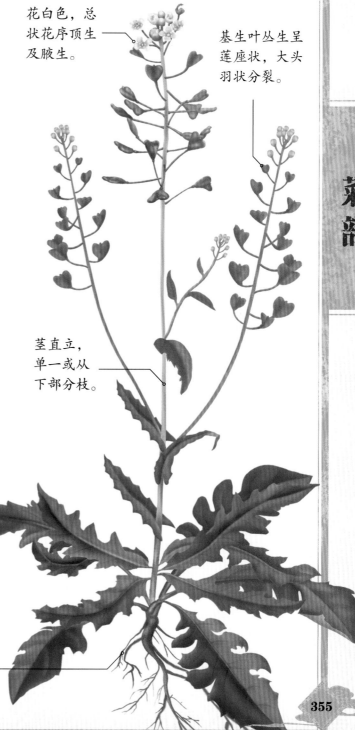

花白色，总状花序顶生及腋生。

基生叶丛生呈莲座状，大头羽状分裂。

茎直立，单一或从下部分枝。

根细，有分枝。

鸡肠草

集解 李时珍：鸡肠草喜生低洼湿地。二月生苗。叶像鹅肠草，但颜色稍深。茎紫色，实心，无缕。四月有小茎，开五瓣的小紫花。结小果，中有细子。

气味 味微辛、苦，性平，无毒。

主治 《名医别录》：毒肿，止小便利。
陶弘景：疗蝼蛄溺疮。

甄权：主遗溺。洗手足伤水烂。

孟诜：五月五日做灰和盐，疗一切疮及风丹遍身痒痛。亦可捣封，日五六易之。做菜食，益人，祛脂膏毒气。又烧敷疳蜃。取汁和蜜服，疗小儿赤白痢，甚良。

苏颂：研末或烧灰，揩齿，祛宣露。

附方 **小儿下痢**：赤白。鸡肠草捣汁一合，和蜜服，甚良。

气淋胀痛：取鸡肠草三两，石韦去毛一两。每次用三钱，水一盏，煎服。

风热牙痛：浮肿发歇，元脏气虚，小儿疳蚀。鸡肠草、旱莲草、细辛等分，为末。每天擦牙三次。名祛痛散。

反花恶疮：用鸡肠草研汁，轻擦疮口。或用猪脂调和鸡肠草末，擦涂。

一切头疮：将鸡肠草烧灰，和盐，敷到疮面上。

菜部

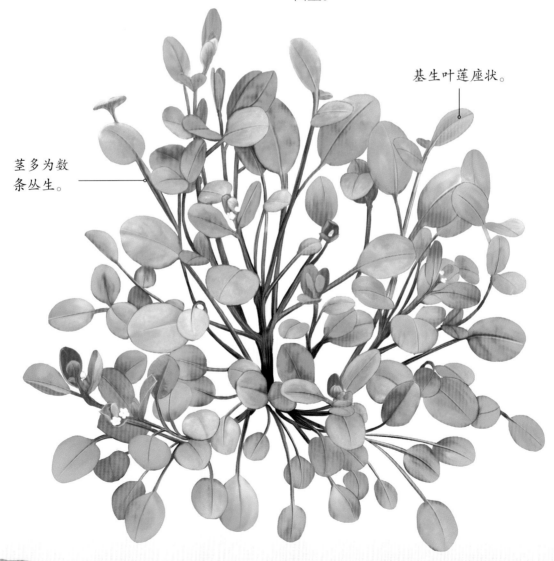

基生叶莲座状。

茎多为数条丛生。

苜蓿

释名 木粟、光风草。

李时珍：郭璞作牧宿。谓其宿根自生，可饲牧牛马。

集解 李时珍：现在各处田野都有苜蓿，年年自生。一年可割三次。二月生苗，一科有数十条茎。一枝生三叶，像决明叶，小如指尖，绿色碧艳。夏、秋开细黄花。结周围生刺的圆扁小荚，数荚累累，老了变黑。内有米如稗米，可做饭、酿酒。

气味 味苦,性平、涩，无毒。

主治 《名医别录》：安中利人，可久食。

孟诜：利五脏，轻身健人，洗去脾胃间邪热气，通小肠诸恶热毒。煮和酱食，亦可做羹。

寇宗奭：利大小肠。

附 苜蓿根

气味 性寒，无毒。

主治 苏恭：热病烦满，目黄赤，小便黄，酒疸。捣取汁服一升，令人吐利即愈。

李时珍：捣汁煎饮，治沙石淋痛。

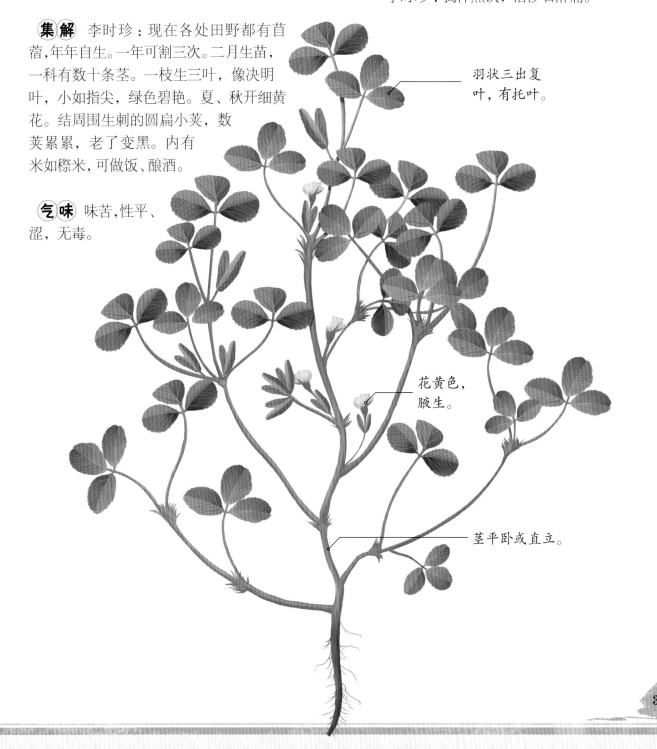

羽状三出复叶，有托叶。

花黄色，腋生。

茎平卧或直立。

柔滑类

苋

释名 李时珍：按陆佃《埤雅》所说，苋的茎叶高大易见，所以名从见字。

集解 苏颂：人苋、白苋都大寒，也称为糠苋、胡苋、细苋。大者为白苋，小者为人苋。子降霜后成熟，细黑。紫苋，茎叶都是紫色，无毒，不寒。赤苋也叫花苋，茎叶深红。细苋，俗称野苋。因为猪很爱吃，所以又叫猪苋。

李时珍：三月撒种。六月以后的不能吃。老了会抽茎如人高，开细花成穗。穗中有扁而亮黑的细子，九月采收。

气味 味甘，性冷利，无毒。

主治 孟诜：白苋，补气除热，通九窍。

苏恭：赤苋，主赤痢，射工、沙虱。

陈藏器：紫苋，杀虫毒，治气痢。

李时珍：六苋，并利大小肠，治初痢，滑胎。

发明 陶弘景：人苋、细苋都冷利。赤苋，能治疗赤痢，但不能食用。药方中很少用苋菜，断谷方中时用之。

苏颂：赤苋微寒，所以主血痢；紫苋不寒，和其他苋相比无毒，所以主气痢。

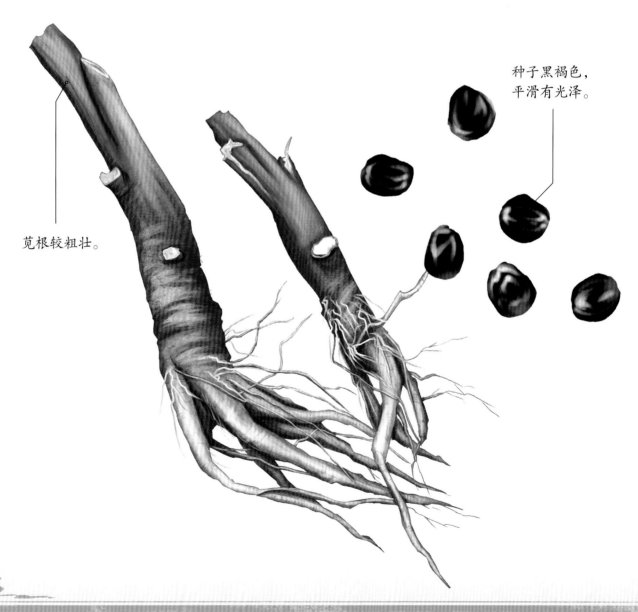

种子黑褐色，平滑有光泽。

苋根较粗壮。

孟诜：五月五日收苋菜，和马齿苋为细末，等分，让妊娠女子经常服用，能达到顺产的效果。

附方 **产后下痢**：赤白者。紫苋菜一把切碎煮汁，加入粳米三合熬粥，食后即愈。

　　小儿紧唇：赤苋捣汁，清洗嘴唇，效果很好。

附 苋实

气味 味甘，性寒，无毒。

主治 《神农本草经》：青盲，明目除邪，利大小便，祛寒热。久服益气力，不饥轻身。

《名医别录》：治白翳，杀蛔虫。
大明：益精。

附方 **利大小便**：苋实为末半两，分两次服，用新汲水下。

附 苋根

主治 李时珍：阴下冷痛，入腹则肿满杀人，捣烂敷之。

附方 **牙痛**：苋根晒干，烧存性研末，揩之，再用灯笼草根煎汤漱口。

柔滑类

黄瓜菜

释名 黄花菜。

集解 李时珍：黄花菜，到处都有。二月生苗，三、四、五月开黄花。花、茎、叶和地丁很像。一科有数花，结细子。

气味 味甘、微苦，性微寒。无毒。

主治 汪颖：通结气，利肠胃。

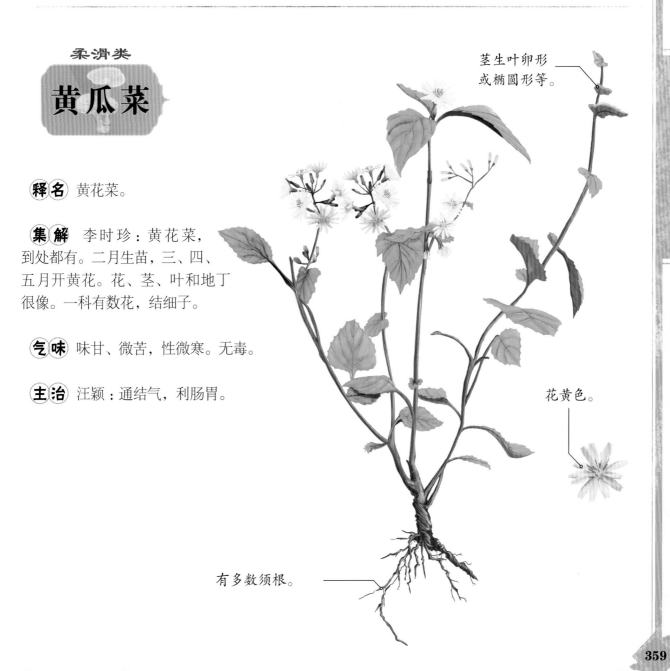

茎生叶卵形或椭圆形等。

花黄色。

有多数须根。

煎服。

血脉不调：苦荬菜晒干，研成末。每次服二钱，温酒下。

喉痹肿痛：野苦荬捣汁半盏，把灯芯浸在汤中，捻汁半盏，和匀服。

对口恶疮：野苦荬捣汁一盅，加入一匙姜汁，和酒服下。用渣敷疮口。一两次即可痊愈。

附 苦菜根

主治 《嘉祐补注本草》：赤白痢及骨蒸，并煮服之。

李时珍：治血淋，利小便。

附 苦菜花、子

气味 味甘，性平，无毒。

主治 寇宗奭：祛中热，安心神。

汪颖：黄疸疾，连花、子研细二钱，水煎服。日二次，良。

柔滑类

苦菜

释名 荼、苦苣、苦荬、游冬、褊苣、老鹳菜、天香菜。

集解 李时珍：苦菜，就是苦荬。家里栽种的称为苦苣。春初生苗，有赤茎和白茎两种。茎中空而脆，折断后有白汁。胼叶像花萝卜菜叶，碧绿色，上叶抱茎，梢叶像鹳嘴，每叶分叉，茎撺挺如穿叶状。开黄花，如野菊。一花结一丛子，开完花则收敛，子上有白毛，能随风飘扬，落地即生。

气味 味苦，性寒，无毒。

主治 《神农本草经》：五脏邪气，厌谷胃痹。久服安心益气，聪察少卧，轻身耐老。

《名医别录》：肠澼渴热，中疾恶疮。久服耐饥寒，豪气不老。

《嘉祐补注本草》：调十二经脉，霍乱后胃气烦逆。久服强力，虽冷甚益人。

陈藏器：捣汁饮，除面目及舌下黄。其白汁，涂疔肿，拔根。滴痈上，立溃。

大明：敷蛇咬。

汪机：明目，主诸痢。

李时珍：血淋痔瘘。

发明 李时珍：按洞天《保生录》中所说，夏三月宜吃苦荬，能益心，和血，通气。陆文量《菽园杂记》中又说，凡病痔者，宜用苦苣菜，干、鲜均可，煮至熟烂，连汤放入容器中，横放一木板坐下，先熏后洗，汤冷即停。每天洗数次，屡用有效。

附方 血淋尿血：苦荬菜一把，酒、水各半，

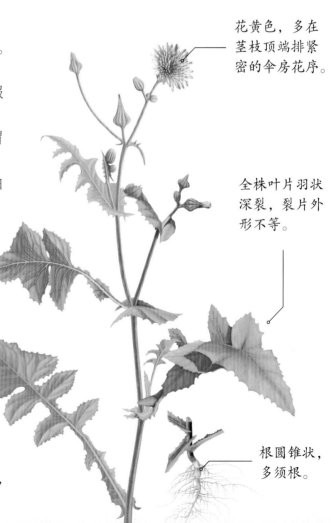

花黄色，多在茎枝顶端排紧密的伞房花序。

全株叶片羽状深裂，裂片外形不等。

根圆锥状，多须根。

菜部

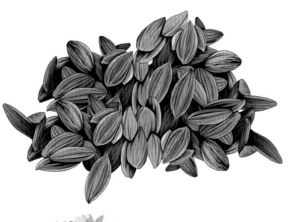

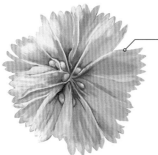

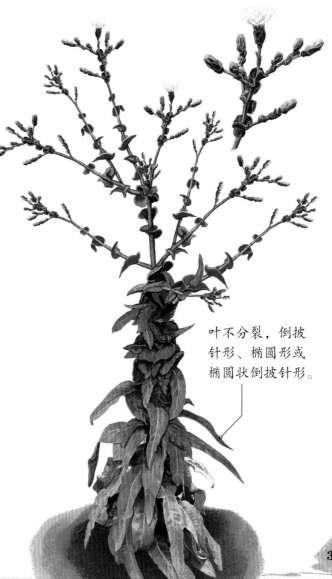

莴苣

释名 莴菜、千金菜。

李时珍：据《墨客挥犀》云，莴菜，自呙国来。

集解 李时珍：莴苣，正月或二月下种，沃土宜种。叶像白苣叶但更尖，色微青，折断后有粘手的白汁。四月抽三四尺高的薹。可以直接剥皮生吃，也可做糟吃。江东人用盐将其腌晒压实，以作土产贮备，称之为莴笋。花、子都和白苣一样。

附 菜

气味 味苦，性冷，微毒。

主治 陈藏器：利五脏，通经脉，开胸膈，功同白苣。

宁原：利气，坚筋骨，去口气，白齿牙，明眼目。

李时珍：通乳汁，利小便，杀虫蛇毒。

附方 **小便不通**：将莴苣菜捣烂，敷在脐上，即能通利。

蚰蜒入耳：莴苣叶干者一分，雄黄一分，为末，制成枣核大的药丸。蘸生油塞入耳中，便能将蚰蜒引出。

附 莴苣子

主治 李时珍：下乳汁，通小便，治阴肿、痔漏下血、伤损作痛。

附方 **乳汁不行**：用莴苣子一合，生甘草三钱，糯米半合，粳米半合，煮粥。经常食用。

髭发不生：疮疤疤上不生髭发。先以竹刀刮损，以莴苣子拗猢狲姜末，频擦之。

花黄色，在茎枝顶端排成圆锥花序。

叶不分裂，倒披针形、椭圆形或椭圆状倒披针形。

柔滑类
翻白草

释名 鸡腿根、天藕。

集解 李时珍：翻白草，生于水边田地，高不过一尺。春生弱茎，一茎三叶，尖长而厚，有皱纹锯齿，面青背白。四月开小黄花。结子如胡荽子，中有细子。其根，皮红里白如鸡肉，吃之有粉。

附 翻白草根

气味 味甘、微苦。性平，无毒。

主治 李时珍：吐血下血崩中，疟疾痈疮。

附方 崩中下血：用湖鸡腿根一两捣碎，酒二盏，煎一盏，服下即可。

吐血不止：取翻白草五七棵嚼烂，水两盅，煎取一盅。空腹服用。

疔毒初起：不拘已成未成。翻白草十棵，

酒煎服，出汗即愈。

浑身疥癞：端午节午时，采翻白草，每次用一握，水煎清洗患处。

臁疮溃烂：端午节午时，采翻白草，洗净收好。每次用一握，煎汤，盛入盆中，围住熏洗，效果很好。

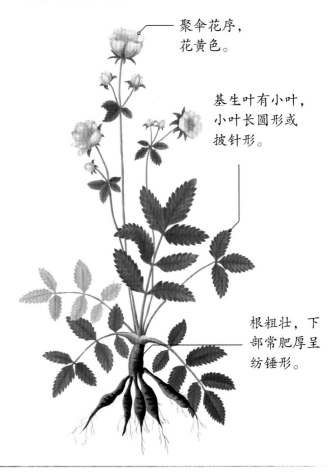

聚伞花序，花黄色。

基生叶有小叶，小叶长圆形或披针形。

根粗壮，下部常肥厚呈纺锤形。

柔滑类
蒲公英

释名 耨耨草、金簪草、黄花地丁。

集解 李时珍：地丁，除岭南外各地都有。小科布地，四散而生。茎、叶、花、絮都像苦苣，但小一点。嫩苗可以吃。《庚辛玉册》中提到，地丁叶像小莴苣，花像大旋葍，一茎耸上三四寸，折断有白汁。二月采花，三月采根。

附 蒲公英苗

气味 味甘，性平，无毒。

主治 苏恭：妇人乳痈肿，水煮汁饮，或涂封之，立消。

朱震亨：解食毒，散滞气，化热毒，消恶肿、结核、疔肿。

李时珍：掺牙，乌须发，壮筋骨。

苏颂：白汁，涂恶刺、狐尿刺疮，即愈。

发明 苏颂：《千金要方》序中说，贞观五年七月十五日夜，孙思邈左手中指背面碰到了庭院木头，天亮时痛不可忍。十天后，疼痛益重，疮面日大，色如熟小豆。他想到长辈曾提到治恶刺的方子，遂用那方子来治疗。用后痛除疮愈，不到十天便恢复如常。

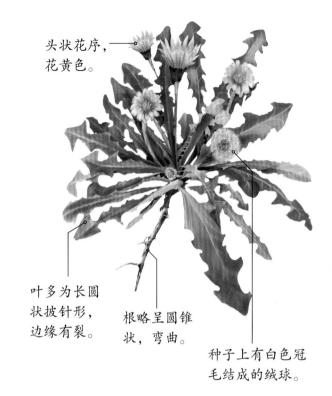

头状花序，花黄色。

叶多为长圆状披针形，边缘有裂。

根略呈圆锥状，弯曲。

种子上有白色冠毛结成的绒球。

附方 还少丹：能固牙齿，壮筋骨，生肾水。凡是年龄未到八十的，服它能须发返黑，牙齿掉落了的可以再生。少年服它，到老不衰。蒲公英一斤，连根带叶洗净，阴干入斗子。解盐一两，香附子五钱，为细末，入蒲公草内淹一晚，分为二十团，用三四层皮纸裹扎，再用六一泥（蚯蚓粪）如法固牢密封，放进灶膛里焙干。以武火煅至通红为度，冷了取出，敲去泥壳，研末。早晚用以擦牙、漱口，吐、咽均可，日久自然见效。

乳痈红肿：蒲公英一两，忍冬藤二两，捣烂，加水两盅，煎取一盅药。饭前饮服。睡时病即痊愈。

疳疮疔毒：蒲公英，捣烂，敷盖疮面。另再用蒲公英和酒煎服，出汗即愈。

多年恶疮：蒲公英捣烂，贴于疮口处即可。

疗疮作痛：鱼腥草捣烂外敷。痛一二时，不可去草，痛后一二日即愈。

断截疟疾：紫蕺一握，捣烂绢包，睡前摩擦全身，睡着之后出汗，即可痊愈。

柔滑类

蕺

释名 菹菜、鱼腥草。

集解 李时珍：按赵叔文《医方》中所说，鱼腥草就是紫蕺。叶像荞菜，形呈三角，一边红，一边青。可以养猪。又有五蕺（即五毒草），花、叶都相似，但根像狗脊。

附 蕺叶

气味 味辛，性微温，有小毒。

主治 李时珍：散热毒痈肿，疮痔脱肛。断疟疾，解硇毒。

附方 背疮热肿：蕺菜捣汁，涂到患处，中间留一孔泄热毒，冷即换。

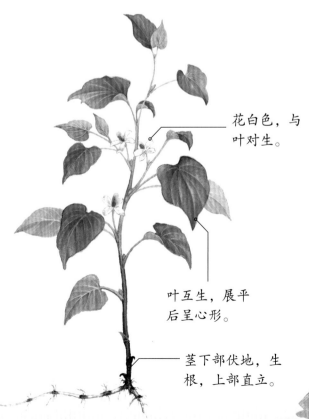

花白色，与叶对生。

叶互生，展平后呈心形。

茎下部伏地，生根，上部直立。

菜部

柔滑类

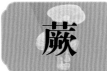

蕨

释名 鳖。

李时珍：周秦叫蕨，齐鲁叫鳖，因其初生时像鳖脚的缘故。其苗称之为蕨萁。

集解 李时珍：蕨，各处的山中都有。二、三月生芽，弯曲的形状像小儿的拳。长长后，则展开如凤尾，高三四尺。其茎尚嫩时采集，用灰汤煮去涎滑，晒干了做蔬菜，味道甘滑，也可以蘸醋食用。蕨根紫色，皮内有白粉，捣烂后再三洗净，取粉做饼或粉条吃，颜色淡紫，口感滑美。

附 蕨萁及根

气味 味甘，性寒、滑。无毒。

主治 陈藏器：祛暴热，利水道，令人睡。
李时珍：根，烧灰油调，敷蛇、蝎伤。

发明 李时珍：蕨之无益，性冷滑，能利水道，食之泄阳气，只降不升，耗人真元。

附方 肠风热毒：蕨菜花焙干研末。每次服二钱，用米汤下。

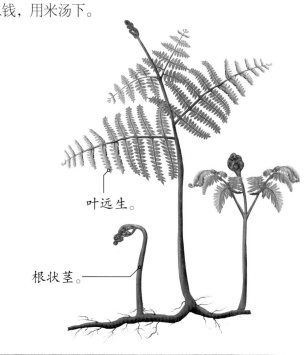

叶远生。

根状茎。

柔滑类

翘摇

释名 摇车、野蚕豆、小巢菜。

李时珍：翘摇，言其茎叶柔婉，有翘然飘摇之状，故名。

集解 李时珍：各地均有翘摇。蜀人秋种春采。翘摇蔓细，叶色青黄。三月开紫白小花。结角，内有子，像豌豆但稍小。采食，须在将要开花但未长花萼的时候，采而蒸熟食用，点酒下盐，芼羹做馅。

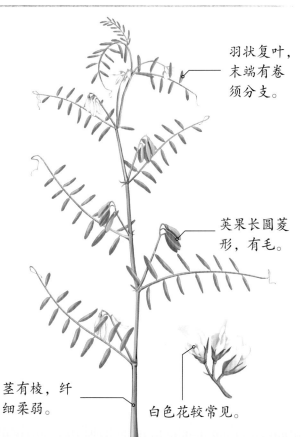

羽状复叶，末端有卷须分支。

荚果长圆菱形，有毛。

茎有棱，纤细柔弱。

白色花较常见。

气味 味辛，性平，无毒。

主治 陈藏器：破血，止血生肌。捣汁服之，疗五种黄病，以瘥为度。

孟诜：利五脏，明耳目，祛热风，令人轻健，长食不厌，甚益人。

李时珍：止热疟，活血平胃。

附方 活血明目：翘摇豆为末，用甘草汤送服二钱，一日二次。

热疟不止：翘摇捣汁，饮服即可。

柔滑类

水蕨

集解 李时珍：水蕨像蕨，生在水中。

气味 味甘、苦，性寒。无毒。

主治 李时珍：腹中痞积，淡煮食。一二日即下恶物。忌杂食一月余乃佳。

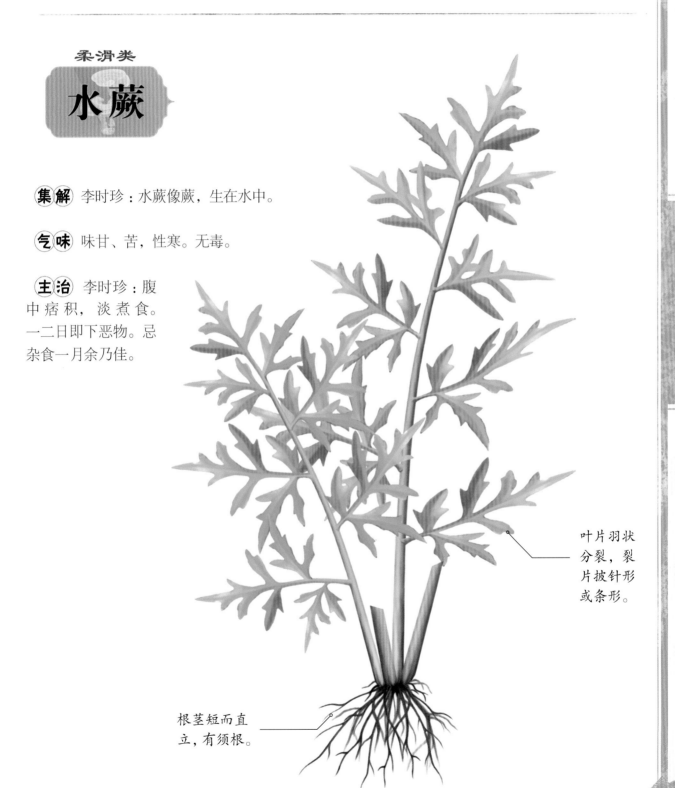

叶片羽状分裂，裂片披针形或条形。

根茎短而直立，有须根。

薯蓣

释名 薯蓣、土薯、山薯、山芋、山药、玉延。

集解 李时珍：薯蓣入药野生的胜。作食物以家种为良。薯蓣，四月长苗，茎紫叶绿，叶有三尖，像白牵牛叶但更光润。五、六月开淡红色花成穗。成簇结荚，荚有三棱，坚而无仁。子结在一旁，大小不一，子皮土黄而肉白，煮食口感甘滑，与它的根相同。

修治 雷敩：入药时，必须用在山中生长十纪的山药。表皮赤红，四面都长须的更好。采来后用铜刀刮去红皮，洗去汁液，蒸熟晒干留用。

气味 味甘，性温、平。无毒。

主治 李时珍：益肾气，健脾胃，止泄痢，化痰涎，润皮毛。

发明 李杲：山药入手太阴。张仲景的八味丸中用的是干山药，因其性凉而能补益。也可治疗皮肤干燥，以其润之。

李时珍：按吴绶所说，山药入手、足太阴二经，能补其不足，清其虚热。又按王履《溯洄集》中所说，山药虽入手太阴，但肺为肾之上源，源既有滋，流岂无益，此八味丸所以用其强阴也。

附方 补益虚损：益颜色，补下焦虚冷，小便频数，瘦损无力。将薯蓣在砂盆中研细，放入锅中，以酥一大匙熬煮至有香味，添一盏酒煎熬拌匀。空腹饮用，每天早晨服一次。

心腹虚胀：手足厥逆，或者饮苦寒之剂多，未食先呕，不思饮食。山药半生半炒，为末。用米汤送服二钱，每天两次。忌铁器、生冷。

小便频数：山药（用矾水煮过）、白茯苓等分，为末。每次用水送服两钱。

下痢噤口：山药半生半炒，为末。每次服两钱，米汤送下。

痰气喘急：生山药捣烂半碗，加入甘蔗汁半碗，和匀。顿热饮服，立止。

脾胃虚弱：不思饮食。山药一两、白术一两、人参七钱半，为末，用水调成小豆大的药丸。每次用米汤送服四五十丸便可。

湿热虚泄：山药、苍术等分，做成药丸。用米汤送服。大人小孩皆宜。

肿毒初起：带泥山药、蓖麻子、糯米等分，水浸研，外敷患处，肿毒即散。

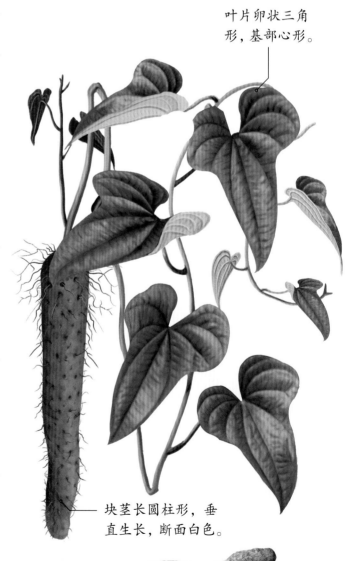

叶片卵状三角形，基部心形。

块茎长圆柱形，垂直生长，断面白色。

柔滑类

百合

释名 强瞿、蒜脑薯。

集解 苏颂：百合，三月生苗，高二三尺。秆如箭粗，四面有叶如鸡距，叶青色。近茎处色微紫，茎端碧白。四、五月开红白色花。根像葫蒜，二三十瓣重叠生长。

附 百合根

气味 味甘，性平，无毒。

主治《名医别录》：除浮肿胪胀，痞满寒热，通身疼痛，及乳难喉痹，止涕泪。

张元素：温肺止嗽。

发明 苏颂：张仲景治百合病，有百合知母汤、百合滑石代赭汤、百合鸡子汤、百合地黄汤，凡四方。病名百合而用百合治之，不识其义。

李时珍：王维诗云，冥搜到百合，真使当重肉。果堪止泪无，欲纵望江目。盖取本草百合止涕泪之说。

附方 肺脏壅热：烦闷咳嗽者。新百合四两，蜜调蒸软，经常在口中含一片，吞咽津液。

肺病吐血：新百合捣汁，和水饮服。亦可煮食。

耳聋耳痛：干百合为末，温开水送服二钱，每天两次。

游风瘾疹：以楮叶掺动，用盐泥二两，百合半两，黄丹二钱，醋一分，唾液四分，捣和均匀，外敷患处。

附 百合花

主治 李时珍：小儿天疱湿疮，曝干研末，菜籽油涂，良。

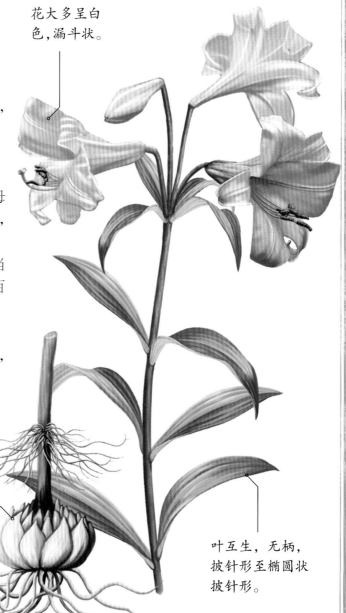

花大多呈白色，漏斗状。

百合干。

鳞茎球形，淡白色，先端常开放如莲座状。

叶互生，无柄，披针形至椭圆状披针形。

菜部

367

李时珍：女人崩中。

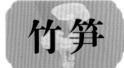

山丹

柔滑类

（释名）红百合、连珠、川强瞿、红花菜。

（集解）孟诜：山丹就是开红花的百合。它的根味道不是特别好，不如开白花的百合。

李时珍：山丹根与百合根相似，小且瓣少，茎也短小。叶子与百合有区别，山丹叶更像柳叶，狭长且尖。四月开六瓣红花，不向四面下垂，也结小子。燕、齐两地的人采摘花跗未开的，晒干出卖，取名叫红花菜。卷丹，茎叶与山丹相同但更长大，花也更大，六瓣四垂。根，像百合一样有瓣。四月在枝叶之间结子，入秋时在枝顶端开花。

附　山丹根

（气味）味甘，性凉，无毒。

（主治）大明：疮肿、惊邪。

附　山丹花

（气味）味甘，性凉，无毒。

（主治）李时珍：活血。其蕊，敷疔疮恶肿。

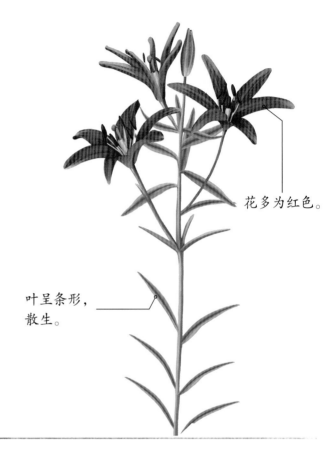

花多为红色。

叶呈条形，散生。

竹笋

柔滑类

（释名）竹萌、竹芽、竹胎、竹子。

李时珍：据陆佃云，旬内称笋，旬外称竹，故字从旬。

（集解）李时珍：竹笋也有可食、不可食的。北方很少有竹，秦、楚、吴、蜀以南的地方多竹。竹有雌雄之分，主根上第一枝双生的就是雌竹。当地人等到竹根成鞭时，掘取嫩笋，叫鞭笋。江南、湖南人则在冬季挖掘大竹根下还未出土的，为冬笋，又叫苞笋。两者都是鲜品，很珍贵。按照赞宁《竹谱》所说，吃笋和用药一样，方法得当才能有利于人，不得当则有害。采掘竹笋宜避风日，见风会变硬。入水笋肉也会变得坚硬。褪壳煮食则会损失美味。用刀生切则会失去柔嫩感。

附　诸竹笋

（气味）味甘，性微寒。无毒。

（主治）《名医别录》：消渴，利水道，益气，可久食。

宁原：利膈下气，化热消痰爽胃。

菜部

附　苦竹笋

气味 味苦、甘，性寒。

主治 陈藏器：失眠不睡，祛面目并舌上热黄，消渴，明目，解酒毒，除热气，健人。

《食医心镜》：理心烦闷，益气力，利水道，下气化痰，理风热脚气，并蒸煮食之。

汪颖：治出汗中风失音。

李时珍：干者，烧研入盐，擦牙疳。

发明 李时珍：宋代黄山谷的《苦笋赋》云，僰道苦笋，冠冕两川。甘脆惬当，小苦而成味。温润缜密，多啖而不痛。诗赋给食者人以启迪，酒客也为之流涎。大概对其赞许如此吧。

附　箪竹笋

主治 宁原：解消渴风热，增益气力，消除腹胀。蒸、煮、炒食皆宜。

竹子的幼芽，一般呈牛角形。

附　淡竹笋

气味 味甘，性寒。

主治 汪颖：消痰，除热狂壮热，头痛头风，并妊妇头旋，颠仆惊悸，瘟疫迷闷，小儿惊痫天吊。

附　冬笋、笙笋

气味 味甘，性寒。

主治 汪颖：小儿痘疹不出，煮粥食之，解毒，有发生之义。

发明 李时珍：赞宁《笋谱》中说，笋虽然味道甘美，但滑利大肠，对脾无益，民间称它为刮肠篦。只有配上生姜和麻油才能祛除其毒性。

附　桃竹笋

气味 味苦，有小毒。

主治 陈藏器：六畜疮中长蛆，捣碎纳之，蛆尽出。

附　刺竹笋

集解 李时珍：生交广中。丛生，大的围长二尺，枝节皆有刺。

气味 味甘、苦，有小毒。食之落人发。

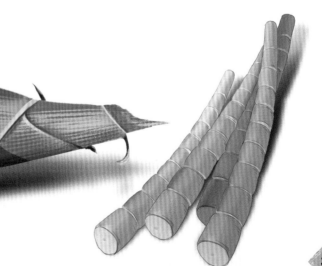

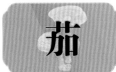

茄

释名 落苏、昆仑瓜、草鳖甲。

集解 李时珍：茄的种子，应在九月份成熟发黄时收取，洗净晒干，次年二月下种栽植。茄的植株高二三尺，叶大如掌。开五瓣紫色花，黄蕊绿蒂，蒂上结果实。茄内有瓤，瓤里有芝麻般大的籽。形状各异，圆的像栝楼，长的直达四五寸。有青茄、白茄、紫茄诸种。白茄又叫银茄。

附 茄子

气味 味甘，性寒，无毒。

主治 孟诜：寒热，五脏劳。
　　大明：治温疾传尸劳气。醋摩，敷肿毒。
　　朱震亨：老裂者烧灰，治乳裂。
　　李时珍：散血止痛，消肿宽肠。

发明 朱震亨：茄属土性，所以其味甘而喜降，大肠易动者忌之。熟透的茄子，可以治疗乳头裂伤。用茄子根，煎汤可以外洗冻疮。茄蒂，烧灰外用，治疗口舌生疮。

附方 久患下血：大茄种三枚，每次一枚，用湿纸包裹煨熟，放到瓶中，加入无灰酒一升半浸泡，用蜡纸密封三天，启封去茄，暖饮。
　　大风热痰：用老的黄茄子，拣个大的装进新瓶中，埋在土里。一年后瓶内茄子尽化为液体，这时加入苦参末，做成梧桐子大的药丸。饭后及睡前，用酒送服三十丸，非常有效。
　　磕扑青肿：将一个老的大黄茄切成一指厚的片，在新瓦上焙研成末，睡前，用温酒调服二钱匕，一夜消肿。

热毒疮肿：生茄子一枚，割去二分，去瓤二分，做成罐子形，扣在疮上，疮肿即可消。

附 茄花

主治 李时珍：金疮牙痛。

附 茄根及枯茎叶

主治 《开宝本草》：冻疮皲裂，煮汤渍之，良。
　　李时珍：散血消肿，治血淋下血，血痢阴挺，齿䘌口蕈。

附方 血淋疼痛：茄叶熏干，为末，每次服二钱，温酒或盐汤送服。隔年的茄叶更好。
　　口中生蕈：先用醋漱口，茄母烧灰、飞盐等分，再用米醋调稀，经常擦涂。

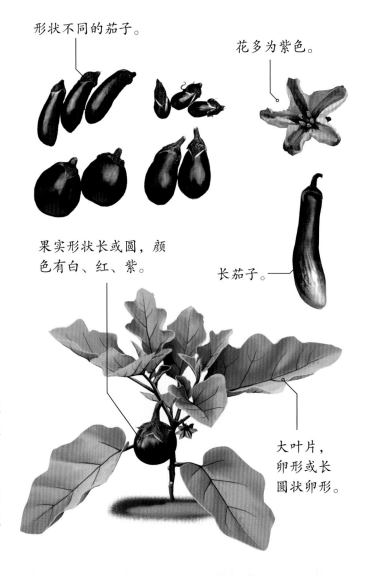

形状不同的茄子。

花多为紫色。

果实形状长或圆，颜色有白、红、紫。

长茄子。

大叶片，卵形或长圆状卵形。

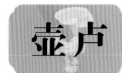

壶卢

释名 瓠瓜、匏瓜。

李时珍：古人壶、瓠、匏三名皆可通，皆与"壶"字同音。

集解 李时珍：长瓠、悬瓠、壶卢、匏瓜、蒲卢，它们的名称、形状均不相同，其实是一类植物。这类植物到处都有，但成熟的迟早不同。一般在正月、二月下种，长苗后便开始蔓延生长。叶子像冬瓜的叶但稍圆，上有柔软的小绒毛，嫩时可以食用。到了五、六月时开白花，结白色果实，大小长短依种类而异。瓠中的籽像牙齿一样排列，称作瓠犀。

附 壶瓠

气味 味甘，性平、滑，无毒。

主治 孙思邈：消渴恶疮，鼻口中肉烂痛。
陶弘景：利水道。
孟诜：消热，服丹石人宜之。
大明：除烦，治心热，利小肠，润心肺，治石淋。

发明 李时珍：按《名医别录》上说，浙人吃了匏瓜以后，大多呕吐、腹泻，人们称作"发暴"。大概是它的生长经历酷暑，有暑湿之邪壅积于内的缘故吧。只有和香菜同吃方可避免。

附方 腹胀黄肿：亚腰壶卢连子烧存性，每次服一个，饭前用温酒下。不饮酒的人用白开水亦可。十多日即见效。

附 壶卢蔓、须、花

主治 李时珍：解毒。

附方 预解胎毒：七、八月，或三伏天，或中秋时，剪如环子脚的壶卢须，阴干留用。除夕夜煎汤给小儿洗浴，可避免出痘。

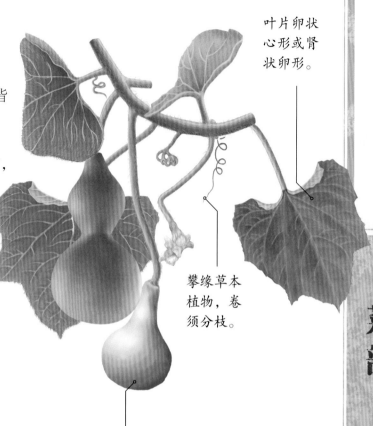

叶片卵状心形或肾状卵形。

攀缘草本植物，卷须分枝。

果实大型，呈扁圆球形或梨形。

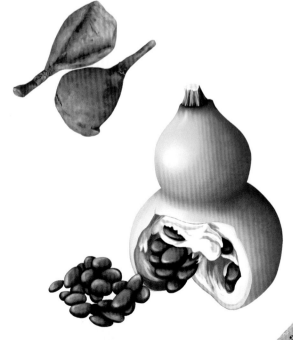

蔬菜类

苦瓠

释名 苦匏、苦壶卢。

集解 韩保昇：瓠，就是匏。有甜、苦两种。甜味的个大，苦味的个小。

李时珍：《诗经》中提到，匏有苦叶。《国语》上说，苦匏不材，于人共济而已。《风俗通》中说，烧穰可以杀死瓠。也有人说：畜瓠之家不烧穰，种瓜之家不焚漆。便是物性相畏的缘故。食用的苦瓠，必须清理莹净，不能留有黑点杂物，否则有毒。

附 苦瓠瓢、子

气味 味苦，性寒，有毒。

主治 《神农本草经》：大水，面目四肢浮肿。下水，令人吐。

苏恭：利石淋，痓蛊痰饮。又煮汁渍阴，疗小便不通。

陈藏器：煎汁滴鼻中，出黄水，祛伤冷鼻塞，黄疸。

大明：吐蛔虫。

李时珍：治痈疽恶疮，疥癣龋齿有虫蜃者。又可制汞。

附方 黄疸肿满：苦瓠瓢如大枣许，用童子尿二合，浸泡一时。取两个酸枣大小的苦瓠瓢，塞到鼻孔中，深吸气，待黄水排出，即愈。

通身水肿：炒苦瓠膜二两、苦葶苈五分，捣合成小豆大的药丸。每次五丸，每日三次，有水排出即止。

小便不通：胀急者。苦瓠子三十枚炒，蝼蛄三个焙研，为末。每次用冷水送服一钱。

鼻窒气塞：苦瓠子为末，用醇酒浸泡，夏天浸泡一日，冬天浸泡七日。每天在鼻子里滴少许即可。

风虫牙痛：苦瓠子半升，水五升，煎取三升，漱口。茎叶也可。三次便可痊愈。

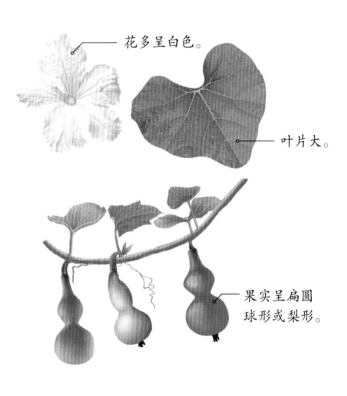

花多呈白色。

叶片大。

果实呈扁圆球形或梨形。

蔬菜类

冬瓜

释名 白瓜、水芝、地芝。

集解 李时珍：冬瓜三月出苗引蔓，叶子大，圆而有尖，茎叶有刺。六、七月开黄花，结实大者径尺余，长三四尺。嫩时绿色有毛，成熟苍色皮硬。

附 白冬瓜

气味 味甘，性微寒。无毒。

主治 《名医别录》：小腹水胀，利小便，止渴。

孟诜：益气耐老，除心胸满，祛头面热。

菜部

发明 孟诜：体热者，吃冬瓜对身体有利。体寒者，吃了则会变瘦。将它煮熟食用，可增强五脏的功能，因为它有下气的作用。要想减肥，变成体瘦轻健的人，则可以长期吃它。

附方 积热消渴：白冬瓜去皮，每顿饭后吃二三两，五七次即可。

十种水气：浮肿喘满。大冬瓜一枚，切盖去瓤，中间填满赤小豆，盖合签定，用纸筋泥封固，晒干。把瓜放在两大箩糯糠里，点火煨至火灭，取瓜切片，同赤小豆一起焙干，研末，和水制成梧桐子大的药丸。每次服七十丸，用冬瓜子汤下。每日三次，以小便通利为度。

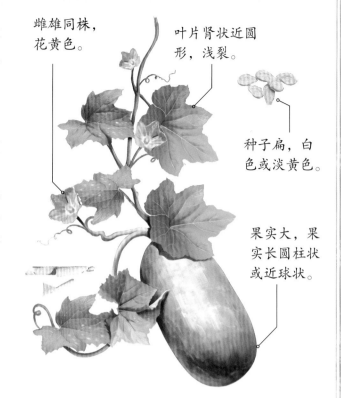

雌雄同株，花黄色。

叶片肾状近圆形，浅裂。

种子扁，白色或淡黄色。

果实大，果实长圆柱状或近球状。

菜部

蓏菜类

南瓜

集解 李时珍：南瓜种出南番，转入闽、浙，今诸处有之。其适宜种在肥沃的沙土地。一般三月下种，四月出苗，蔓枝很多，最长可延伸十多丈，每一节都有根，近地即着生长。茎中空，叶子形状像蜀葵，大小如荷叶。八、九月间开黄色的花。结圆形的瓜，皮上有棱纹。一棵瓜秧能结几十个南瓜。子如冬瓜子。瓜肉厚实，呈黄色，不能生吃，只有去掉皮和瓤后方可煮食。如果跟猪肉同煮，口味更佳，蜜煎亦可。

气味 味甘，性温，无毒。

主治 李时珍：补中益气。

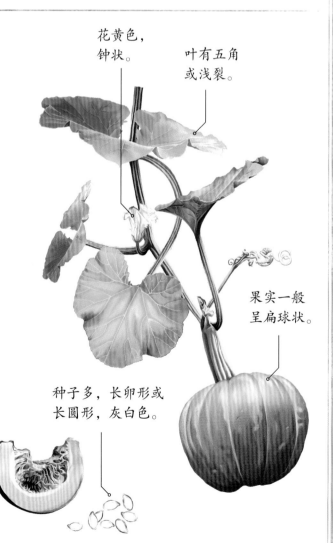

花黄色，钟状。

叶有五角或浅裂。

果实一般呈扁球状。

种子多，长卵形或长圆形，灰白色。

胡瓜

释名 黄瓜。

陈藏器：北人避石勒讳，改称黄瓜。

集解 李时珍：胡瓜各地均可种植。正、二月间下种，三月生苗引蔓。叶子像冬瓜叶，有小毛刺。四、五月开黄花，结尺余长的青色瓜，表皮有颗粒，老了会变黄赤色。其瓜子跟菜瓜子相同。还有五月下种的黄瓜，霜降后结瓜，瓜短而色白，生熟均可食用。

气味 味甘，性寒，有小毒。

主治 宁原：清热解渴，利水道。

附方 **小儿热痢**：嫩黄瓜同蜜一起吃十余枚，效果很好。

水病肚胀：四肢浮肿。胡瓜一个破开，连子用醋煮一半，水煮另一半至烂，空腹都吃下。很快便能排尿利水。

咽喉肿痛：老黄瓜一枚去子，入消填满，阴干研末。每次用少许吹入喉咙。

杖疮焮肿：六月初六，取黄瓜入瓷瓶中，用水浸泡。每以此水洒疮，立效。

火眼赤痛：五月取老黄瓜一条，上面开小孔，去掉瓤，在里面填满芒消，悬挂于阴凉处。待芒消透出刮下，收集点眼，十分有效。

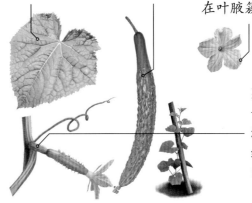

叶片宽卵状心形，膜质。

果实有瘤状突起。

花黄色，数朵在叶腋簇生。

茎、枝伸长，有棱沟，卷须细，具白色柔毛。

丝瓜

释名 天丝瓜、天罗、布瓜、鱼鰦。

集解 李时珍：丝瓜二月种下，生苗长蔓。叶比蜀葵大而且边缘有齿，有细毛刺，取汁可染绿。茎有棱。六、七月开五瓣小黄花。瓜大寸许，长一二尺。表皮深绿，有皱点，内有黑扁的子。

气味 味甘，性平，无毒。

主治 李时珍：煮食，除热利肠。老者烧存性服，祛风化痰，凉血解毒，杀虫，通经络，行血脉，下乳汁。治大小便下血，痔漏崩中，黄积，疝痛卵肿，血气作痛，痈疽疮肿，齿䘌，痘疹胎毒。

《生生编》：暖胃补阳，固气和胎。

发明 汪颖：丝瓜，只在一些治疗痘疮及脚痛的方中烧灰入药，这是因为它性冷能解毒。

李时珍：老丝瓜里有很多筋络贯通，并成网格状。所以有通经络、行血脉的功效，能祛风解毒，消肿化痰，祛痛杀虫，以及治疗各种血证。

附方 **痘疮不快**：痘疮刚出或者未出、多者令少，少者令稀。老丝瓜近蒂三寸，连皮烧存性，研末，用砂糖水送服。

玉茎疮溃：将丝瓜连种子捣汁，和五倍子末，经常涂抹患处。

肠风下血：霜后干丝瓜，烧存性，研成末。空腹用酒服二钱。

酒痢便血：腹痛，或痢如鱼脑五色者。干丝瓜一枚，连皮一起烧研。空腹用酒调服二钱。或者直接煨熟后食用。

经脉不通：干丝瓜一个为末，用白鸽血调和做成饼，晒干后研末。每次服二钱，空腹用酒下。用药前应先服三剂四物汤。

食积黄疸：丝瓜连子烧存性，研末。每次服用二钱。因面得病的，用面汤送服。因酒得病的，用温酒送服。连用几次就能见效。

附　丝瓜叶

(主)(治) 李时珍：癣疮，频揉掺之。疗痈疽疔肿卵癫。

附　丝瓜藤、根

(主)(治) 李时珍：齿䘌脑漏，杀虫解毒。

(附)(方) **预解痘毒**：五、六月份摘下丝瓜蔓上的卷须，阴干。正月初一子时，取二两半煎汤。用这种药汤温浴小儿全身，可以祛除胎毒，永不出痘。

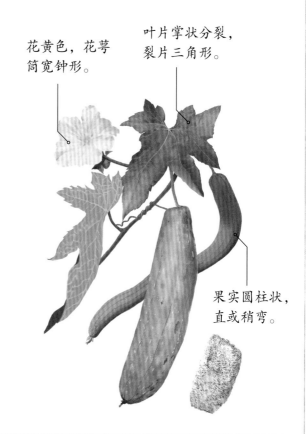

花黄色，花萼筒宽钟形。

叶片掌状分裂，裂片三角形。

果实圆柱状，直或稍弯。

菜部

蓏菜类

苦瓜

(释)(名) 锦荔枝、癞葡萄。

李时珍：苦以味命名。瓜及荔枝、葡萄，皆以实及茎、叶相似而得名。

(集)(解) 李时珍：苦瓜原出南番，今闽、广皆有种植。五月下种，生苗引蔓，茎叶卷须。七、八月间开五瓣小黄花。结青色瓜，皮上有痱癗，成熟时皮变黄色，自然裂开，里面有红瓤包裹着子。

(气)(味) 味苦，性寒，无毒。

(主)(治) 李时珍：除邪热，解劳乏，清心明目。

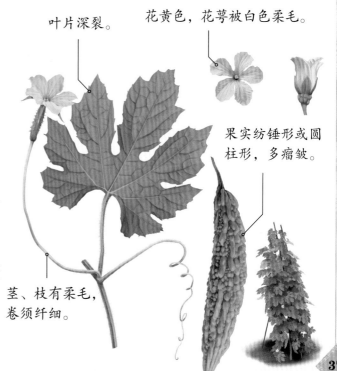

叶片深裂。

花黄色，花萼被白色柔毛。

果实纺锤形或圆柱形，多瘤皱。

茎、枝有柔毛，卷须纤细。

水菜类

紫菜

主治 孟诜：热气烦塞咽喉，煮汁饮之。
李时珍：病瘿瘤脚气者，宜食之。

发明 朱震亨：凡是瘿结积块一类的病，宜常吃紫菜，取义咸能软坚。

藻体扁平叶状。

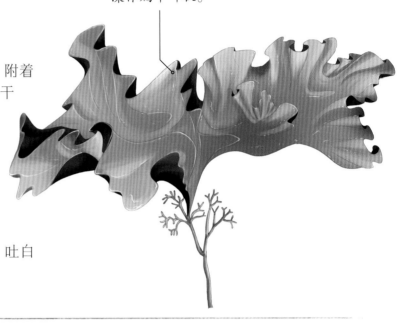

释名 紫菜。

集解 孟诜：紫菜生长在南方的海中，附着在礁石上，呈正青色，将它从海中捞出晒干后则变成紫色。

李时珍：叶子大而薄。人们将它揍成饼状，晒干再卖。紫菜颜色正紫，属石衣一类。

气味 味甘，性寒，无毒。
陈藏器：吃多了会使人腹痛，产气，吐白沫。饮一些热醋，则可消除以上症状。

水菜类

石花菜

藻体呈紫红、深红或绛紫色。

藻体羽状分枝互生或对生。

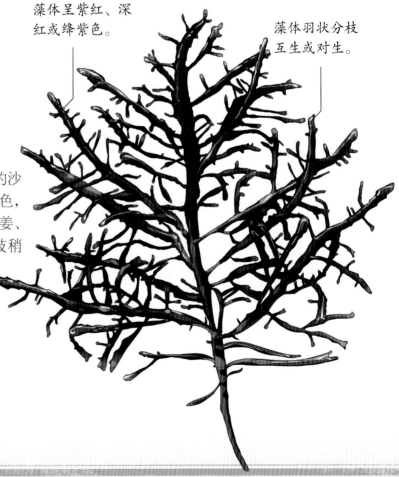

释名 琼枝。

集解 李时珍：石花菜生长在南方海里的沙石间。高二三寸，状如珊瑚，有红、白两色，枝上有细齿。用沸水泡过后去掉砂屑，浇上姜、醋，吃起来非常清脆可口。另外有一种枝稍粗像鸡爪一样的鸡脚菜，味道更好。

气味 味甘、咸，性大寒、滑。无毒。

主治 宁原：祛上焦浮热，发下部虚寒。

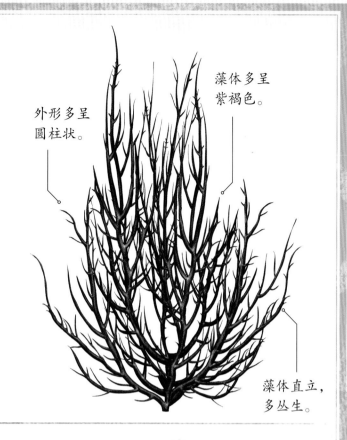

外形多呈
圆柱状。

藻体多呈
紫褐色。

藻体直立，
多丛生。

水菜类

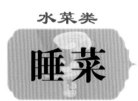

龙须菜

集解 李时珍：龙须菜生长在东南部海边的石头上。丛生无枝，叶子像柳叶，根须白色，长的有一尺多。醋泡或和肉共蒸，都非常可口。

气味 味甘，性寒，无毒。

主治 李时珍：瘿结热气，利小便。

水菜类

睡菜

释名 瞑菜、绰菜、醉草、懒妇箴。

集解 李时珍：稽含《南方草木状》上说，绰菜，夏天生长在池沼中。它的叶子跟慈姑叶很类似，根如藕条。南海人吃了它以后，让人嗜睡，故叫瞑菜。段公路的《北户录》上说，睡菜五、六月间生长在田塘中。当地人采集它的根作为盐菹，吃了后让人嗜睡。

气味 味甘、微苦，性寒。无毒。

主治 李时珍：心膈邪热不得眠。

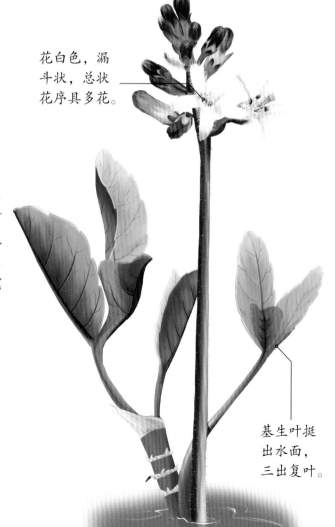

花白色，漏斗状，总状花序具多花。

基生叶挺出水面，三出复叶。

芝栭类

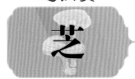

芝

释名 茵。

李时珍：本字作"之"。像草生地上，加草以别之。

集解 《名医别录》：青芝长在泰山，赤芝长在霍山，黄芝生长在嵩山，白芝生长在华山，黑芝生长在常山，紫芝生长在高夏山谷。六种芝都是在六月至八月间采收。

附 青芝（一名龙芝）

气味 味酸，性平，无毒。

主治 《神农本草经》：明目，补肝气，安精魂，仁恕。久食轻身不老，延年神仙。

《唐本草》：不忘强志。

附 赤芝（一名丹芝）

气味 味苦，性平，无毒。

主治 《神农本草经》：胸中结，益心气，补中，增智慧，不忘。久食轻身不老，延年神仙。

附 黄芝（一名金芝）

气味 味甘，性平，无毒。

主治 《神农本草经》：心腹五邪，益脾气，安神，忠信和乐。久食轻身不老，延年神仙。

附 白芝（一名玉芝、素芝）

气味 味辛，性平，无毒。

主治 《神农本草经》：咳逆上气，益肺气，通利口鼻，强意志，勇悍，安魄。久食轻身不老，

延年神仙。

附 黑芝（一名玄芝）

气味 味咸，性平，无毒。

主治 《神农本草经》：癃，利水道，益肾气，通九窍，聪察。久食轻身不老，延年神仙。

附 紫芝（一名木芝）

气味 味甘，性温，无毒。

主治 《神农本草经》：耳聋，利关节，保神，益精气，坚筋骨，好颜色。久服轻身不老延年。

李时珍：疗虚劳，治痔。

附方 紫芝丸：治虚劳短气，胸胁苦伤，手足逆冷，或时烦躁口干，腹内时痛，不思饮食，能安神保精。紫芝一两半，山芋（焙）、天雄（炮去皮）、柏子仁（炒）、巴戟天（去心）、白茯苓（去皮）、枳实（去瓤麸炒）各三钱五分，生地黄（焙）、麦门冬（去心焙）、五味子（炒）、半夏（制炒）、附子（炒去皮）、牡丹皮、人参各七钱五分，远志（去心）、蓼实各二钱五分，瓜子仁（炒）、泽泻各五钱，共研为末，炼蜜丸梧桐子大。每次服十五丸，渐渐增加到三十丸，用温酒送下，一日三次。

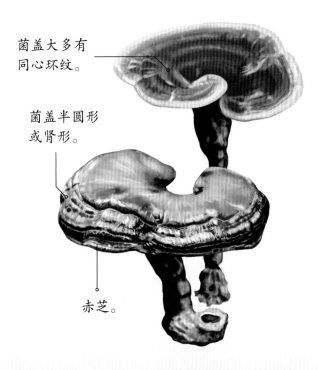

菌盖大多有同心环纹。

菌盖半圆形或肾形。

赤芝。

菜部

芝栭类

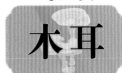

木耳

释名 木菌、树鸡、木蛾。

李时珍：木耳生于朽木之上，乃湿热余气所生。

集解 苏恭：桑耳、槐耳、楮耳、榆耳、柳耳，这便是五木耳。木耳质软且味道可口。人们常食用的是楮耳。槐耳可以治疗痔疮。将煮好的浆粥倒在诸种树木上，用草覆盖，几天便能长出蕈。

李时珍：各种树木均可长出木耳，所以木耳的性味和毒性也随木而不同，一定要注意。

气味 味甘，性平，有小毒。

主治《神农本草经》：益气不饥，轻身强志。

李时珍：断谷治痔。

发明 汪颖：一人患痔，用了很多药都没有效果，用木耳煮羹食，用后痊愈了，效果很好。

李时珍：按《生生编》上说，柳蛾补胃，木耳衰精。说的是老柳树上生长的柳蛾，能补胃理气。而木耳生于朽木，得一阴之气，故有衰精冷肾之弊。

附方 眼流冷泪：木耳一两烧存性，木贼一两，为末。每服二钱，用清米泔水煎服。

血注脚疮：桑耳、楮耳、牛屎菇各五钱，胎发灰（男用女，女用男）三钱，研成细末，用油和，涂抹患处。或干涂即可。

崩中漏下：木耳半斤，炒出烟，为末。每次服二钱一分，头发灰三分，共二钱四分，以应二十四气。用好酒调服，出汗即可。

新久泄痢：炒干木耳一两，炒鹿角胶二钱半，研为细末。每次服三钱，用温酒调下。一

附 榆耳

主治 李时珍：令人不饥。

附 柳耳

主治 李时珍：补胃理气。

附方 反胃吐痰：柳树蕈五七个，煎汤饮，服即愈。

附 柘耳

释名 柘黄。

主治 李时珍：肺痈，咳唾脓血腥臭，不问脓成未成。用一两研末，同百齿霜二钱，糊丸梧桐子大。米饮下三十丸，效甚捷。

附 杨栌耳

气味 性平，无毒。

主治 陈藏器：老血结块，破血止血，煮服之。

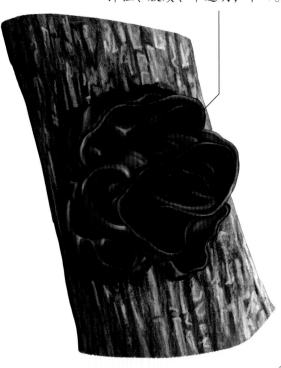

木耳子实呈耳状或环状，有弹性、胶质、半透明，中凹。

菜部

芝栭类
香蕈

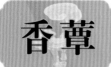

释名 李时珍：蕈，从覃。覃，延的意思。大概因为它的味道隽永延绵，余味无穷，故名。

集解 吴瑞：蕈生长在桐、柳、枳椇木上。紫色的叫香蕈，白色的叫肉蕈，都是因湿气熏蒸而生成的。生长在山上偏僻处的蕈有毒，可毒死人。

李时珍：香蕈主要有以下几种。

一是合蕈，又叫台蕈，生台之韦羌山。寒冷至极之时生长，外表褐色，肌理却如玉般洁白，芳香浓郁，煮在锅里，百步之外都可以闻见香气。

二是稠膏蕈，生长在孟溪一带的山中。秋天生成菌花。起初为圆形，晶莹如乳滴，呈浅黄白色，味道很甜。不久会长成掌大的伞，味道也会改变。

三是松蕈，生长在松荫里，采收不拘时节。

四是麦蕈，生长在溪流边的沙地里，味道特别鲜美，很像蘑菇。

五是玉蕈，天气刚变寒时生出，洁白可爱。做羹略韧。俗名叫寒蒲蕈。

六是黄蕈，丛生在山中。黄色，俗名黄缵蕈。又名黄独。

七是紫蕈，产在山中，赭紫色，为下品。

八是四季蕈，生在林木丛中，肌理粗直，味道甘美。

九是鹅膏蕈，生长在高山上，形状像鹅子，时间长了伞则张开。口感甘滑。然而容易与杜蕈相混，采食须谨慎。杜蕈，即土菌。

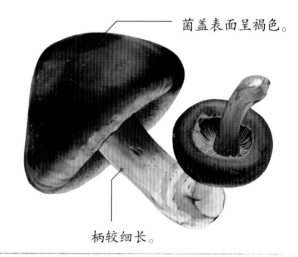

菌盖表面呈褐色。

柄较细长。

气味 味甘，性寒，无毒。

主治 李时珍：益肠胃，化痰理气。

芝栭类
蘑菇蕈

释名 肉蕈。

集解 李时珍：蘑菇出产于山东、淮北等地。把桑、楮等木埋在土里，浇上米泔，等蘑菇生长出来以后，采收即可。蘑菇长二三寸，根小头大，白色柔软，中间空虚，形状像没有开放的玉簪花。俗名叫鸡腿蘑菇。意思是它的味道如鸡肉一般可口。另外还有一种形状像羊肚，上面有蜂窠眼的，名叫羊肚菜。

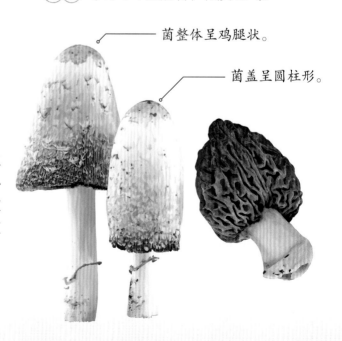

菌整体呈鸡腿状。

菌盖呈圆柱形。

菜部

380

芝栭类
鸡枞

主治 李时珍：益胃清神，治痔。

菌盖颜色略灰。

外形如鸡腿。

释名 鸡菌。

集解 李时珍：鸡菌出产于云南，是一种生长在沙地的丁蕈，高脚伞状蕈。当地人采收晾干，作为特产售往外地。用来点茶、烹肉都很适宜。气味像香蕈但稍差。广西横州产一种雷菌，雷过即生，需要及时采摘，稍晚一点或腐或老，故得此名。用来做羹味道很美。

气味 味甘，性平，无毒。

芝栭类
土菌

菌盖表面密布鳞。

释名 杜蕈、地蕈、菇子、地鸡、獐头。
陈藏器：地上生的为菌，木上生为檽。江东人称为蕈。

气味 味甘，性寒，有毒。

主治 陈藏器：烧灰，敷疮疥。

附方 疗肿：黑牯牛撒粪石上，待长出土菌。焙干，与豨莶草等分，共研为末。竹筒去两头，紧缚合在疗上。然后用水和药末一钱，倒入筒内。不一会儿若筒中水沸起，则疗根已被拔出。若未出，可再重复二三次。

菌柄中生或稍偏生。

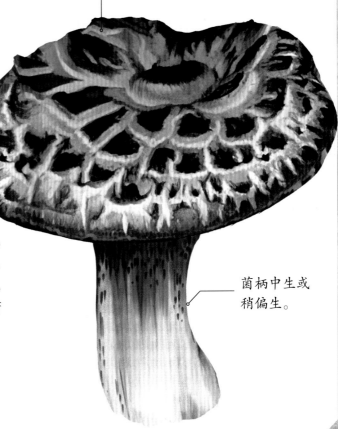

芝栭类

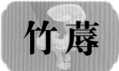

竹蓐

释名 竹肉、竹菇、竹蕈。

李时珍：草更生曰蓐，因为它由溽湿之气熏蒸而成。

集解 孟诜：慈竹林，夏天逢雨，滴汁着地便有蓐。白色，像鹿角，可以食用。

陈藏器：竹肉生在苦竹枝上。像鸡子，似肉脔，毒性很大。用灰汁煮炼三遍才能食用。未炼熟的会伤人喉咙，导致出血，还能让人指甲脱落。

李时珍：竹菰，一般生在朽竹根节上。形状像木耳，多为红色。段成式的《酉阳杂俎》中说，江淮有竹肉，弹丸大小，味道和白树鸡相似，就是竹蓐。只有苦竹上生的竹蓐有毒。

气味 味甘、咸，性寒，无毒。

陈藏器：苦竹肉，有大毒。

主治 孟诜：一切赤白痢，和姜、酱食之。

陈藏器：苦竹肉，灰汁炼过食。杀三虫毒邪气，破老血。

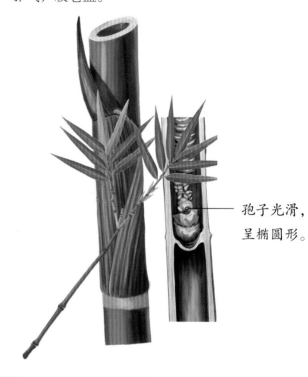

孢子光滑，呈椭圆形。

芝栭类

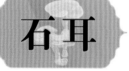

石耳

释名 灵芝。

集解 吴瑞：天台、四明、河南、宣州、黄山、巴西、边徽诸山的石崖上都有石耳。远望好像烟云。

李时珍：庐山也产石耳，形状很像地耳。山上的僧人采收晒干，用来馈赠远方的亲友。将石耳采来，洗去沙土，熬汤做饭俱佳。胜过木耳，是一种上好的食品。

气味 味甘，性平，无毒。

主治 吴瑞：久食益色，至老不改，令人不饥，大小便少。

李时珍：明目益精。

附方 泻血脱肛：炒石耳五两、白枯矾一两、密陀僧半两，研末，蒸成梧桐子大的饼丸。每次用米汤送服二十丸。

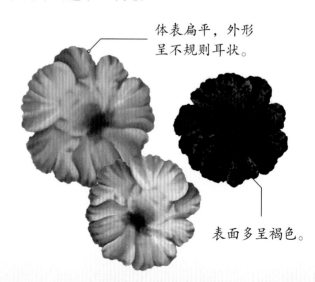

体表扁平，外形呈不规则耳状。

表面多呈褐色。

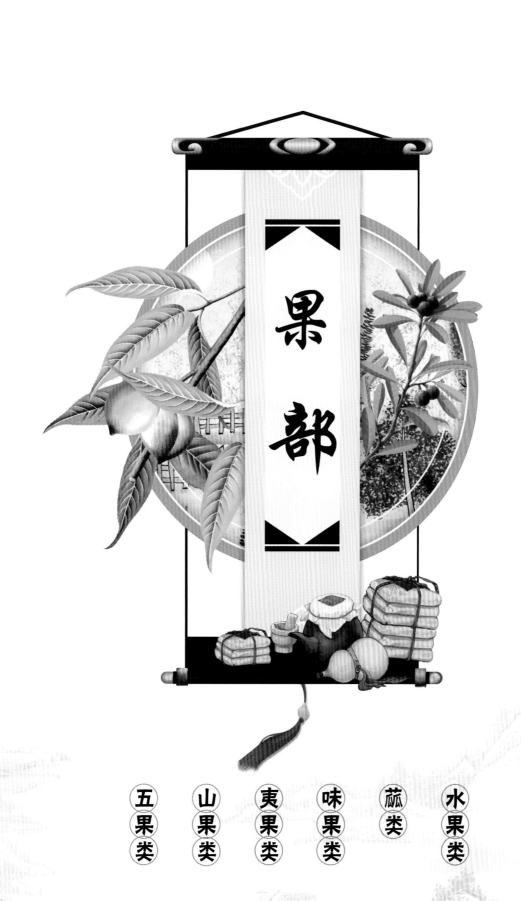

果部

水果类

蓏类

味果类

夷果类

山果类

五果类

五果类

李

释名 嘉庆子。

李时珍：按《素问》言李味酸属肝，东方之果。李在五果属木，所以有此专称，又称嘉庆果。

集解 李时珍：李树，绿叶白花，寿命很长，有近百种。李子大的如鸡蛋，小的像樱桃。有甘、酸、苦、涩诸味。有青、绿、紫、朱、黄各色。有牛心、杏李、水李、合核、离核、匾缝等形状，俱不相同。早熟的有麦李、御李，四月份就成熟。晚熟的有晚李、冬李，十月、十一月份成熟。另有一种季春李，冬天开花，春天结果。

附 李实

气味 味苦、酸，性微温，无毒。

李时珍：李味甘酸，苦涩的不可食；不沉水的有毒，不可食。

主治《名医别录》：曝食，祛痼热，调中。

附 李根白皮

气味 性大寒，无毒。

主治《名医别录》：消渴，止心烦逆奔豚气。

陶弘景：煎水含漱，治齿痛。

吴普：治疮。

大明：煎汁饮，主赤白痢。

孟诜：炙黄，煎汤，日再饮之。治女人卒赤白下，有验。

李时珍：治小儿暴热，解丹毒。

附方 小儿丹毒：从两股走及阴头。李根烧末，用田里流水调和，涂敷患处。

咽喉卒塞：无药处置。以皂角末吹入鼻中，使患者打喷嚏，再用李根白皮磨水涂喉外。

附 李花

气味 味苦、香，无毒。

主治 李时珍：令人面泽，祛粉滓鼾黯。

附方 面黑粉滓：取李花、梨花、秦椒、白莲花、红莲花、樱桃花、旋覆花、白蜀葵花各六两，桃花、丁香、沉香、青木香、木瓜花、钟乳粉各三两，珍珠、玉屑各二两，蜀水花一两，大豆末七合，研细末，收入瓶中。每天用来洗手洗脸，百日后皮肤光洁如玉。

附 李叶

气味 味甘、酸，性平，无毒。

主治 大明：小儿壮热，疟疾惊痫，煎汤浴之，效果好。

附 李树胶

气味 味苦，性寒，无毒。

主治 李时珍：目翳，定痛消肿。

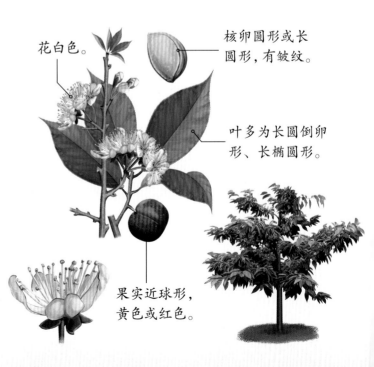

花白色。

核卵圆形或长圆形，有皱纹。

叶多为长圆倒卵形、长椭圆形。

果实近球形，黄色或红色。

果部

五果类

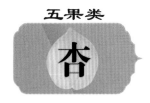

杏

释名 甜梅。

集解 李时珍：杏树，叶圆而有尖。二月开红花。沙杏，口感甜沙。梅杏，色黄味酸。奈杏，颜色青黄。金杏，颜色橘黄，个大如梨。蓬莱杏，开五色花。金刚拳，杏赤大而扁。

附　杏实

气味 味酸，性热，有小毒。生食多，伤筋骨。

主治 孙思邈：曝脯食，止渴，祛冷热毒。心之果，心病宜食之。

附　杏核仁

修治 雷敩：凡用，先用水浸泡，去掉皮尖。每斤配白火石一斤，乌豆三合，用东流水同煮，从巳时到午时，取出晒干留用。

气味 味甘（苦），性温（冷利），有小毒。两仁者杀人，可以毒狗。

主治 《名医别录》：惊痫，心下烦热，风气往来，时行头痛，解肌，消心下急满痛，杀狗毒。

张元素：除肺热，治上焦风燥，利胸膈气逆，润大肠气秘。

李时珍：杀虫，治诸疮疥，消肿，祛头面诸风气痓疱。

附方 补肺丸：治咳嗽。杏仁两大升（山中者不用，去双仁者），用童子小便两斗浸泡，春夏需七日，秋冬需二七日，泡好后连同皮尖在砂盆中，研滤取汁，煮令鱼眼沸，候软成面糊状。

以粗布上摊晒，做丸。饭前饭后需服三五十丸，用茶或酒下。忌白水粥。

风虚头痛：欲破者。杏仁去皮尖，晒干研末，水九升研滤汁，煎熬成麻腐状，和羹粥同服。七天后出大汗，风邪渐减。慎风、冷、猪、鸡、鱼、蒜、醋。

偏风不遂：失音不语。生吃杏仁七枚，不去皮尖。逐日加至四十九枚，周而复始。每次吃完需喝竹沥水，直到病愈为止。

附　杏花

气味 味苦，性温，无毒。

主治 《名医别录》：补不足，女子伤中，寒热痹厥逆。

附　杏叶

主治 《肘后备急方》：人卒肿满，身面洪大。煮浓汁热渍，亦少少服之。

附　杏枝

主治 苏颂：堕伤。取一握，水一升煮减半，入酒三合和匀，分再服，大效。

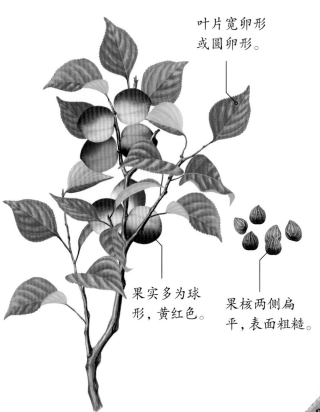

叶片宽卵形或圆卵形。

果实多为球形，黄红色。

果核两侧扁平，表面粗糙。

果部

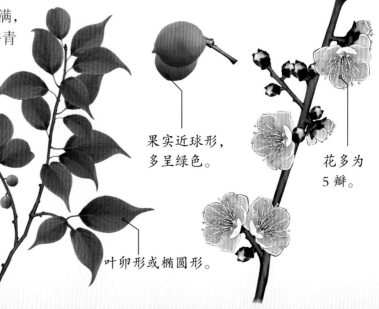

五果类

梅

释名 李时珍：梅古文写作"呆"，像子在木上的形状。梅乃杏类，所以反杏为呆。后作"梅"从每，谐声。

集解 李时珍：陆玑在《诗疏》中说，梅属杏类。树、叶都像杏，叶子有长尖，开花很早。果实很酸。范成大的《梅谱》中还有江梅、消梅、绿萼梅、红梅、杏梅、鸳鸯梅等。梅实采摘半黄的，以烟熏之为乌梅。青梅，经盐淹曝干为白梅。这二种梅可入药。

附 梅实

气味 味酸，性平，无毒。

发明 李时珍：梅，冬天开花，夏天结果，得木之全气，所以味道最酸。肝为乙木，胆为甲木。人的舌下有四窍，两窍通胆液，所以吃梅易生津液。

附 乌梅

气味 味酸，性温、平，涩。无毒。

主治 《神农本草经》：下气，除热烦满，安心，止肢体疼痛，偏枯不仁，死肌，去青黑痣，蚀恶肉。

李时珍：敛肺涩肠，止久嗽泄痢，反胃噎膈，蛔厥吐利，消肿涌痰。杀虫。解鱼毒、马汗毒、硫黄毒。

附 白梅

释名 盐梅、霜梅。

修治 把盐腌的大青梅放在屋外风干，十天后上面出现盐霜，便成白梅。

气味 味酸、咸，性平，无毒。

主治 大明：治刀箭伤，止血，研烂敷之。

汪颖：乳痈肿毒，杵烂贴之，佳。

李时珍：治中风惊痫，喉痹痰厥僵仆，牙关紧闭者，取梅肉揩擦牙龈，涎出即开。又治泄痢烦渴，霍乱吐下，下血血崩，功同乌梅。

发明 李时珍：用乌梅、白梅治疗各种病，都是利用它酸收的特点。

附方 痈疽疮肿：盐白梅烧存性为末，加入少许轻粉，香油调涂四围。

喉痹乳蛾：冰梅丸，用青梅二十枚，盐十二两，腌五天，取梅汁，加明矾三两，桔梗、白芷、防风各二两，猪牙皂角三十条，俱为细末，拌汁和梅入瓶收纳。每次用一枚，含在嘴里吞咽口水。

消渴烦闷：乌梅肉二两，微炒为末。每服二钱，兑水二盏，煎取一盏，去滓，再加豉二百粒，煎至半盏，温服。

赤痢腹痛：用炒过的乌梅肉四两，黄连四两，一起研为末，炼蜜丸梧桐子大。每米饮服二十丸，每天服三次。

附 梅花

气味 味微酸，涩，无毒。

果实近球形，多呈绿色。

花多为5瓣。

叶卵形或椭圆形。

果部

桃

释名 李时珍：桃树开花早，易种植而子实繁盛，所以桃字从木、从兆。

集解 李时珍：桃树品种很多，易于栽培，而且结果实也早。桃花有红、紫、白、千叶等不同。果实因颜色不同有红桃、碧桃、白桃、金桃、银桃、胭脂桃等。因形状不同有绵桃、油桃、御桃、方桃、匾桃、偏核桃。因季节不同有五月早桃、十月冬桃、秋桃、霜桃。

附 桃实

气味 味辛、酸、甘，性热。微毒。

孙思邈：食桃过饱，入水浴，使人成淋和寒热病。

主治 孙思邈：肺之果，肺病宜食之。

附 桃核仁

气味 味苦、甘，性平。无毒。

主治 《神农本草经》：瘀血血闭，癥瘕邪气，杀小虫。

《名医别录》：止咳逆上气，消心下坚硬，除卒暴击血，通月水，止心腹痛。

李时珍：主血滞风痹骨蒸，肝疟寒热，鬼注疼痛，产后血病。

发明 李杲：桃仁苦重于甘，性沉降，阴中之阳，手足厥阴经血分药。破凝血功效明显。其作用有四：治热入血室，泄腹中滞血，除皮肤血热燥痒，行皮肤凝聚之血。

附方 **延年祛风**：用桃仁五合去皮，用粳米饭浆同研，绞汁令尽，温温洗面极妙。

风劳毒肿：桃仁一升去皮尖，熬令黑烟出，热研如脂膏，以酒三升搅和服，暖卧取汗。不超过三次即可痊愈。

骨蒸潮热：取桃仁一百二十枚，留尖去皮及双仁，杵为丸。平旦井花水顿服之。尽量饮酒至醉，须任意饮水。隔日一剂。百日内忌食肉。

卒得咳嗽：桃仁三升去皮杵，放到容器中密封，蒸熟后晒干，以绢袋盛装，泡在二斗酒里，七日可饮。日饮四五合为宜。

附 桃花

修治 雷敩：用绢袋中装拣净的桃花，悬在房檐下阴干留用。勿选用千叶桃花，令人鼻衄。

气味 味苦，性平，无毒。

主治 《名医别录》：悦泽人面，除水气，破石淋，利大小便，下三虫。

李时珍：利宿水痰饮积滞，治风狂。研末，敷头上肥疮，手足瘑疮。

附 桃胶

修治 李时珍：用刀在生长茂盛的桃树皮上割口子，收集流出的树胶，再用桑灰浸泡，晒干后用。

气味 味苦，性平，无毒。

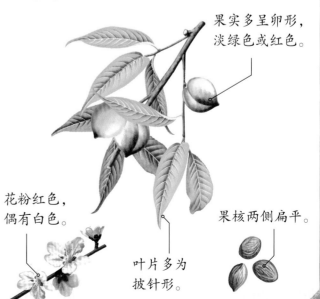

果实多呈卵形，淡绿色或红色。

花粉红色，偶有白色。

叶片多为披针形。

果核两侧扁平。

五果类

栗

集解 李时珍：栗树只能种植，不能移栽。《事类合璧》中记载，栗树高二三丈，每枝上结四五个果苞，苞上很多毛刺，有青、黄、赤三色。苞中子的数量或三或四。果壳起初黄色，成熟后变紫。壳内有膜包裹果仁。九月霜降后成熟。果苞会自己裂开而子坠下。未裂者容易腐烂，开四五寸长的条状花。栗中最大的是板栗，稍小的是山栗。

附　栗实

气味 味咸，性温，无毒。

主治《名医别录》：益气，厚肠胃，补肾气，令人耐饥。

孙思邈：生食，治腰脚不遂。

苏恭：疗筋骨断碎，肿痛瘀血，生嚼涂之，有效。

附　栗楔

李时珍：一球三颗，其中扁者。

主治 陈士良：治疗筋骨风痛。

苏颂：活血的作用很强。

发明 李时珍：栗在五果中属水。有人内寒，暴泄如注，让他吃二三十枚熟的热栗子，即能痊愈。肾主大便，栗能通肾。《经验后方》中治疗肾虚腰脚无力，便让病人每天早上吃十几颗阴干的栗子，并辅以猪肾粥，日久则腰腿强健。风干的栗子比晒干的好，火煨油炒的比蒸煮的好。且必须细细嚼碎和唾液一起咽下，才有补益作用。如果一次吃得太多，反而损伤脾胃。

附方 **小儿疳疮**：嚼碎生栗子，外敷疮面。

小儿口疮：每天吃煮熟的大栗子。

衄血不止：将宣州大栗七枚刺破，连皮烧存性，加少许麝香研碎。每次用温水调服二钱。

金刃斧伤：独壳大栗研碎或嚼碎，用来外敷伤口。

附　栗莢

恭：栗内薄皮。

气味 味甘，性平，涩。无毒。

主治 苏恭：捣散，与蜜和在一起涂面，令皮肤光急去皱纹。

附方 **骨鲠在咽**：用栗子肉内皮半两为末，再取鲇鱼肝一个，乳香二钱半，一起捣研，做成梧桐子大的药丸。观察鲠远近，用线拴绵裹的丸药，水润吞下，提线钓出鲠。

附　栗壳

主治 孟诜：反胃消渴，煮汁饮之。

大明：煮汁饮，止泻血。

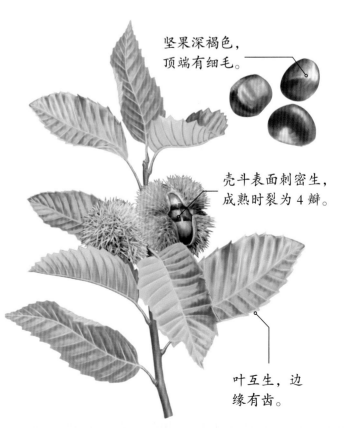

坚果深褐色，顶端有细毛。

壳斗表面刺密生，成熟时裂为4瓣。

叶互生，边缘有齿。

果部

附方 鼻衄不止：栗壳烧存性，研末，用粥饮服二钱。

附　栗毛球

主治 苏恭：煮汁，洗火丹毒肿。

附　栗花

主治 吴瑞：瘰疬。

附　栗树皮

主治 苏颂：疗疮毒。

孟诜：治疗丹毒五色无常。剥带刺的皮，煎水洗之。

附　栗根

主治 汪颖：偏肾气，酒煎服之。

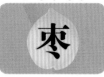

五果类

枣

释名 李时珍：按陆佃《埤雅》中记载，大的叫枣，小的叫棘。棘，是酸枣。

集解 李时珍：枣木赤心有刺。五月开白色微青的小花。枣的种类很多，惟青、晋所产肥大甘美，入药为良。有狗牙、鸡心、牛头、羊矢、猕猴等枣名。又有木枣、桂枣、夕枣、白枣、丹枣、棠枣、安邑、信都、灌枣、墟枣等。

附　大枣

释名 干枣、美枣、良枣。

气味 味甘，性平，无毒。

主治 《神农本草经》：心腹邪气，安中，养脾气，平胃气，通九窍，助十二经，补少气、少津液、身中不足，大惊四肢重，和百药。久服轻身延年。

《名医别录》：补中益气，坚志强力，除烦闷，疗心下悬，除肠澼。久服不饥神仙。

大明：润心肺，止咳嗽，补五脏，治虚损，除肠胃癖气。和光粉烧，治疳痢。

发明 李时珍：枣为脾之果，谓治病和药，枣为脾经血分药。无故多食会生虫损齿，有诸多弊害。

附方 调和胃气：将干枣去核，缓火逼燥为末。再加入少许生姜末，用白汤点服。

反胃吐食：将大枣一枚去核，再取用斑蝥一枚，去掉头翅，塞到去核大枣内，煨熟后把斑蝥取出，空腹食用，白汤送服最好。

小肠气痛：大枣一枚去核，取用斑蝥一枚，去掉头、足、翅，再塞入去核的枣内，用纸包裹煨熟，最后取出斑蝥，食用枣，搭配桂心、荜澄茄汤服下。

伤寒热病：取大枣二十枚，以及乌梅十枚，捣入蜜丸。含如杏核大，咽汁甚效。

附　三岁陈枣核中仁

气味 味苦，性平，无毒。

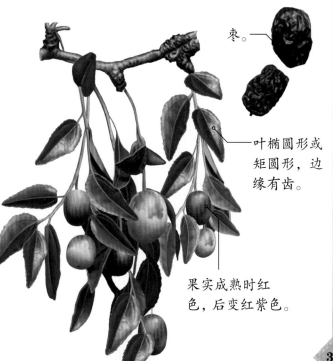

枣。

叶椭圆形或矩圆形，边缘有齿。

果实成熟时红色，后变红紫色。

山果类

梨

释名 快果、果宗、玉乳、蜜父。

朱震亨：梨性下行流利。

集解 苏颂：一般只以乳梨和鹅梨入药用。其余如水梨、消梨、赤梨、青梨等，不入药。

李时珍：梨树高二三丈，尖形树叶，光滑有细齿。二月开白花。梨品种很多，有青、黄、红、紫四种颜色。梨与萝卜相向收藏，可经年不烂。

附 梨实

气味 味甘、微酸，性寒。无毒。

主治 《开宝本草》：治客热，中风不语。治伤寒热发，解丹石热气、惊邪，利大小便。

大明：除贼风，止心烦气喘热狂。做浆，吐风痰。

李时珍：润肺凉心，消痰降火，解疮毒、酒毒。

发明 寇宗奭：治病用梨当审慎，少食达不到治病效果，多吃伤脾。惟宜病酒烦渴的人。

李时珍：古人不了解梨有治风热、润肺凉心、消痰降火、解毒的功效。现在的人以痰病、火病居多，吃梨有益，但不能过量食用。且只有乳梨、鹅梨、消梨可治病。

附方 消渴饮水：用香水梨、鹅梨或江南雪梨，都可以。榨取汁后用蜜汤熬，熬好后装进瓶里。不定时以热水或冷水调服，愈乃止。

卒得咳嗽：用好梨去核，捣汁一碗，入椒四十粒，煎一沸去滓，纳黑饧一大两，消讫。细细含咽立止。

痰喘气急：把梨剜空，然后在里面塞满小黑豆，留盖合住系定，以糠火煨熟，最后捣成饼。每天服食，直到生效。

暗风失音：将生梨捣汁，取一盏饮用。一日两次。

小儿风热：消梨三枚切开，取水二升，把两者一起煮，取汁一升，再加入粳米一合，煮粥食用。

赤目胬肉：取好梨一颗，捣绞成汁，再用绵裹黄连片一钱，浸汁，仰卧点眼。

反胃转食：药物不下。取大雪梨一个，将丁香十五粒刺入梨内，再用湿纸包四五层，煨熟食用。

附 梨花

主治 李时珍：祛面黑粉滓。

附 梨叶

主治 苏恭：治霍乱吐痢不止，梨叶煮汁口服。作煎，治风。

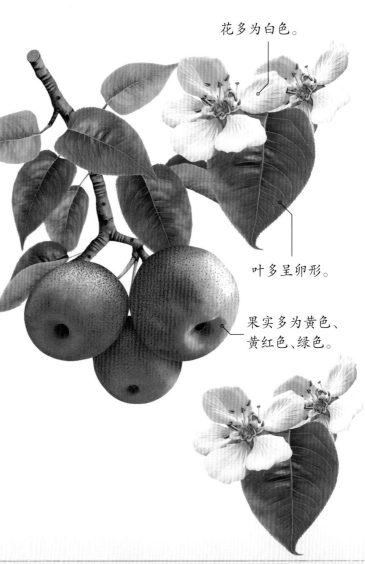

花多为白色。

叶多呈卵形。

果实多为黄色、黄红色、绿色。

山果类
鹿梨

释名 鼠梨、山梨、杨樐、罗。

集解 苏颂：江宁府信州地区，有一种个小的梨叫鹿梨，叶子像茶叶，树根跟人的小拇指差不多。当地的人取鹿梨治疮疡。八月采。

李时珍：山梨，就是野梨，处处都有。大小跟杏差不多，可以食用。其木纹细密，红的木纹势急，白的木纹势缓。

附 鹿梨实

气味 味酸、涩，性寒。无毒。

主治 苏颂：煨食可治痢。

附 鹿梨根皮

气味 味酸、涩，性寒。无毒。

主治 苏颂：煎汁洗浴，可治疗疮疥。

附方 一切疮：用鹿梨根半斤、蛇床子半斤、真剪草四两、硫黄三钱、轻粉一钱，一同为末。以麻油调外敷。儿童患病，把药涂在绢衣上穿着，七天不解，便可自愈。

一切癣：将鹿梨根刮皮后捣烂，用醋和，再以麻布包裹，擦患处。干者为末，以水和捣。

山果类
海红

释名 海棠梨。

李时珍：据李德裕《草木记》云，凡花木名海的，都是从海外来。

集解 李时珍：二月开红花，簇拥成丛，三萼或五萼，蒂呈淡紫色，寸余长。花蕊像金粟，中有紫须。果实形状像梨，大小像樱桃，秋天成熟，味道酸甜。

附 海红子

气味 味酸、甘，性平。无毒。

主治 李时珍：泄痢。

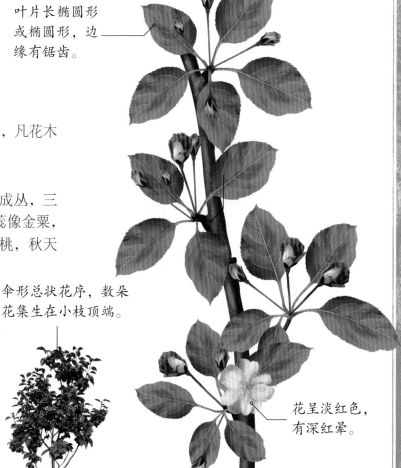

叶片长椭圆形或椭圆形，边缘有锯齿。

伞形总状花序，数朵花集生在小枝顶端。

花呈淡红色，有深红晕。

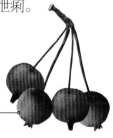

成熟果实近球形，呈红色。

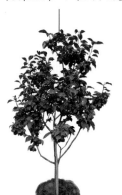

山果类

木瓜

释名 楙。

李时珍：木瓜味酸，得木之正气，所以得名。

集解 苏颂：宣城木瓜最好。树像柰树，春末开深红色花，结黄果，大的如瓜，小的如拳。

李时珍：木瓜可种植也可以嫁接、压枝。木瓜叶子光而厚，瓜实像小瓜而有鼻。津润而味不木的是木瓜。木瓜性脆，可经蜜渍后制成干果。

附 木瓜实

修治 雷敩：处理木瓜不可用铁器。削硬皮和去子时宜用铜刀。切片晒干，用黄牛乳汁拌蒸，从巳时到未时，待如膏煎，乃晒用也。

气味 味酸，性温。无毒。

主治 《名医别录》：湿痹邪气，霍乱大吐下，转筋不止。

陈藏器：治脚气冲心，取嫩者一颗，去子煎服佳。强筋骨，下冷气，止呕逆，心膈痰唾，消食，止水利后渴不止，做饮服之。

王好古：祛湿和胃，滋脾益肺。治腹胀善噫，心下烦痞。

发明 李时珍：木瓜主治的霍乱吐利、转筋、脚气等症，都是脾胃病，并非肝病。肝虽主筋，但转筋则是由湿热、寒湿之邪，侵袭脾胃所致。足腓及宗筋属阳明。木瓜治转筋的原理是调理脾胃而伐肝，并不是补益筋。

附方 项强筋急：用宣州木瓜二个，将它们去盖取瓤，另取没药二两，乳香二钱半，把两味药放入木瓜中缚定，放在饭上蒸三四次，烂研成膏。每次用三钱，加生地黄汁半盏，以及无灰酒二盏，暖化温服。

脚筋挛痛：用木瓜数枚，取酒和水各半，将其煮烂，再捣成膏，趁热贴在痛处，以帛包裹。冷却就换新，每天三五次。

脐下绞痛：取木瓜三片，桑叶七片，大枣三枚。加水三升，煮取半升，顿服即愈。

霍乱转筋：木瓜一两，兑入酒一升，煎后服用。如果患者不饮酒，则煎汤服用。还可煎汤后，浸泡青布包裹患者足部。

附 木瓜核

主治 李时珍：霍乱烦躁气急，每次嚼服七粒，用温水送咽。

附 木瓜枝、叶、皮、根

气味 味酸、涩，性温。无毒。

主治 苏颂：枝做杖，利筋脉。根、叶煮汤淋足胫，可以愈蹶。木材做桶濯足，甚益人。

李时珍：枝、叶煮汁饮，治热痢。

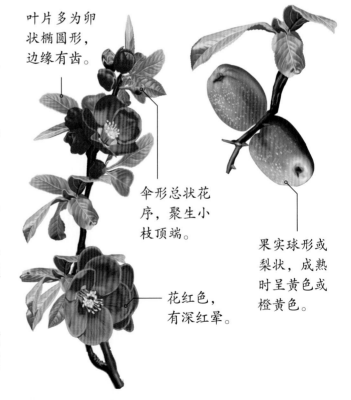

叶片多为卵状椭圆形，边缘有齿。

伞形总状花序，聚生小枝顶端。

花红色，有深红晕。

果实球形或梨状，成熟时呈黄色或橙黄色。

山楂

释名 赤爪子、鼠楂、猴楂、茅楂、杭子、檕梅、羊梂、棠梂子、山里果。

李时珍：此物生于山野平原、茅林中，是猴、鼠喜食之物，所以得诸名。

集解 李时珍：山楂有两种，都生在山中。一种小，山里人都称为棠杭子、茅楂、猴楂，可入药用。树高数尺，叶有五尖，枝权间有刺。三月开五瓣小白花。果实有红、黄二色，九月成熟。核黑色，坚硬。另外一种，大的叫羊杭子，树高丈余，开五瓣小白花，果实稍大色黄绿，皮涩肉虚，不入药用。

附 山楂实

修治 李时珍：九月霜后收集熟山楂。去核晒干，或蒸熟后去皮核，捣饼晒干用。

气味 味酸，性冷。无毒。

主治《唐本草》：煮汁服，止水痢。沐头洗身，治疮痒。

苏颂：治腰痛有效。

朱震亨：健胃，行结气。治妇人产后儿枕痛，恶露不尽，煎汁入砂糖服之，立效。

李时珍：化饮食，消肉积癥瘕，痰饮痞满吞酸，滞血痛胀。

宁原：化血块气块，活血。

发明 朱震亨：山楂能消化饮食。若胃中没有食积，是因脾虚不思饮食的，用山楂则反而克伐脾胃。

李时珍：饭后嚼服二三枚，可治因脾弱导致的食物不化、胸腹酸刺胀闷。但多食则会导致反克。

附方 偏坠疝气：山棠梂肉、炒茴香各一两，同为末，糊丸梧桐子大。每服一百丸，空腹白汤下。

老人腰腿痛：用棠梂子、炙鹿茸等分，为末，蜜丸梧桐子大。每次一百丸，每天二服。

肠风下血：用寒药、热药及脾弱药都无效的。可独用山里果干，研为细末，艾汤调下，立刻起效。

痘疹不快：干山楂末，汤点服，疹立出。

食肉不消：用水煮山楂四两，连汁水一块服下。

附 山楂核

主治 李时珍：吞之，化食磨积，治癫疝。

附方 难产：山楂核七七粒，以百草霜为衣，和酒吞下。

附 赤爪木

气味 味苦，性寒。无毒。

主治《唐本草》：水痢，头风身痒。

附 山楂茎、叶

主治 李时珍：煮汁，洗漆疮。

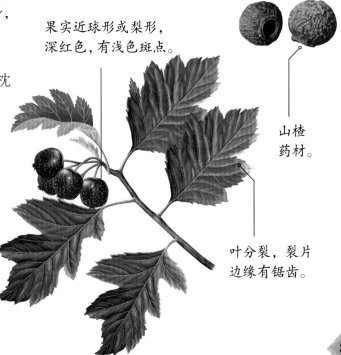

果实近球形或梨形，深红色，有浅色斑点。

山楂药材。

叶分裂，裂片边缘有锯齿。

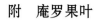

附　庵罗果叶

主治 陈士良：煎汤饮用能治渴疾。

山果类
庵罗果

释名 庵摩罗迦果、香盖。

集解 李时珍：《一统志》说庵罗果俗名香盖，是果中极品。最初产在西域，现在安南等地也种植。庵罗果也是柰类植物。叶像茶叶，果实像北梨，五、六月成熟。

气味 味甘，性温。无毒。

主治《开宝本草》：食后可止渴。
　　陈士良：主妇人经脉不通，丈夫营卫中血脉不行。久食，令人不饥。

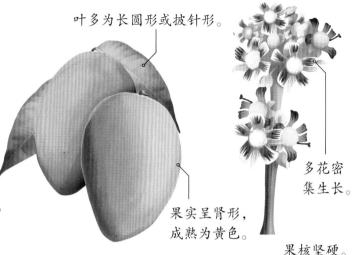

叶多为长圆形或披针形。

果实呈肾形，成熟为黄色。

多花密集生长。

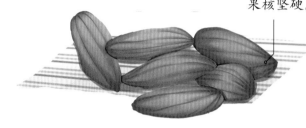

果核坚硬。

山果类
君迁子

释名 㮕枣、椑枣、红蓝枣。

集解 陈藏器：君迁子生于海南，树高丈余，果实中有汁，甘美如乳汁。
　　李时珍：君迁的树，像柿树但叶稍长。结的果实小而长，形状如牛奶柿，干熟后变紫黑色。有一种丁香柿又小又圆，如手指头般大，味道非常美。

气味 味甘、涩，性平，无毒。

主治 陈藏器：止消渴，祛烦热，令人润泽。
　　李珣：镇心。久服悦人颜色，令人轻健。

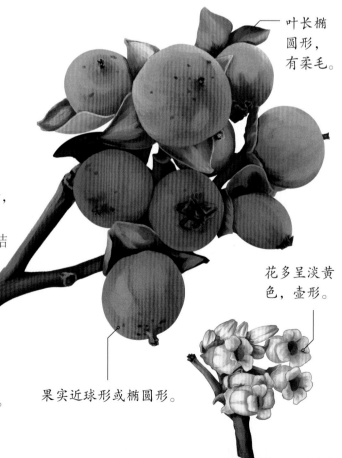

叶长椭圆形，有柔毛。

花多呈淡黄色，壶形。

果实近球形或椭圆形。

山果类
安石榴

释名 若榴、丹若、金罂。

李时珍：《博物志》云，汉张骞出使西域，得涂林安石国榴种回归，故得名。

集解 苏颂：安石榴树一出地面，便生作丛。花有黄、赤两色。果有甘、酸二种，甘的可食，酸的入药。还有一种极小的山石榴，山东地区很多，虽不入药，但蜜渍成果品，味道非常甘美。

附 甘石榴

气味 味甘、酸，性温、涩。无毒。

主治《名医别录》：咽喉燥渴。

段成式：能理乳石毒。

李时珍：制三尸虫。

附 酸石榴

气味 味酸，性温、涩。无毒。

主治 孟诜：赤白痢腹痛，连子捣汁，顿服一枚。

李时珍：止泄痢崩中带下。

发明 李时珍：榴受少阳之气，而荣于四月，盛于五月，实于盛夏，熟于深秋。丹花赤实，其味甘、酸，其气温涩，有木火之象。因此吃多了会损害肺、齿而生痰涎。酸者则兼收敛之气，故入断下、崩中之药。

附方 肠滑久痢：黑神散，用酸石榴一个，煅至烟消散，出一夜火毒，研末。仍以酸榴一块，煎汤服。

小便不禁：酸石榴烧存性。每服二钱，用柏白皮切、焙四钱，煎汤一盏，加入榴灰，再煎至八分。空腹温服，晚再服。

捻须令黑：酸石榴成熟时，从东南枝上挑个大些的，在顶端开孔，灌水银半两于内，再用原皮封存，麻扎定，用牛屎封护，经霜摘下，把壳内的水倒出，用鱼鳔罩指，蘸水捻须，时间长了自然变黑。

附 酸榴皮

主治 甄权：治筋骨风，腰腿不遂，行步挛急疼痛，涩肠。取汁点目，止泪下。

陈藏器：煎服，下蛔虫。

李时珍：止泄痢，下血脱肛，崩中带下。

附方 小儿风痫：大生石榴一枚，割去顶部，将内部剜空，加入全蝎五枚，以黄泥固济，煅存性为末。每服半钱，以乳汁调服。或者以防风汤代替也可以。

附 榴花

主治 陈藏器：阴干为末，和铁丹服，一年变白发如漆。

苏颂：千叶者，治心热吐血。又研末吹鼻，止衄血立效。亦敷金疮出血。

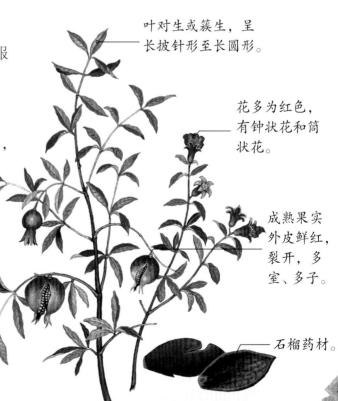

叶对生或簇生，呈长披针形至长圆形。

花多为红色，有钟状花和筒状花。

成熟果实外皮鲜红，裂开，多室、多子。

石榴药材。

果部

橘

释名 李时珍：橘从矞，谐声。五色为庆，二色为矞。矞云非烟非雾，郁郁纷纷之象，剖之香雾纷郁，似矞云。橘从矞，取此意得名。

集解 李时珍：《事类合璧》中说，橘树高丈余，枝上生刺，叶子两头尖，宽一寸多，长二寸许。四月开小白花甚香。冬天果实成熟，包中有瓣，瓣中有核。韩彦直所著《橘谱》中有橘十多种，黄橘、朱橘、绿橘、乳橘、塌橘、绵橘、沙橘、油橘、早黄橘、冻橘、穿心橘、荔枝橘。

附 橘实

气味 味甘、酸，性温。无毒。

主治 陈藏器：甘者润肺，酸者聚痰。
大明：止消渴，开胃，除胸中膈气。

发明 李时珍：橘皮下气消痰，其肉生痰聚饮。

附 黄橘皮

释名 红皮、陈皮。

修治 雷敩：凡修事，必须去白膜一层，锉细，用鲤鱼皮裹一宿，到天明时取出使用。

气味 味苦、辛，性温。无毒。

主治 《名医别录》：下气，止呕咳，治气冲胸中，吐逆霍乱。疗脾不能消谷，止泄，除膀胱留热停水，五淋，利小便，祛寸白虫。
甄权：清痰涎，治上气咳嗽，开胃，主气痢，破癥瘕痃癖。
李时珍：疗呕哕反胃嘈杂，时吐清水，痰痞痎疟，大肠闭塞，妇人乳痈。入食料，可以解鱼腥毒。

发明 李时珍：橘皮，苦能泄能燥，辛能散，温能和。其治病，就是取其理气燥湿的功效。同补药则补，同泻药则泻，同升药则升，同降药则降。橘皮为肺、脾二经气分药，随其所配伍药的药性而补泻升降。

附方 润下丸：陈橘皮半斤，放入砂锅内，加盐五钱，添水淹过药材再煮干，加入粉甘草二两，去皮蜜炙。各取净末，蒸饼和丸梧桐子大。每次服百丸，白汤下。
宽中丸：治脾气不和胀满。用橘皮四两，白术二两。一起研为末，以酒糊丸梧桐子大。饭前以木香汤吞服三十丸，每天三服。
橘皮汤：伤寒呕哕。用橘皮四两，生姜一两。另取水二升，最后煎取一升汁，慢慢饮下。
反胃吐食：把真橘皮用日照西壁土，炒香成末。每次服二钱，再选取生姜三片，枣肉一枚，

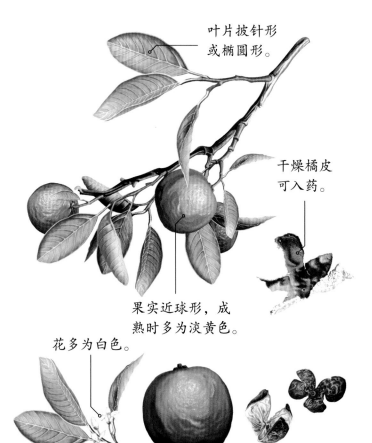

叶片披针形或椭圆形。

干燥橘皮可入药。

果实近球形，成熟时多为淡黄色。

花多为白色。

水二盅，混合煎取一盅，温服。

下焦冷气：干陈橘皮一斤研末，蜜丸梧桐子大。每次饭前，温酒送服三十丸。

风痰麻木：用橘红一斤，逆流水五碗，煮烂去渣后再煮至一碗，顿服取吐。如果不吐，再加瓜蒂末。

附　橘核

修治 李时珍：凡用橘核，必须以新瓦焙香，去壳取仁，研碎后再入药。

山果类

柑

释名 木奴。

集解 李时珍：柑为南方特产。闽、广、温、台、苏、抚、荆州是主要产地。柑树比橘树刺少。柑皮黄而厚，纹理稍粗但味不苦，容易腐烂，而且柑树畏寒，怕冰雪。韩彦直《橘谱》上记录了多种柑：乳柑、生枝柑、海红柑、洞庭柑、甜柑、木柑等。

气味 味甘，性大寒。无毒。

主治 《开宝本草》：利肠胃中热毒，解丹石，止暴渴，利小便。

附　柑皮

气味 味辛、甘，性寒。无毒。

主治 大明：可解酒毒、酒渴。去白焙研末，点汤入盐饮之。

陈藏器：下气调中。治产后肌浮，为末酒服。

李时珍：治伤寒后饮食劳复，煎浓汁服。

《开宝本草》：用山柑皮，治咽喉痛。有效。

气味 味苦，性平，无毒。

主治 寇宗奭：治酒糟鼻。将它炒研为末，每服一钱，胡桃肉一个，擂酒服，以病情而定剂量。

附　橘叶

气味 味苦，性平，无毒。

主治 朱震亨：导胸膈逆气，入厥阴，行肝气，消肿散毒，乳痈胁痛，用之行经。

附　柑核

主治 苏颂：作涂面药。

附　柑叶

主治 《蔺氏经验方》：聤耳流水或脓血。取嫩头七个，入水数滴，杵取汁滴之，即愈。

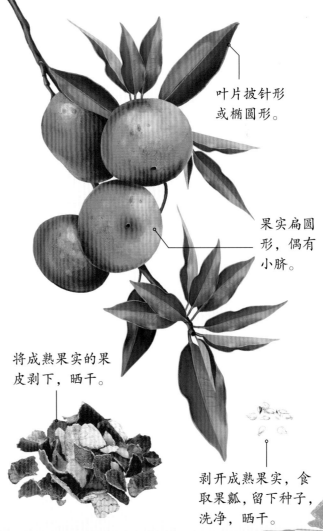

叶片披针形或椭圆形。

果实扁圆形，偶有小脐。

将成熟果实的果皮剥下，晒干。

剥开成熟果实，食取果瓤，留下种子，洗净，晒干。

山果类

柿

集解 苏颂：各处都有柿。汴、洛等州产黄柿。华山出朱柿，皮薄味美。椑柿色青，可生吃。还有一种牛奶柿。

李时珍：柿，高树大叶，圆而光泽。四月开黄白色小花。结青绿色果。八、九月成熟。

附 烘柿

释名 李时珍：青绿色柿，放置在器皿中自然变红熟的为烘柿。

气味 味甘，性寒、涩，无毒。

主治 《名医别录》：通耳鼻气，治肠澼不足。解酒毒，压胃间热，止口干。

发明 陈藏器：饮酒时吃红柿，使人易醉，或心痛欲死。《名医别录》言解酒毒，失之。

附 白柿、柿霜

修治 李时珍：将去皮捻扁的大柿日晒夜露变干后放入瓮中，生白霜后取出。白霜叫柿霜。

气味 味甘涩，性平。无毒。

主治 大明：开胃涩肠，消痰止渴，治吐血，润心肺，疗肺痿心热咳嗽，润声喉，杀虫。

陈藏器：温补。多食，祛面斑。

李时珍：治反胃咯血，血淋肠澼，痔漏下血。

发明 李时珍：柿是脾、肺血分药。性涩能收，所以有健脾涩肠、治嗽止血的功效。柿霜是柿的精华，入肺病上焦药。

附方 小儿秋痢：用粳米煮粥，熟了以后放入干柿末，再煮两三沸食用，给小儿哺乳的妈妈也一起吃。

腹薄食减：脾虚不消化。用干柿三斤，酥一斤，蜜半斤。将酥、蜜煎匀，下柿煮十余沸，再以不沾水器皿储藏。每天空腹吃三五枚，效果很好。

痰嗽带血：青州大柿饼，将其放到饭上蒸熟后批开。每用一枚，就掺入真青黛一钱。卧时，以薄荷汤送服。

妇人蒜发：干柿五枚，用茅香煮熟，然后枸杞子用酒浸泡，焙研，等分。捣丸梧桐子大。每次以茅香汤送服五十丸。每日三次。

附 柿蒂

气味 涩，平。无毒。

主治 孟诜：咳逆哕气，可煮汁服。

附方 咳逆不止：柿蒂散，用柿蒂、丁香各二钱，生姜五片，水煎服。或研为细末，白开水送服。

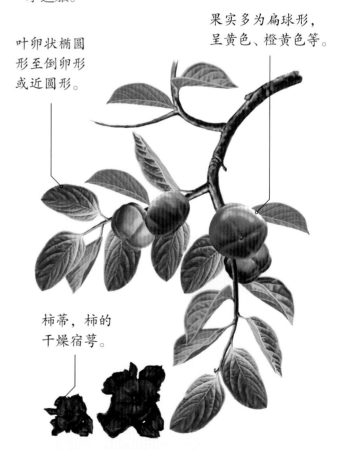

叶卵状椭圆形至倒卵形或近圆形。

果实多为扁球形，呈黄色、橙黄色等。

柿蒂，柿的干燥宿萼。

山果类

杨梅

释名 机子。

集解 马志：杨梅生江南、岭南山谷。叶子很细，果子初生青色，熟透红色，核外是果肉，没有果壳。四月、五月采摘，腌藏为果。

李时珍：冬月不凋。二月开花结果，五月成熟，有红、白、紫三种，颜色越深越好，颗粒大而核小。盐藏、蜜渍、糖收皆佳。酿酒，号称梅香酎。

附 杨梅实

气味 味酸、甘，性温。无毒。

主治 《开宝本草》：盐藏食，祛痰止呕哕，消食下酒。干作屑，临饮酒时服方寸匕，止吐酒。

孟诜：止渴，和五脏，能涤肠胃，除烦愦恶气。烧灰服，断下痢甚验。盐者常含一枚，咽汁，利五脏下气。

附方 **下痢不止**：杨梅烧研，每次以米饮送服二钱，每天二服。

头风作痛：杨梅为末，每次饭后以薄荷茶送服二钱。或者可以同消风散一起煎服。又或者同消风散一起捣成末，用白梅肉和丸弹子大。饭后以葱茶嚼下一丸。

一切损伤：将盐藏杨梅及核，捣成泥，做成小块，以竹筒收纳。受伤时可以研末外敷。

附 杨梅树皮、根

主治 大明：煎汤，洗恶疮疥癣。

李时珍：煎水，漱牙痛。服之，解砒毒。烧灰油调，涂汤火伤。

附方 **中砒毒**：用杨梅树皮，煎汤二三碗，服下就可痊愈。

风虫牙痛：用皮厚的杨梅根焙一两，川芎䓖五钱，麝香少许，一起研末。每次用半钱，以鼻嗅，口含水，就会涎出痛止。

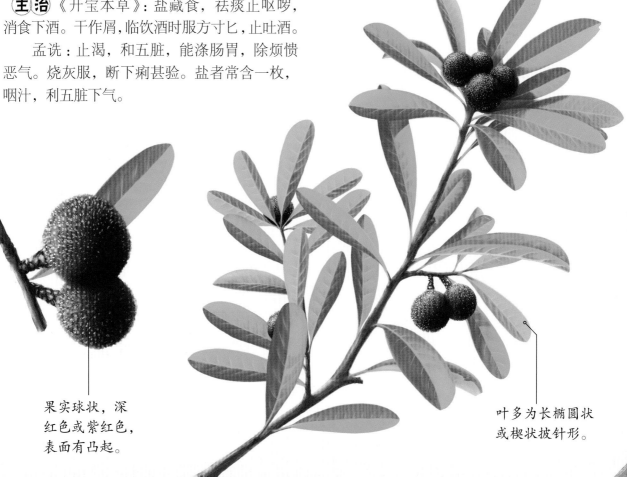

果实球状，深红色或紫红色，表面有凸起。

叶多为长椭圆状或楔状披针形。

果部

山果类

樱桃

释名 莺桃、含桃、荆桃。

集解 苏颂：樱桃处处有，而洛中的最好。朱樱，成熟后颜色深红。紫樱，果实表面带黄点，是最好吃的。蜡樱、樱珠，味道都不如紫樱。

李时珍：樱桃树不太高，叶团，有尖，带细齿。初春开白花，三月份果实成熟，一枝上能结数十颗。

气味 味甘，性热、涩。无毒。

主治 《名医别录》：调中，益脾气，令人好颜色，美志。

孟诜：止泄精、水谷痢。

发明 寇宗奭：小儿吃多了，无不作热。此

果得正阳之气，先于诸果成熟，所以性热。

朱震亨：樱桃性大热，又发湿气。患有热病及喘嗽的病人，吃后病情会加重，甚至危及生命。

附 樱桃叶

气味 味甘，性平，无毒。

主治 苏颂：蛇咬伤，捣汁内服并外敷。

附 樱桃枝

主治 李时珍：治疗雀斑黓，可以和紫萍、牙皂、白梅肉一起研磨调和，天天用来洗脸。

附 樱桃花

主治 李时珍：面黑粉滓。

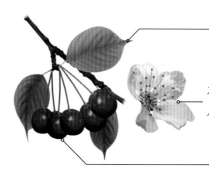

叶卵形或长圆状卵形，有锯齿。

花白色，花序伞房状或近伞形。

果实近球形，红色。

山果类

银杏

释名 白果、鸭脚子。

集解 李时珍：银杏树高二三丈。叶薄有纹理，有裂缺，表面绿色，背后色淡。二月开成簇的青白色花，花开即落。一枝能结果数百。银杏核两头尖，三棱为雄，二棱是雌。果仁嫩的时候是绿色，日久变黄。只有雌雄两树相对种下才能结果。寿命很长，木质白腻。

附 银杏核仁

气味 味甘、苦，性平、涩，无毒。

主治 李时珍：熟食，温肺益气，定喘嗽，缩小便，止白浊。生食，降痰，消毒杀虫。嚼浆，涂抹鼻面手足，祛齇疱、黚黵、皴皱，及疥癣疳䘌阴虱。

发明 李时珍：银杏，气薄味厚，性涩能收敛，色白属金，能入肺经。生的捣碎后能洗去油腻，所以能祛痰浊。因为银杏属阴毒之物，故能杀虫消毒。但不可多食，否则令人气壅腹胀昏顿。

附方 寒嗽痰喘：取白果七个煨熟，再用熟艾做成七丸，每个白果都塞入丸内，然后用纸包裹住煨香。最后去掉艾吃白果。

哮喘痰嗽：鸭掌散，用银杏五个，麻黄二

果部

钱半，炙甘草二钱，加水一盅半，煎取八分，卧时服用。

咳嗽失声：白果仁四两，白茯苓二两，桑白皮二两，炒乌豆半升，以及蜜半斤，煮熟晒干为末，用乳汁半碗拌湿，经过九蒸九晒，作丸如绿豆大。每次服三五十丸，以白汤送服。

赤白带下：白果五钱，莲肉五钱，江米五钱，胡椒一钱半，同研为末。将乌骨鸡内脏去

掉后纳入药，用瓦器煮烂。空腹食用。

肠风脏毒：银杏四十九枚，去壳研末，加入百药煎末调和，丸弹子大。每次空腹嚼服二三丸，米饮送下。

种子多为近球形，成熟时黄色或橙黄色。

叶扇形，有长柄。

山果类

胡桃

释名 羌桃、核桃。

苏颂：此果本出产羌胡，汉时张骞出使西域得种还。后植于秦中、东土，所以得名。

集解 李时珍：胡桃，树高丈余。初春发叶，长四五寸，两两相对，气味难闻。三月份开花，长苍黄色的穗。秋天结果，成熟后沤烂皮肉，取用果核。

附 胡桃仁

气味 味甘，性平、温，无毒。

主治 孟诜：食之令人能食，通润血脉，骨肉细腻。

苏颂：治损伤、石淋。同破故纸蜜丸服，补下焦。

李时珍：补气养血，润燥化痰，益命门，利三焦，温肺润肠，治虚寒喘嗽，腰脚重痛，心腹疝痛，血痢肠风，散肿毒，发痘疮，制铜毒。

发明 李时珍：胡桃仁味甘气热，皮涩肉润。近代医方，常用它治疗痰气喘嗽、醋心及疠风等病。有胡桃仁吃多了会导致吐水、吐食、脱眉，以及与酒同吃会导致咯血的说法，不过未必尽然。但胡桃性热，能入肾肺，痰火积热的人，的确不适合多吃。

附 油胡桃

气味 味辛，性热，有毒。

主治 李时珍：杀虫攻毒，治痈肿疠风、疥癣、杨梅疮、白秃诸疮。润须发。

附方 胡桃丸：用胡桃仁四两，捣成膏状，加破故纸四两，杜仲四两，萆薢末四两。杵匀后，丸梧桐子大。每次空腹以温酒或者盐汤吞服五十丸。

久嗽不止：核桃仁五十个，煮熟后去皮。再取人参五两，以及麸炒汤浸去皮的杏仁三百五十个。将上述药材研匀后，加入炼蜜，为丸梧桐子大。空腹时细嚼一丸，以人参汤送服。睡前再服一丸。

眼目昏暗：四月内取被风吹落的小胡桃，每天午时吃饱后，用无根水吞下，立刻仰卧，待鼻孔中有泥腥气散出为度。

附 胡桃树皮

主治 《开宝本草》：止水痢。皮汁沐头染发至黑，煎水，可染褐色。

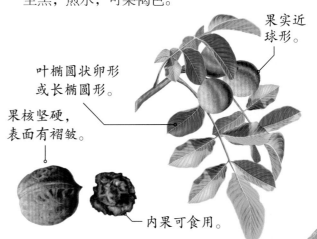

果实近球形。

叶椭圆状卵形或长椭圆形。

果核坚硬，表面有褶皱。

内果可食用。

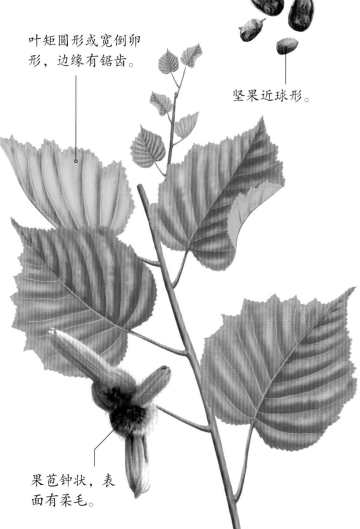

叶矩圆形或宽倒卵形，边缘有锯齿。

坚果近球形。

果苞钟状，表面有柔毛。

山果类

榛

释名 亲。

李时珍：按《礼记》郑玄注，关中甚多此果。关中，秦地也。榛字从秦，所以取此意。

集解 苏颂：榛树丛生，果实大小像杏仁，形状、颜色像栗子。

李时珍：榛树，冬末开花，一条条垂下来，长二三寸。二月发叶，多皱纹，边有细齿。果实作苞三五成簇，一苞结一果，果实下壮上锐，初生青色，成熟褐色，果壳坚厚，果仁白而圆。

附 榛仁

气味 味甘，性平，无毒

主治 《开宝本草》：益气力，实肠胃，使人不饥健行。

大明：止饥，调中开胃，甚验。

山果类

橡实

释名 橡斗、皂斗、栎梂、柞子、芧、栩。

集解 李时珍：栎有两种，一种是不结果实的，叫棫。一种是结果的，叫栩，结的果实叫橡。二者树叶像槠叶，木质纹理皆斜勾。四、五月开黄花。果实有尖。蒂上带斗。果仁如同老莲肉，俭年人采为饭。北方橡树高二三丈，木质硬而重，有斑纹，可作柱栋之材。

修治 雷敩：霜后收集去壳，从巳时蒸到未时，锉成五片，晒干用。

气味 味苦，性微温，无毒。

主治 苏恭：下痢，厚肠胃，使人健壮。

大明：涩肠止泻。煮食，止饥，用于歉年。

发明 李时珍：树结的实就是橡果。荒年人们都用来充饥。古时，挚虞进南山，饿了便食橡实充饥。唐代杜甫客居秦州时，也曾采食橡、栗。

附方 水谷下痢：橡实二两，炙楮叶一两，同研末。每次服一钱，食前用乌梅汤调服。

痔疮出血：橡子粉一升，糯米粉一升。将

两者炒黄，以滚水调制成果子，放到饭上蒸熟食用。四五次就能生效。

石痈坚硬：用橡子一枚，在青石上以醋磨汁，涂抹患处。干则换。

附 橡实斗壳

(修)(治) 大明：入药应该捣细，炒焦或烧存性研用。

(气)(味) 性温，涩，无毒。

(主)(治) 苏恭：为散及煮汁服，止下痢。并可染皂。

大明：止肠风，崩中带下，冷热泄痢。

(附)(方)**肠风下血**：将空的橡斗子壳，用白梅肉填满，再把两半壳合定，用铁线扎住，煅存性研末。每次服用二钱，米汤下。

风虫牙痛：橡斗五个，在内部加入盐；另取皂荚一条，内部放入盐，同煅过研末。每天擦三五次，用荆芥汤漱口。

附 橡木皮、橡树根皮

(气)(味) 味苦，性平，无毒。

(主)(治) 陈藏器：恶疮，因风犯露致肿者，煎汁日洗，令脓血尽乃止。亦治痢。

大明：止水痢，消瘰疬。

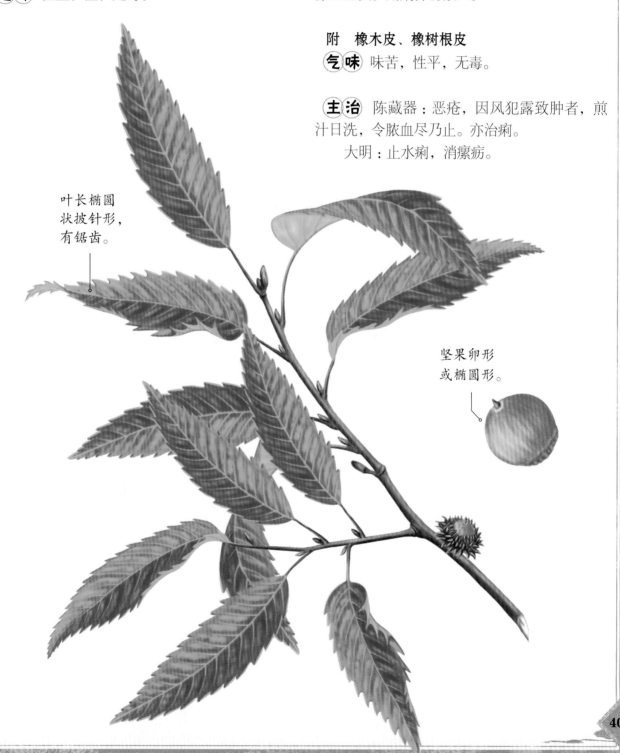

叶长椭圆状披针形，有锯齿。

坚果卵形或椭圆形。

夷果类

橄榄

释名 青果、忠果、谏果。

李时珍：据王祯云，其味苦涩，久之回甘。比之忠言逆耳，所以名为谏果。

集解 孟诜：橄榄实，长寸许，先生的果实下垂，而后生的渐渐向高层生长。生食味道较酸，蜜渍后味极甜。

李珣：树高丈余，叶子酷似榉柳。二月开花，八月成实，状如长枣，两头尖，颜色青。核，两头尖而有棱，核内有三窍，窍中有仁，可以食用。

附 橄榄实

气味 味酸、甘，性温，无毒。

主治 《开宝本草》：生食、煮饮，并消酒毒，解鳇鲐鱼毒。

寇宗奭：嚼汁咽之，治鱼鲠。

苏颂：生食，煮汁，可以解诸毒。

李时珍：生津液，止烦渴，治咽喉疼痛。咀嚼咽汁，能解一切鱼、鳖毒。

发明 李时珍：《名医别录》说，吴江有一富人，食鳜鱼之后被鲠，几乎病死。渔民张九，用急流水调服橄榄核末，骨鲠遂下而愈。现在的人煮河豚、团鱼，均用橄榄，由此可知橄榄能治一切鱼、鳖之毒。

附方 唇裂生疮：炒橄榄末，用猪脂调和，涂敷患处。

牙齿风疳：将橄榄烧研成末，加麝香少许，贴敷患处。

下部疳疮：橄榄烧存性，研末，用油调敷。

或者加孩儿茶等分。

附 榄仁

气味 味甘，性平，无毒。

主治 《开宝本草》：唇吻燥痛，研烂敷之。

附 榄核

气味 味甘，性温，涩，无毒。

主治 李时珍：核磨汁服用，主治各种鱼骨鲠，食鲙成积。又治疗小儿痘疮倒靥。烧研服之，治下血。

附方 肠风下血：橄榄核，灯上烧存性研末。每服二钱，以陈米饮调下。

阴肾癫肿：橄榄核、荔枝核、山楂核等分，烧存性，研末。空腹以茴香汤调服二钱。

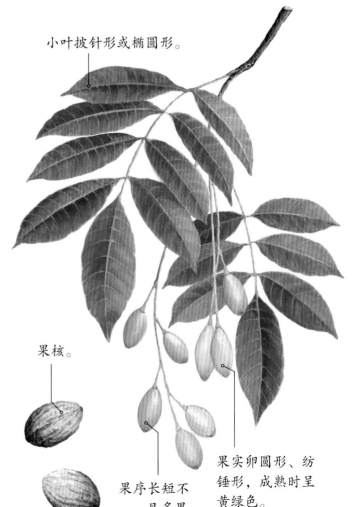

小叶披针形或椭圆形。

果核。

果序长短不一，具多果。

果实卵圆形、纺锤形，成熟时呈黄绿色。

果部

荔枝

释名 离枝、丹荔。

李时珍：据白居易云，若离本枝，一日色变，三日味变，所以离支之名取此义。

集解 苏颂：荔枝树高两三丈。枝叶繁盛，四季不凋，开青白色花。果实双生，外壳有皱纹，初生色青，成熟变红。果肉颜色润白，甜美多汁。夏至果实成熟，都变成红色。

附 荔枝实

气味 味甘，性平，无毒。

主治《开宝本草》：止渴，益人颜色。

孟诜：通神，益智，健气。

李时珍：治瘰疬瘤赘，赤肿疔肿，发小儿痘疮。

发明 朱震亨：荔枝属阳，能散除人体的无形滞气，所以消瘤灭赘，赤肿病患者宜食。

附方 疔疮恶肿：用荔枝五个或三个，不用双数，以狗粪中米淘净，研末，再与糯米粥同研磨成膏。摊在纸上贴在患处，留一孔，以便毒气发散。

呃逆不止：荔枝七个，连皮核一同烧存性，为末。以白汤调服即可。

附 荔核

气味 味甘，性温，涩，无毒。

主治 寇宗奭：心痛、小肠气痛，以一枚煨存性，研末，新酒调服。

李时珍：治癫疝气痛，妇女血气刺痛。

附方 妇人血气：荔枝核烧存性，取半两。再取炒香附子一两，同研末。每服二钱，可用盐汤，或者米饮调服。

疝气癫肿：取荔枝核四十九个，陈皮连白九钱，硫黄四钱，共研成末，盐水打面糊丸绿豆大。痛时，空腹用酒送下九丸。

附 荔枝壳

主治 李时珍：痘疮出不爽快，煎汤饮之。又解荔枝热，浸水饮。

附方 赤白痢：荔枝壳、炒橡斗壳、炒石榴皮、炙甘草等分，每服取半两，添水一盏半，煎取七分。温服，每天二服。

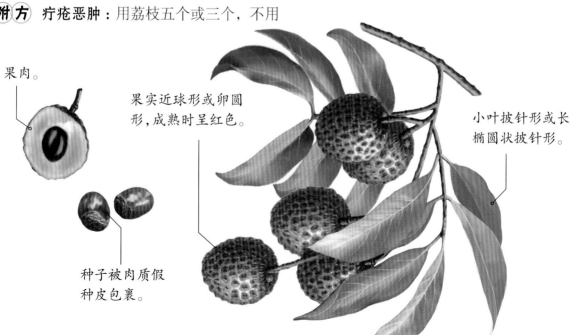

果肉。

果实近球形或卵圆形，成熟时呈红色。

小叶披针形或长椭圆状披针形。

种子被肉质假种皮包裹。

夷果类

龙眼

释名 龙目、圆眼、益智、亚荔枝、荔枝奴。
苏颂：荔枝才过，龙眼即熟，所以南人视为荔枝奴。

集解 苏颂：嵇含在《南方草木状》中提到，树像荔枝，枝叶微小。春末夏初开细白花。七月果实成熟，壳青黄色，圆形有纹理，大如弹子。核若木桵子。龙眼肉薄，色白多汁，味道甘甜。

附　龙眼实

气味 味甘，性平，无毒。

主治 李时珍：开胃益脾，补虚长智。
发明 李时珍：荔枝性热，但龙眼性平和。《济

生方》中，治思虑劳伤的归脾汤，用的就是龙眼。龙眼味甘归脾，能够益人心智。

附　龙眼核

主治 李时珍：取六枚龙眼核，配胡椒二七枚研末。出汗时擦涂，可治狐臭。

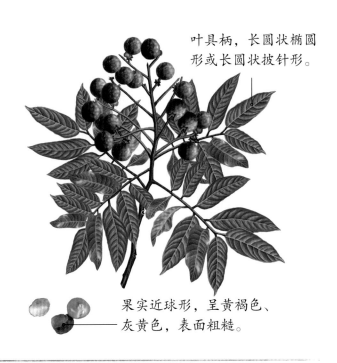

叶具柄，长圆状椭圆形或长圆状披针形。

果实近球形，呈黄褐色、灰黄色，表面粗糙。

夷果类

五敛子

释名 五棱子、阳桃。
李时珍：南有呼"棱"为"敛"。

集解 李时珍：五敛子出于岭南及闽中。闽人称阳桃。其大如拳头，色青黄润绿，形状十分诡异，上有五棱像刻过的一样。皮肉脆软，其味道初尝酸，久尝则甜，其核如柰。五月熟后可采，十月后再次熟。可以蜜渍之，味道酸甜可口。

附　五敛子实

气味 味酸、甘，性平，涩，无毒。

主治 李时珍：风热，生津止渴。

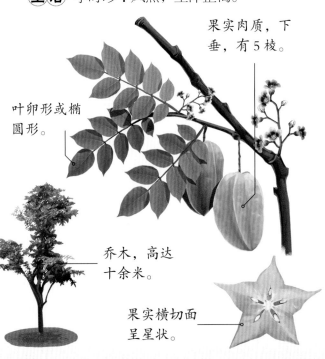

果实肉质，下垂，有5棱。

叶卵形或椭圆形。

乔木，高达十余米。

果实横切面呈星状。

果部

夷果类

海松子

释名 新罗松子。

集解 李时珍：海松子出自辽东及云南一带。其树与中国松树差不多。五叶一丛，球内结巴豆大的子，有三棱，一头很尖，富含油脂。

附 海松子仁

气味 味甘，性小温，无毒。

主治 《开宝本草》：骨节风，头眩。去死肌，变白。散水气，润五脏。不饥。

李时珍：润肺，治燥结咳嗽。

附方 小儿寒嗽：用松子仁五个，炒百部三

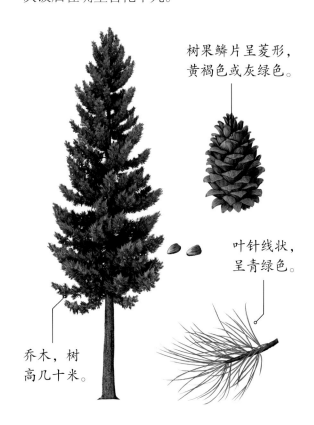

树果鳞片呈菱形，黄褐色或灰绿色。

叶针线状，呈青绿色。

乔木，树高几十米。

果部

夷果类

无花果

释名 映日果、优昙钵、阿驵。

集解 李时珍：无花果折枝便可插种。枝丫像枇杷树。三月生叶，五月不开花而结果实，内里虚软。果实熟后变紫，软烂味甜。

附 无花果实

气味 味甘，性平，无毒。

主治 汪颖：开胃，止泄痢。

李时珍：治五痔和咽喉痛。

附 无花果叶

气味 味甘、微辛，性平，有小毒。

主治 朱震亨：五痔肿痛，煎汤频熏洗之，取效。

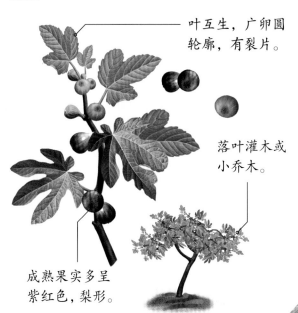

叶互生，广卵圆轮廓，有裂片。

落叶灌木或小乔木。

成熟果实多呈紫红色，梨形。

夷果类

槟榔

释名 宾门、仁频、洗瘴丹。

李时珍：《南方草木状》言，凡贵胜族客，必先呈此果，所以有此名。

集解 苏颂：槟榔树高五七丈，树干正直无枝。皮似青桐，叶大如盾头。果实从叶中生出，旁边长有棘针样刺。一个子房中结数百个有皮壳的果实。果实春天结成，夏天成熟，壳中有肉，颜色润白。

附 槟榔子

修治 雷敩：药用白槟，应选形态存坐稳正，果心坚实而有锦纹的。用刀刮去底，细细切碎

叶狭长披针形，羽片状。

果实长圆形或卵球形。

茎直立，十几米至几十米高。

种子卵形。

使用。勿令经火，恐失药力。

气味 味苦、辛，性温，涩，无毒。

主治 《名医别录》：消谷逐水，除痰癖，杀三虫、伏尸，疗寸白。

苏恭：治腹胀，生捣末服，利水谷道。敷疮，生肌肉止痛。烧灰，敷口吻白疮。

甄权：宣利五脏六腑壅滞，破胸中气，下水肿，治心痛积聚。

李时珍：治泄痢后重，心腹诸痛，大小便气秘，痰气喘急。疗诸疟，御瘴疠。

发明 张元素：槟榔味厚气轻，沉而降，属阴中之阳。苦以破滞，辛以散邪，能泄胸中至高之气，使之下行。其性沉重，能坠诸药至于下极，所以治疗诸气、后重如神。

李时珍：罗大经《鹤林玉露》记载，岭南一带人，以槟榔代替茶饮，以抵御瘴气。其功效有四：一使人兴奋如醉；二使醉人醒酒；三能使饥饿的人很快感觉饱；四能使吃饱的人很快消化。

附方 伤寒结胸：槟榔二两，酒二盏，煎取一盏，分两次服。

脚气胀满：用槟榔仁为末，将槟榔壳煎汁，或者用茶饮、苏汤、豉汁调服二钱。效果很好。

小便淋痛：以面煨槟榔，赤芍药各半两，同研末。每服三钱，入灯心草水煎，空腹服用，每天二服。

诸虫在脏：槟榔半两炮，为末。每服一钱至二钱，空腹用葱、蜜煎汤调服。

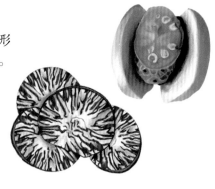

夷果类

椰子

释名 越王头、胥余。

集解 苏颂：郭义恭的《广志》记载，椰子树干高数丈，没有枝条，叶子全在树干末端，果实垂挂在枝叶之间。果实外面包裹粗皮，皮下是坚硬的壳子，圆而略长。壳内有半寸厚的白色果肉，果肉里面就是果汁，清凉可口。

附 椰子瓤

气味 味甘，性平，无毒。

主治 《开宝本草》：益气。
汪颖：治风。
李时珍：食之不饥，令人面泽。

附 椰子浆

气味 味甘，性温，无毒。

主治 《开宝本草》：止消渴。涂头，益发令黑。
李珣：治吐血水肿，祛风热。

附 椰子皮

气味 味苦，性平，无毒。

主治 《开宝本草》：止血，疗鼻衄。吐逆霍乱，煮汁饮服。
李时珍：治卒心痛，烧存性，研，以新汲水服一钱，极验。

附 椰子壳

主治 李时珍：杨梅疮筋骨痛。烧存性，临时炒热，以滚酒泡服二三钱，暖覆取汗，其痛即止，神验。

果部

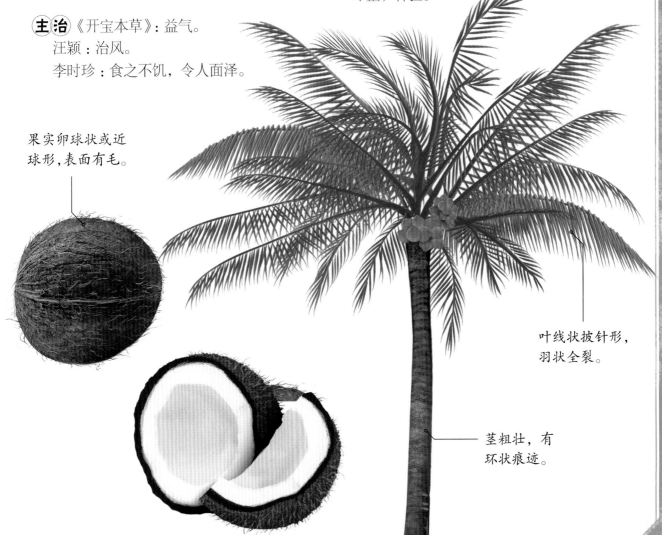

果实卵球状或近球形，表面有毛。

叶线状披针形，羽状全裂。

茎粗壮，有环状痕迹。

主治 陈藏器：补中益气，除痰嗽，补虚损，美容颜，令人肥健。

无漏子

释名 千年枣、万年枣、海枣、波斯枣、番枣、金果。

集解 苏颂：刘恂《岭表录异》中提到，广州有一种波斯枣，木无旁枝，直高三四丈，树顶有向四方伸出的十几枝杈，当地人称为海棕木。三五年一结子，每朵有二三十颗，很像北方的青枣，但比青枣小。

附 无漏子实

气味 味甘，性温，无毒。

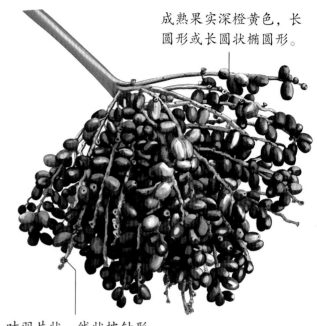

成熟果实深橙黄色，长圆形或长圆状椭圆形。

叶羽片状，线状披针形。

桃榔子

释名 木名姑榔木、面木、董棕、铁木。

集解 李时珍：两广、交趾、四川等地都有桃榔。郭义恭的《广志》中提到，桃榔树干粗大笔直，高五六丈，没有旁枝。树顶长有数十片叶子。桃榔树木理坚硬，砍进数寸能得到可以食用的赤黄色粉末。

附 桃榔子

气味 味苦，性平，无毒。

主治 《开宝本草》：破宿血。

附 桃榔子面

气味 味甘，性平，无毒。

主治 李珣：用来烙饼味道极美，使人不饥，补益虚羸损乏，腰脚无力。久服轻身辟谷。

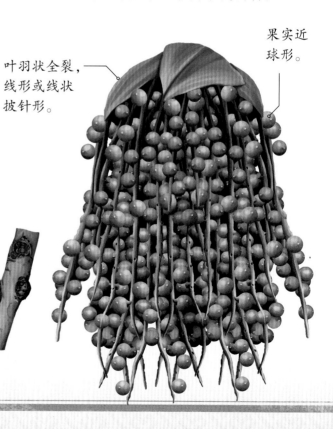

果实近球形。

叶羽状全裂，线形或线状披针形。

果部

夷果类

波罗蜜

释名 曩伽结。

李时珍：波罗蜜，梵语。

集解 李时珍：交趾、南邦、岭南、滇南诸地都有。树高五六丈。叶子特别光亮洁净，冬夏不凋。树至斗大，不开花就结冬瓜大小的果实，多的有十多枚。果实外面有厚皮包裹，上面有软刺。五、六月成熟。每颗重五六斤，剥去皮壳，就是层层叠叠的果肉，味道甜美。果实里面有几百个核，核仁如枣，可以煮吃或炒吃，味道很好。

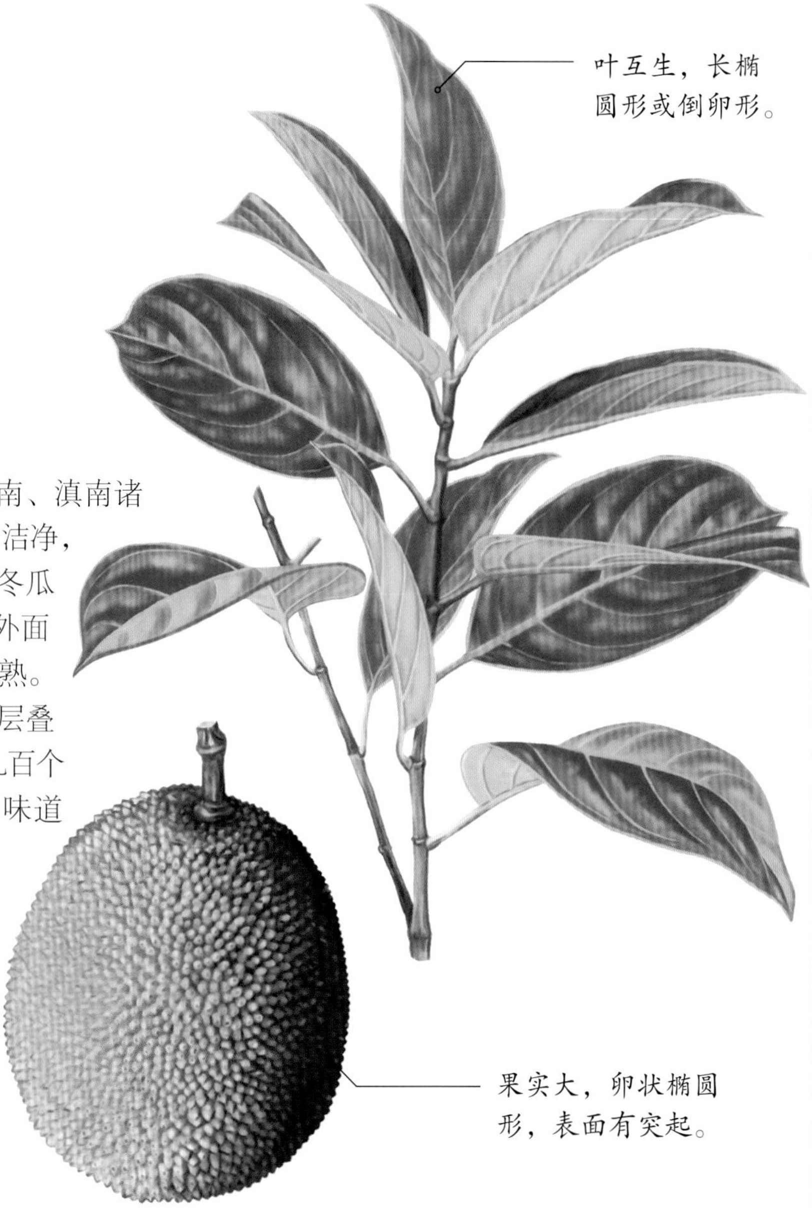

附 波罗蜜瓤

气味 味甘、香、微酸，性平，无毒。

主治 李时珍：止渴解烦，醒酒益气，令人悦泽。

附 波罗蜜核中仁

主治 李时珍：补中益气，令人不饥轻健。

叶互生，长椭圆形或倒卵形。

果实大，卵状椭圆形，表面有突起。

夷果类

麂目

释名 鬼目。

陈藏器：此出岭南，状如麂目，得名。后人讹为鬼目。

集解 李时珍：刘欣期《交州记》中提到，交趾、九真、武平、兴古各处出鬼目。鬼目树高大似棠梨，叶子像楮，树皮白色。二月开花连子，大像木瓜，小如梅李。七、八月成熟，色黄味酸，用蜜浸后很好吃。

气味 味酸、甘，性小冷，无毒。

主治 陈藏器：多食，发冷痰。

百虫入耳：椒末一钱，加醋半盏，浸泡一段时间，取少量滴入耳中，虫自己就会出来。

味果类

秦椒

释名 大椒、檓、花椒。

集解 苏恭：秦椒的树干、茎叶、果实都像蜀椒，只是味淡果小。

李时珍：秦椒就是花椒。原产于秦地，现在处处可种，生命力很强。秦椒叶子对生，尖而有刺。四月开小花，五月结果实。果实初生时发青，成熟就变成红色。

附 椒红

气味 味辛，性温，有毒。

主治 《神农本草经》：除风邪气，温中，祛寒痹，坚齿发，明目。久服轻身好颜色，耐老增年通神。

《名医别录》：疗喉痹吐逆疝瘕，去老血，产后余疾腹痛，出汗，利五脏。

孟诜：治上气咳嗽，久风湿痹。

甄权：治恶风遍身，四肢瘆痹，口齿浮肿摇动，女人月闭不通，产后恶血痢，多年痢，疗腹中冷痛。生毛发，灭瘢。

朱震亨：能下肿湿气。

附方 **膏疸尿多**：用秦椒一分出汗，取瓜蒂二分，研末。以水调服方寸匕，每天三服。

手足心肿：秦椒和盐等分，为末，用醋调和，敷于患处即好。

损疮中风：用面做馄饨，包秦椒为馅，放到灰里烧热，断使开口，封在疮上，冷即更换。

久患口疮：秦椒去闭口者，用水洗面拌，煮成粥，空腹吞服，用饭压下。重者可以再服，直到病愈。

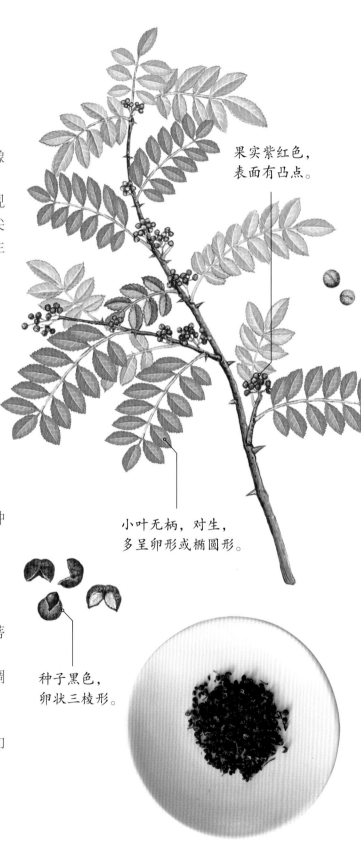

果实紫红色，表面有凸点。

小叶无柄，对生，多呈卵形或椭圆形。

种子黑色，卵状三棱形。

果部

412

胡椒

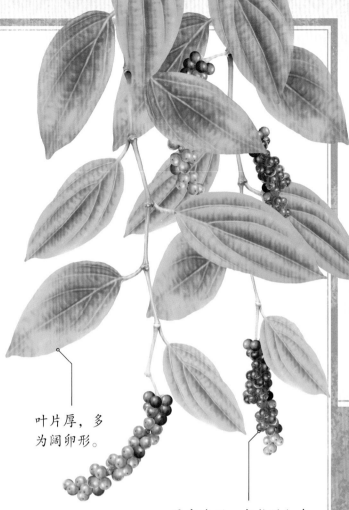

叶片厚，多
为阔卵形。

果实球形，成熟时红色。

释名 味履支。

集解 李时珍：胡椒，南番诸国及交趾、滇南、海南等地都有。附着树干或他物蔓生。叶子形似扁豆。正月开黄白花，结实很多，形状像梧桐子，无核。初生青色，成熟后变红。四月成熟，五月采收，晒干后有褶皱。

附 胡椒实

气味 味辛，性大温，无毒。

主治 李珣：祛胃口虚冷气，宿食不消，霍乱气逆，心腹卒痛，冷气上冲。

大明：调五脏，壮肾气，治冷痢。杀一切鱼、肉、鳖、蕈毒。

李时珍：暖肠胃，除寒湿，治反胃虚胀，冷积阴毒，牙齿浮热作痛。

发明 寇宗奭：胡椒能够祛胃中寒痰，治食后吐水。大肠寒滑也可用胡椒，但须佐以他药，过量则走气。

朱震亨：胡椒属火性燥。食之使人胸膈爽快，久用伤脾胃肺气。牙痛可用胡椒和荜茇发散其中的浮热。

李时珍：胡椒大辛热，纯阳之物。宜肠胃寒湿者。

附方 心下大痛：用椒四十九粒和乳香一钱，研匀。男用生姜酒送服，女用当归酒送服。

赤白下痢：胡椒、绿豆各一岁一粒，同研为末，糊丸梧桐子大。红用生姜送服，白用米汤送服。

小儿虚胀：塌气丸，取胡椒一两，加入

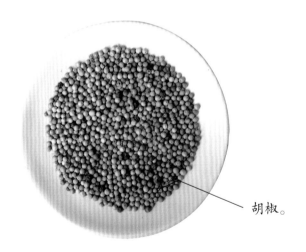

胡椒。

蝎尾半两，一同研末，以面糊丸粟米大。每服五七丸，陈米饮送服。

惊风内钓：胡椒、木鳖子仁等分，研末，用醋调黑豆末，合杵捣，丸绿豆大。每次服三四十丸，荆芥汤送服。

发散寒邪：取胡椒七粒，丁香七粒，一起碾碎，加葱白捣成膏，涂抹在两手心，合掌握定，放在大腿内侧，温覆出汗便可痊愈。

果部

李时珍：暖脾胃，止呕吐哕逆。

味果类

荜澄茄

释名 毗陵茄子。
李时珍：此名为番语。

集解 苏颂：春夏长叶，青滑可爱，果实比梧桐子稍大。八、九月可采。
李时珍：海南诸番都产有荜澄茄。与胡椒是一类二种。蔓枝生长，春季开白花，夏季结黑色果实。

修治 雷敩：凡采得，去掉荜澄茄的柄和皱皮，用酒浸从巳时蒸至酉时，杵细晒干，可入药。

附 荜澄茄实

气味 味辛，性温，无毒。

主治 陈藏器：下气消食，祛皮肤风，心腹间气胀，令人能食。能染发香身。
大明：治一切冷气痰癖，霍乱吐泻，肚腹痛，肾气膀胱冷。

附方 **脾胃虚弱**：荜澄茄为末，以姜汁打神曲糊，丸梧桐子大。每次以姜汤送服七十丸，每天两次。
反胃吐食：用荜澄茄为末，以米糊丸梧桐子大。每次以姜汤送服三四十丸，每天一次。病好后服三百帖平胃散。
伤寒咳逆：荜澄茄、高良姜等分，研末。每服二钱，煎药时添水六分，煎十沸，加入少许酢后服用。
鼻塞不通：荜澄茄丸，荜澄茄半两，薄荷叶三钱，荆芥穗一钱半，一起研末，和蜜丸芡子大。经常放到口中含咽。

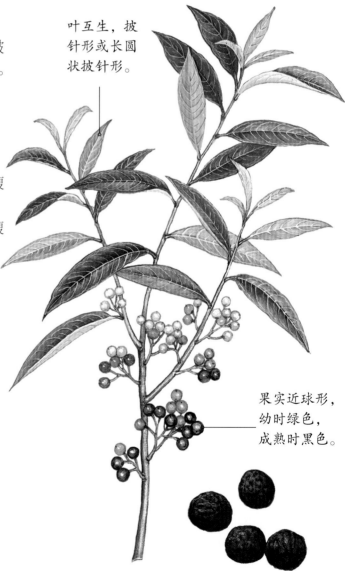

叶互生，披针形或长圆状披针形。

果实近球形，幼时绿色，成熟时黑色。

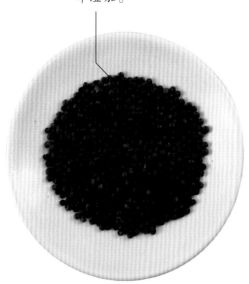

荜澄茄。

味果类

吴茱萸

释名 陈藏器：南北方都有茱萸，但吴地的入药较好，所以叫吴茱萸。

集解 苏颂：吴茱萸树高丈余，树皮青绿。叶子宽阔厚实，呈紫色。三月开红紫色的小细花。七、八月结实，初生微黄，成熟之后就变成深紫色。

李时珍：茱萸的枝条柔软粗厚，叶子长而皱，在梢头结果成簇，但没有核。小者入药为胜。

修治 雷敩：凡使去掉叶梗，每十两茱萸配二两盐，浸入四斗东流水中，分作一百度洗之，自然无涎。晒干后即可入丸、散使用。

气味 味辛，性温，有小毒。

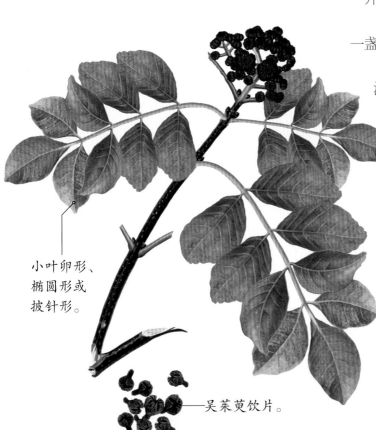

小叶卵形、椭圆形或披针形。

—— 吴茱萸饮片。

主治《神农本草经》：温中下气，止痛，除湿血痹，逐风邪，开腠理，咳逆寒热。

《名医别录》：利五脏，祛痰冷逆气，饮食不消，治心腹诸冷绞痛，中恶心腹痛。

甄权：霍乱转筋，胃冷吐泻腹痛，产后心痛，治遍身瘀痹刺痛，腰脚软弱，利大肠壅气，肠风痔疾，杀三虫。

大明：下产后余血，治肾气、脚气水肿，通关节，起阳健脾。

孟诜：主痢，止泻，厚肠胃，肥健人。

发明 张元素：气味俱厚，浮而降，阳中阴也。它有三种用途：祛胸中逆气满塞，止心腹感寒疠痛，消宿酒。

李时珍：茱萸性辛热，能散能温。性苦热，能燥能坚。因而茱萸所治之症，都是取其散寒温中、燥湿解郁的功效。

附方 阴毒伤寒：四肢逆冷。用茱萸一升，以酒拌湿，分别包到两个绢袋里，蒸至极热，交替热敷脚心。待气透痛止。

寒疝往来：吴茱萸一两，生姜半两，清酒一升，煎温后分服。

转筋入腹：炒茱萸二两，添酒二盏，煎取一盏，分两次服。

多年脾泄：泡过的吴茱萸三钱，入水煎汁，添加少许盐，通口服。本方暖膀胱，分解清浊。

赤痢脐痛：茱萸合黑豆汤吞服即可。

产后盗汗：取茱萸一鸡子大，酒三升，渍半日，煮后服用。

牙齿疼痛：每天用茱萸煎酒，漱口。

肩疽白秃：先将盐腌的吴茱萸炒过，研末，醋调涂患处。

附 吴茱萸根及白皮

主治《神农本草经》：杀三虫。

《名医别录》：治喉痹咳逆，止泄注，消积食，女子产后余血。疗白癣。

茗

释名 苦檫、槚、荈。

苏颂：郭璞云，早采为茶，晚采为茗，一名荈，蜀人称苦茶。

集解 苏颂：福建、浙江、四川、湖北、江西一带山中皆有，通常称之为茶。春中生嫩叶，蒸焙去掉苦水，取叶末可饮用。烂石间生长的是上等，黄土里生长的是下等。阳崖阴林生长的，紫色的是上等，绿色的次之。笋状的是上等，芽状的次之。叶卷曲的是上等，舒展的次之。

李时珍：茶的子正圆色黑。子仁入口，初时甜而后苦戟人喉。二月下种。怕见太阳和水。清明前采摘的是上品，谷雨前采摘的次之。

附 茗叶

气味 味苦、甘，性微寒，无毒。

主治《神农食经》：瘘疮，利小便，祛痰热，止渴，令人少睡，有力悦志。

苏恭：下气消食。做饮，加茱萸、葱、姜良。

陈藏器：破热气，除瘴气，利大小肠。

吴瑞：炒后煎汁饮用，治热毒赤白痢。同芎䓖、葱白煎饮，可止头痛。

李时珍：浓煎，吐风热痰涎。

发明 李时珍：茶苦而寒，阴中之阴，性沉降，最能降火。火能致百病，火降则上清。温饮寒气下降，热饮借火气而升散。兼解酒食之毒，使人神思清爽。但虚寒和血弱的人，若经常饮茶，则会伤损脾胃，导致痰饮、痞胀、痿痹、黄瘦、呕逆、洞泻、腹痛、疝瘕各种内伤。

附方 热毒下痢：取好茶一斤，炙后捣成末，浓煎一二盏服用。久患痢者，也能服用。

大便下血：取细茶半斤，碾成末，川百药煎五个烧存性。每次服二钱，以米饮送服，每天两服。

产后秘塞：以葱涩调和蜡茶末，制成丸百丸，以茶送服，大便自会通畅。忌用大黄。

解诸中毒：芽茶和白矾等分，碾末，用冷水调服。

风痰颠疾：茶芽、栀子各一两，煎取浓汁一碗饮服。良久探吐。

附 茶子

气味 味苦，性寒，有毒。

主治 李时珍：喘急咳嗽，祛痰垢。捣仁洗衣，可除油腻。

附方 上气喘急：茶子、百合等分，为末，制成梧桐子大的蜜丸。每次用新汲水送服七丸。

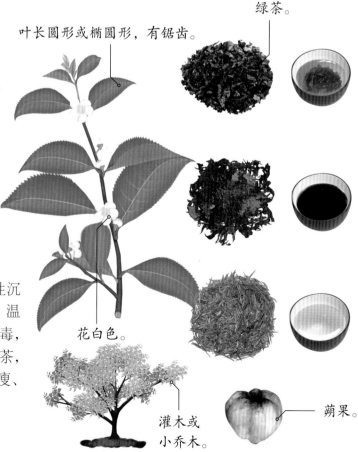

绿茶。

叶长圆形或椭圆形，有锯齿。

花白色。

灌木或小乔木

蒴果。

甜瓜

释名 甘瓜、果瓜。

李时珍：按王祯云，瓜类不同，其用有二：供果的为果瓜，如甜瓜、西瓜。供菜的为菜瓜，如胡瓜、越瓜。又有在木称果，在地称蓏。

集解 李时珍：二、三月下种，五、六月开黄花，六、七月成熟。种类很多，圆、扁、长、尖都有。大有径尺，小只一捻。颜色有纯青、纯绿的，也有带斑、带纹的。瓤分红、白。子有黄、红、白、黑四色。

附　甜瓜瓤

气味 味甘，性寒，滑，有小毒。

主治 《嘉祐补注本草》：止渴，除烦热，利小便，通三焦间壅塞气，治口鼻疮。

发明 寇宗奭：甜瓜解暑，但性冷，容易消损阳气，多食未有不下利者。用皮蜜将其浸泡后收藏，可以治疗深秋作痢。

李时珍：瓜性最寒，曝晒后食之更冷。

附　甜瓜子仁

修治 雷敩：凡收得晒干杵细，用马尾筛筛过成粉，用三层纸裹，压去油留用。

气味 味甘，性寒，无毒。

主治 《名医别录》：腹内结聚，破溃脓血，最为肠胃脾内壅要药。

孟诜：炒食，补中宜人。

李时珍：清肺润肠，和中止渴。

附　甜瓜蒂

释名 瓜丁、苦丁香。

修治 雷敩：凡使只用青绿瓜蒂。待瓜熟蒂落后采集，自然风干收用。

气味 味苦，性寒，有毒。

主治 《神农本草经》：大水，身面四肢浮肿，下水杀蛊毒，咳逆上气，及食诸果，病在胸腹中，皆吐下之。

《名医别录》：去鼻中息肉，治黄疸。

大明：治脑塞热齆，眼昏吐痰。

李时珍：吐风热痰涎，治风眩头痛，癫痫喉痹，头目有湿气。

附方 **太阳中暍**：身热头痛而脉微弱。瓜蒂二七个，水一升，煮取五合，服完取吐便好。

风痫喉风：咳嗽，遍身风疹，急中涎潮等病症。青壮年，用井华水送服瓜蒂末一字。老人、小孩，用量减半。一食顷，含一块砂糖，涎如水出。吐尽食粥一两日。吐涎较多的，用麝香泡汤一盏饮之。

鼻中息肉：每天用陈瓜蒂末，吹鼻三次。病愈即止。

风热牙痛：瓜蒂七枚炒研，调和少许麝香，绵裹咬定，流涎则病愈。

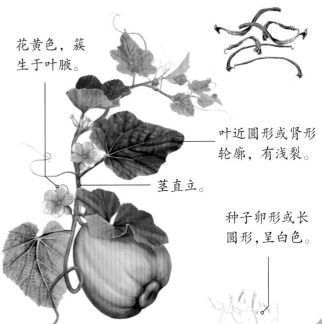

花黄色，簇生于叶腋。

叶近圆形或肾形轮廓，有浅裂。

茎直立。

种子卵形或长圆形，呈白色。

蓏类
西瓜

释名 寒瓜。

李时珍：据胡峤《陷虏记》记载，峤征回纥，得此种归，名叫西瓜。

集解 李时珍：如今南、北方均有种植。二月下种，蔓地而生。花、叶都像甜瓜。七、八月成熟，直径一二尺。皮色青或绿，瓤色有红有白。子色有黄、红、黑、白几种。味道有甜、淡、酸之别。

附　西瓜瓤

气味 味甘、淡，性寒，无毒。

主治 吴瑞：消烦止渴，解暑热。

汪颖：疗喉痹。

宁原：宽中下气，利小水，治血痢，解酒毒。

朱震亨：口含西瓜汁，可治疗口疮。

发明 李时珍：西瓜属生冷之品，会伤脾助湿。《真西山卫生歌》说：瓜桃生冷宜少飧，免致秋来成疟痢。《松漠纪闻》说西瓜性冷，可以降火。

附　西瓜皮

气味 味甘，性凉，无毒。

主治 朱震亨：口、舌、唇内生疮，烧研噙之。

附方 闪挫腰痛：西瓜青皮，阴干研末，以盐酒调服三钱。

食瓜过伤：可以用瓜皮煎汤解决。

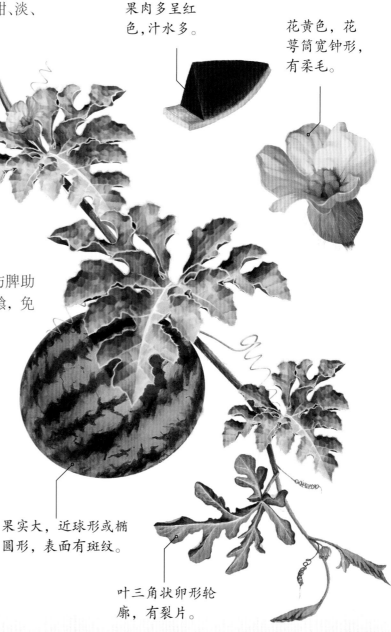

果肉多呈红色，汁水多。

花黄色，花萼筒宽钟形，有柔毛。

果实大，近球形或椭圆形，表面有斑纹。

种子卵形，多呈黑色，有斑纹。

叶三角状卵形轮廓，有裂片。

猕猴桃

寇宗奭：猕猴桃枝条柔弱，长二三丈，附树而生。果实十月成熟，果肉淡绿色，生吃很酸。子色黑细小。

释名 猕猴梨、藤梨、羊桃、木子。

李时珍：其形如梨，其色如桃，猕猴喜吃，所以得名。

集解 马志：猕猴桃生长在山谷间。藤附着树生长，叶圆有毛，皮呈褐色，味道甘美。

附 猕猴桃实

气味 味酸、甘，性寒，无毒。

主治 《开宝本草》：止暴渴，解烦热，压丹石，下石淋。

陈藏器：调中下气，主骨节风，瘫缓不随，长年白发，野鸡内痔病。

附 猕猴桃藤中汁

气味 味甘，性寒，滑，无毒。

主治 陈藏器：热壅反胃，和生姜汁服之。又下石淋。

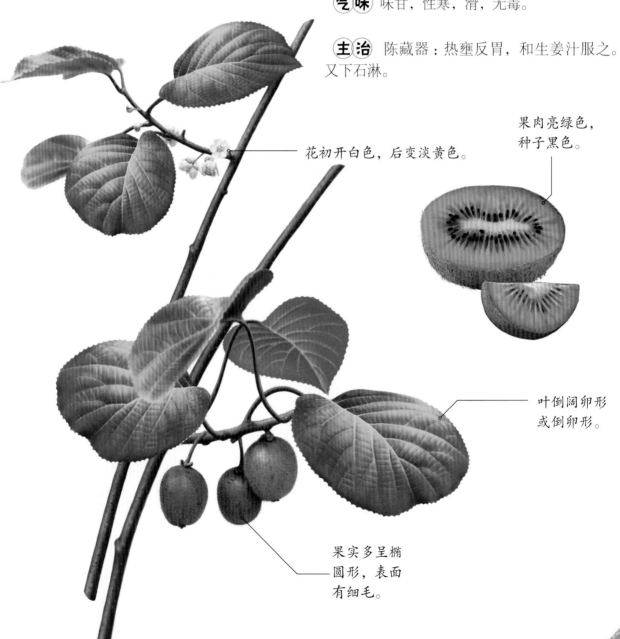

花初开白色，后变淡黄色。

果肉亮绿色，种子黑色。

叶倒阔卵形或倒卵形。

果实多呈椭圆形，表面有细毛。

葡萄

果部

释名 蒲桃、草龙珠。

集解 寇宗奭：不管生长在何地的葡萄，只要熟透皆能酿酒。

李时珍：葡萄，在春天生芽长叶，叶有五尖。蔓长数十丈。三月开黄白色的小花成穗。七、八月成熟，有紫、白二色。蜀中有绿葡萄。云南葡萄大如枣，极甜。西边有无核的琐琐小葡萄。

附 葡萄实

气味 味甘，性平，涩，无毒。

主治 《神农本草经》：除筋骨湿痹，益气倍力强志，令人肥健，耐饥忍风寒。

《名医别录》：逐水，利小便。

甄权：除肠间水，调中治淋。

苏颂：治时气痘疮不出，食之，或研酒饮。

发明 苏颂：魏文帝曾诏群臣说，葡萄甘而不饴、酸而不酢、冷而不寒、味美汁多，能除烦解渴。用来酿酒，则甘于曲蘖，善醉而易醒。

朱震亨：葡萄属土，但有水与木火之性。东南人食用易患热病，而西北人禀气厚，且葡萄能下走渗道，所以食之无害。

附方 除烦止渴：生葡萄捣滤取汁，用瓦器将其熬稠，加少许熟蜜收存。点汤饮甚良。

热淋涩痛：葡萄、生藕、生地黄捣取自然汁，与白沙蜜各取五合。每服一盏，以石器温服。

附 葡萄根、藤、叶

主治 孟诜：煮浓汁细饮，能治呕哕霍乱恶心。孕妇子上冲心，饮之即下。胎安。

李时珍：治疗腰脚疼痛，煎汤淋洗，效果好。饮其汁，利小便，通小肠，消肿满。

附方 水肿：葡萄嫩心十四个，去掉头尾的蝼蛄七个，一起研，露七日，晒干为末。每服半钱，以淡酒调下。

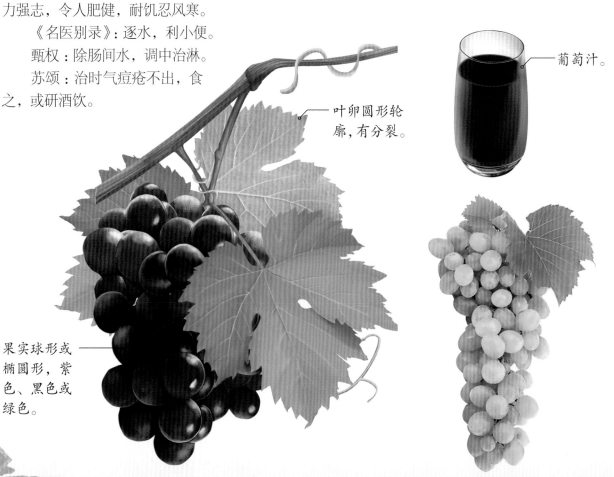

叶卵圆形轮廓，有分裂。

葡萄汁。

果实球形或椭圆形，紫色、黑色或绿色。

甘蔗

释名 竿蔗、薯。

集解 李时珍：甘蔗丛生，都在畦中种植。茎有节似竹而内实，大的几寸粗，六七尺长。叶长三四尺。八、九月采茎。王灼在《糖霜谱》中说，蔗有四色，一种绿嫩薄皮的叫杜蔗，即竹蔗。一种叫西蔗。一种可做砂糖的叫蜡蔗，就是荻蔗。一种只能生食的叫红蔗，就是昆仑蔗。

气味 味甘，性平，涩，无毒。

主治 《名医别录》：下气和中，助脾气，利大肠。

大明：利大小肠，消痰止渴，除心胸烦热，解酒毒。

李时珍：止呕哕反胃，宽胸膈。

发明 李时珍：甘蔗，是脾之果。其浆甘寒，能泻火热。所以《素问》中说，甘蔗甘温除大热。煎炼成糖更甘温，而助湿热，便会积温成热。古人说蔗浆有消渴、解酒之效，却不知经煎炼，能助酒为热，与生鲜浆之性质不同。

附方 发热口干：小便赤涩。咀嚼去皮甘蔗并咽汁。或者饮甘蔗浆亦可。

反胃吐食：用甘蔗汁七升，生姜汁一升，两者和匀，每天细呷。

干呕不息：甘蔗汁温服半升，每日三次。加入姜汁效果更好。

眼暴赤肿：甘蔗汁二合，加黄连半两，一起放入铜器内，以慢火熬煮浓。最后去滓，点眼。

虚热咳嗽：用甘蔗汁一升半，加青粱米四合，放到一起煮粥。每天可以吃两次，对心肺功能有益处。

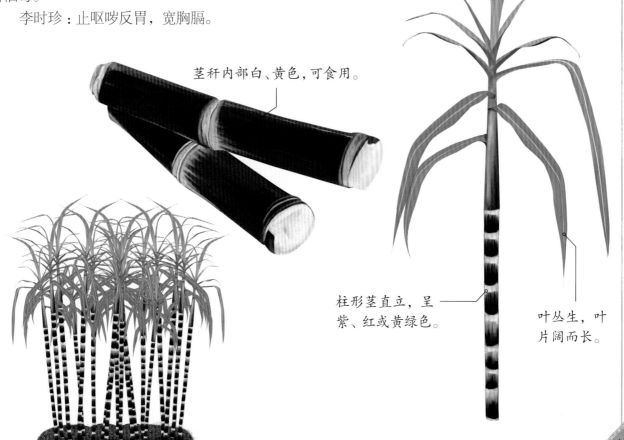

茎秆内部白、黄色，可食用。

柱形茎直立，呈紫、红或黄绿色。

叶丛生，叶片阔而长。

蘡薁

释名 燕薁、婴舌、山葡萄、野葡萄、藤名木龙。

集解 苏恭：蘡薁蔓生。苗、叶都像葡萄但稍小，也有的茎粗如碗口，冬天叶子凋零但藤不死。藤汁味道甘甜，子味道酸甜。

苏颂：蘡薁子生长在江东。果实似葡萄，但比葡萄小，味道稍酸，也能用来酿酒。

李时珍：蘡薁野生林墅之间，亦可插植。其蔓、叶、花、实与葡萄极为相似。果实淡紫色，很圆，比葡萄稍小。

附 蘡薁实

气味 味甘、酸，性平，无毒。

主治 苏恭：止渴，悦色益气。

附 蘡薁藤

气味 味甘，性平，无毒。

主治 苏恭：哕逆，伤寒后呕哕，捣蘡薁藤汁饮用。效果好。

李时珍：止渴，利小便。

附方 呕哕厥逆：蘡薁藤煎汁，慢慢饮用便可。

目中障翳：取水浸过蘡薁藤，吹气取汁，滴眼。

五淋血淋：木龙汤，木龙、竹园荽、淡竹叶、麦门冬（连根苗）、红枣肉、灯心草、乌梅、当归等分，煎汤代茶饮。

附 蘡薁根

气味 味甘，性平，无毒。

主治 李时珍：下焦热痛淋闭，消肿毒。

附方 一切肿毒：赤龙散，野葡萄根晒研为末，水调涂敷患处。

赤游风肿：用野葡萄根捣烂如泥，涂患处则愈。

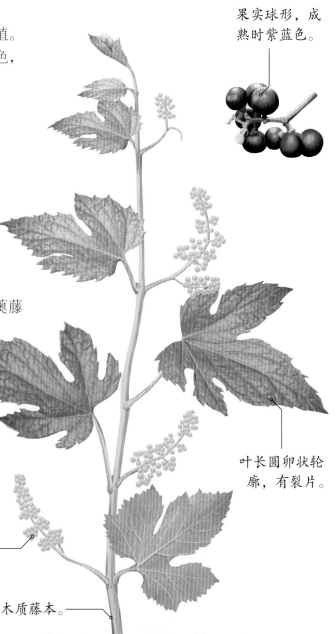

果实球形，成熟时紫蓝色。

叶长圆卵状轮廓，有裂片。

花序与叶对生。

木质藤本。

石蜜

释名 白砂糖。

集解 李时珍：石蜜即白砂糖。凝结做饼块如石者为石蜜，轻白如霜者为糖霜。坚白如冰者为冰糖。用白糖煎化，模印成人或狮的形状的称为飨糖。石蜜加各种果仁、橙橘皮、缩砂、薄荷做成饼块称为糖缠。加牛乳、酥酪做成饼块称为乳糖。石蜜与各种食物相配则可做成各种糖类，一物数变。

气味 味甘，性寒，冷利，无毒。

主治《唐本草》：心腹胀热，口干渴。

孟诜：治目中热膜，明目。和枣肉、巨胜末为丸含化，润肺气，助五脏，生津。

李时珍：润心肺燥热，治嗽消痰，解酒和中，助脾气，缓肝气。

发明 朱震亨：石蜜味甘入脾，多吃对脾有害。西北地高多燥，多吃石蜜有益。东北地低多湿，多吃则易病。

李时珍：石蜜、糖霜、冰糖，比之紫砂糖性稍平，功用相同，更适宜入药。不冷利，多吃则助热，容易损齿、生虫。

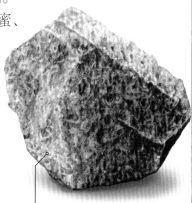

甘蔗汁饼状固体。

刺蜜

释名 草蜜、给敦罗。

集解 李时珍：李延寿在《北史》中说，高昌羊刺草，其上生蜜，味道甘甜。《梁四公子记》也说高昌贡品是刺蜜。杰公说，南平城的羊刺无叶，蜜白味甘。盐城羊刺叶大，其蜜色青味薄。

附 醍醐

段成式：醍醐产于波斯国、拂林国。树高丈余，皮色青薄光净，一枝三叶，八月采伐，腊月则生长新枝，七月采枝条折断，有黄汁如蜜，微香，可收集入药。

气味 味甘，性平，无毒。

主治 陈藏器：骨蒸发热痰嗽，暴痢下血，开胃止渴除烦。

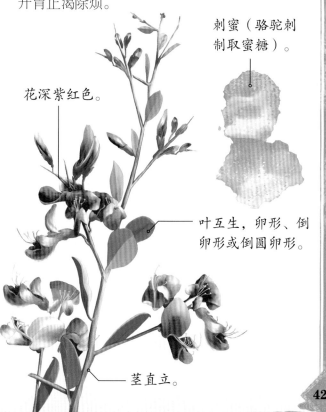

刺蜜（骆驼刺制取蜜糖）。

花深紫红色。

叶互生，卵形、倒卵形或倒圆卵形。

茎直立。

果部

423

莲藕

释名 其根藕、其实莲、其茎叶荷。

集解 李时珍：莲藕，清明后长叶，六、七月开花，有红、白、粉红三色，花心有黄须，花蕊长寸余，须内就是莲。花褪连房成莲子，莲子在房就好像蜜蜂在巢穴的外形。在六、七月采集嫩的生吃，味道脆美。秋天莲房枯，里面的子也黑了，外表坚固如石，被称为石莲子。八、九月采收。斫去外表的黑壳，可售卖，被称为莲肉。冬月至春掘藕食用，藕白有孔有丝，大的有手臂粗，长六七尺，大多有五六节。种植及白花的，莲少藕佳。

附 莲实

释名 藕实、菂、石莲子、水芝、泽芝。

修治 李时珍：石莲子去黑壳为莲肉，用水泡去赤皮、青心，生食佳。入药则须蒸熟去心，或晒、或焙干、收用。

气味 味甘，性平，涩，无毒。

主治 大明：止渴祛热，安心止痢，治疗腰痛、泄精。多食，令人欢喜。

苏颂：捣碎和米做粥吃，能轻身益气，令人强健。

李时珍：交心肾，厚肠胃，固精气，强筋骨，补虚损，利耳目，除寒湿。止脾泻久痢，赤白浊，女子带下崩中诸血病。

附方 服食不饥：将蒸熟去心的石莲肉，研末，炼成梧桐子大的蜜丸，日服三十丸。

补中强志：莲实半两去皮心，研末。用水煮熟，以粳米三合做粥，添入药末，搅拌均匀后食用。

心虚赤浊：莲子六一汤，取石莲肉六两，炙甘草一两，研末。用灯心汤送服一钱。

哕逆不止：石莲肉六枚，炒赤黄色，研末。用凉开水半盏调服。

产后咳逆：石莲子一两半、白茯苓一两，丁香五钱，一起研末。用米汤送服二钱。

小儿热渴：炒莲实二十枚，浮萍二钱半，生姜少许，水煎。分三次服完。

附 莲藕

气味 味甘，性平，无毒。

主治 《名医别录》：热渴，散留血，生肌。久服令人心欢。

大明：捣汁服，止闷除烦开胃，治霍乱，破产后血闷。捣膏，罯金疮并伤折，止暴痛。蒸煮食之，大能开胃。

孟诜：生食，治霍乱后虚渴。蒸食，甚补五脏，实下焦。同蜜食，令人腹脏肥，不生诸虫，亦可休粮。

附方 时气烦渴：用生藕汁一盏，生蜜一合和匀，慢慢服用。

霍乱烦渴：藕汁一盅，姜汁半盅，调和均匀后饮服。

小便热淋：生藕汁、生地黄汁、葡萄汁等分，用蜜调和温服。

附 莲花

释名 芙蓉、水华。

气味 味苦、甘，性温，无毒。

主治 大明：镇心益色，驻颜轻身。

附方 服食驻颜：七月七日采莲花七分，八月八日采根八分，九月九日采实九分，阴干捣筛。每服方寸匕，温酒调服。

坠损呕血：干荷花为末，用酒送服方寸匕即可。

附　莲房

释名 莲蓬壳。

气味 味苦，性温，涩，无毒。

主治 李时珍：止血崩、下血、溺血。

附方 血崩不止：莲蓬壳、荆芥穗各烧存性，等分研末。用米汤送服二钱。

漏胎下血：莲房烧研，面糊丸梧桐子大。用汤或酒送服一百丸，一天两次。

天疱湿疮：莲蓬壳烧存性，研末，用井泥调末，涂敷患处。

附　荷叶

气味 味苦，性平，无毒。

主治 大明：止渴，落胞破血，治产后口干，心肺躁烦。

李时珍：生发元气，裨助脾胃。涩精滑，散瘀消肿，发痘疮，治吐血、咯血、衄血、下血、溺血、血淋，崩中，产后恶血，损伤败血。

附方 阳水浮肿：败荷叶烧存性，研末。用米汤送服二钱，每天三次。

打扑损伤：恶血攻心，闷乱疼痛。干荷叶五片烧存性，为末。饭前用童子热尿一盏，调服三钱，每天三次。

伤寒产后：荷叶、红花、姜黄等分，炒研末。用童子小便调服二钱。

孕妇伤寒：罩胎散，用嫩卷荷叶焙半两，蚌粉二钱半，一起研末。每次服三钱，以新汲水加蜜调服，同时可以涂抹于腹部。

吐血不止：干荷叶、生蒲黄等分，研末。每次用桑白皮煎汤，调服三钱。

脱肛不收：贴水荷叶焙研，用酒送服二钱。然后以荷叶盛末，坐之。

牙齿疼痛：青荷叶，剪取钱蒂七个，用浓米醋一盏，煎半盏，去滓，熬成膏。经常涂抹痛处。

漆疮作痒：干荷叶煎汤，外洗疮口。

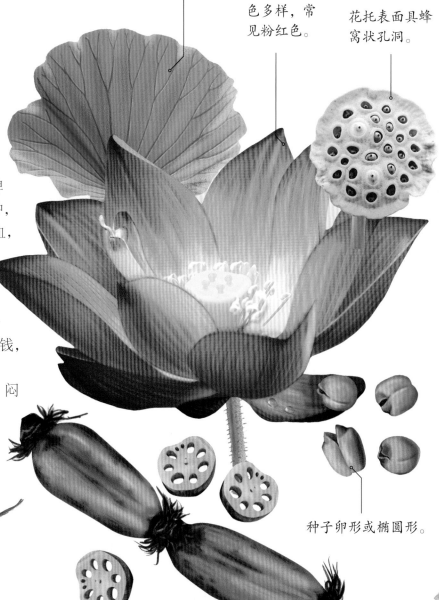

大型单叶，有长柄。

花单生，颜色多样，常见粉红色。

花托表面具蜂窝状孔洞。

种子卵形或椭圆形。

水果类

芰实

释名 菱、水栗、沙角。

集解 李时珍：野菱、家菱，都是三月份生蔓延引。叶浮于水面，扁尖光亮。叶下之茎有股如虾股，茎下有股，一茎一叶，两两相差。五、六月开小白花，背日而生，夜开日合。其实有三角、四角，或二角。野菱叶、实都小，质硬。嫩时甘美，老可蒸煮食、为饭、为粥。可度荒年，是泽农有利之物。

气味 味甘，性平，无毒。

主治 《名医别录》：安中补五脏，不饥轻身。

苏颂：解丹石毒。

李时珍：鲜者，解伤寒积热，止消渴，解酒毒、射冈毒。

附 芰花
气味 涩。

主治 李时珍：可给须发染色。

附 乌菱壳
主治 李时珍：能染须发、止泄痢。

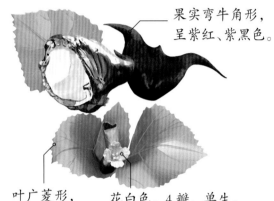

果实弯牛角形，呈紫红、紫黑色。

叶广菱形，边缘有齿。

花白色，4瓣，单生。

水果类

芡实

释名 鸡头、雁喙、雁头、鸿头、鸡雍、卵菱、水流黄。

李时珍：芡，可济世过歉、俭之年，所以得名"芡"。

集解 李时珍：芡茎，三月长叶贴水，比荷叶大，上有皱纹，面青背紫，茎、叶都长刺。茎长丈余，有孔有丝。五、六月开紫花，向太阳结苞，外生青刺，花在苞顶。剥开后有软肉和芡实子。深秋老时收贮。

修治 孟诜：入药前需先蒸熟，

晒裂取仁，也可春粉用。

气味 味甘，性平，涩，无毒。

主治 《神农本草经》：湿痹，腰脊膝痛，补中，

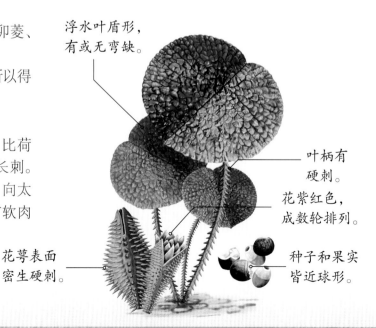

浮水叶盾形，有或无弯缺

叶柄有硬刺。

花紫红色，成数轮排列。

种子和果实皆近球形。

花萼表面密生硬刺。

除暴疾，益精气，强志，令耳目聪明。久服轻身耐饥饿，可延长寿命。

大明：开胃助气。

李时珍：止渴益肾，治小便失禁，遗精白浊带下。

发明 苏颂：取芡实及子，捣烂晒干，再捣筛末，熬金樱子水煎和丸服用。人称水陆丹。

李时珍：吃芡实要细细咀嚼，而芡实味甘平，肥而不腻。食后能使津液流通，运转气血相灌溉。功效胜过乳石。

附方 鸡头粥：芡实取三合，煮熟去壳，粳米一合煮粥，日日空腹食用。

四精丸：用秋石、白茯苓、芡实、莲肉各

二两，研末，用蒸枣调和制成梧桐子大小的丸。每次服用三十丸，空腹以盐汤送服。

分清丸：用芡实粉、白茯苓粉，黄蜡化蜜调和，丸梧桐子大。每次用盐汤送服百丸。

附　鸡头菜（莜菜）

气味 味咸、甘，性平，无毒。

主治 李时珍：止烦渴，除虚热，生熟皆宜。

附　芡实根

主治 陈士良：煮食，可治小腹结气痛。

附方 偏坠气块：芡实根切片煮熟，用盐和醋调服。

乌芋

释名 凫茈、凫茨、荸荠、黑三棱。

集解 李时珍：凫茈，生长在浅水田中。三、四月生苗，一茎直上，没有枝叶，高二三尺。其根白嫩，秋后结果，大如山楂，脐有丛毛。野生的小而黑，食之多滓。种植的色紫，个大，多毛。生食、熟食皆可。

附　芡实根

气味 味甘，性微寒，滑，无毒。

主治《名医别录》：消渴痹热，温中益气。

大明：开胃消食。

汪机：疗五种膈气，消宿食，饭后宜食之。治误吞铜物。

李时珍：主血痢下血血崩，辟蛊毒。

发明 李时珍：《王氏博济方》中记载，治五积、冷气攻心、变为五膈诸病。所用金锁丸中有黑三棱，注云，即凫茈干者。

附方 大便下血：乌芋捣汁，取大半盏，好酒半盏，空腹温服，三日见效。

下痢赤白：午日午时将乌芋洗净、擦干，放进盛满好酒的瓶中浸泡，以黄泥密封收藏。遇有患者，便取两枚让其空腹细嚼，并用瓶中酒送服。

妇人血崩：乌芋一岁一个，烧存性后研末。用酒送服。

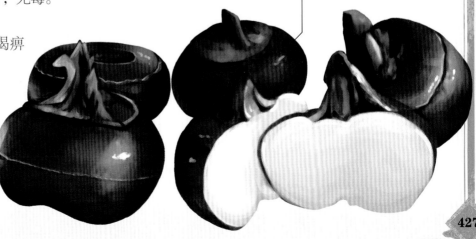

地下茎末端膨大成扁圆形球状，黑褐色。

慈姑

附　慈姑叶

主治 苏颂：诸恶疮肿，小儿游瘤丹毒。捣烂涂之，很快会消退，效果很好。

大明：捣烂敷患处，可治蛇虫咬伤。

李时珍：调蚌粉，涂瘙痱。

释名 借姑、水萍、河凫茈、白地栗、苗名剪刀草、箭搭草。

集解 苏颂：慈姑，叶如剪刀。每从十余茎，开四瓣小白花，蕊色深黄。根大如杏，小如栗，色白莹滑。五、六、七月采叶，正二月采根，即为慈姑。煮食味道甘甜。

附　慈姑根

气味 味苦、甘，性微寒，无毒。

主治 苏恭：捣汁服一升，可治百毒，产后血闷，攻心欲死，产难胞衣不下。又下石淋。

圆锥花序高大。

叶箭形，有裂片。

四瓣白花，黄蕊。

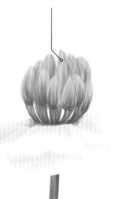

球茎卵圆形或球形。

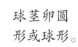

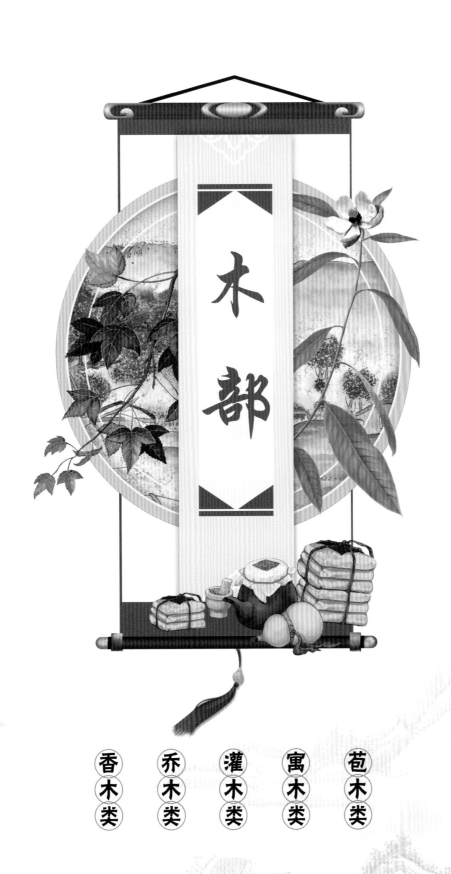

木部

香木类　乔木类　灌木类　寓木类　苞木类

香木类

柏

释名 椈，侧柏。

李时珍：魏子才在《六书精蕴》里提到，万木皆向阳，而柏独西指，属于阴木。自古有云，阴木有贞德，故字从白。白者，西方也。

集解 李时珍：《史记》里提到，松柏为百木之长。树干笔直高耸，皮薄肌腻，花细琐。果实形状如同小铃，到了霜后就会裂开。其子和麦粒差不多大，气味芳香。柏叶松身为桧。其叶子既尖又硬，也称为栝。现在被称为圆柏，用来和侧柏加以区分。松叶柏身的叫枞。松、桧相半的，被称作桧柏。峨眉山有种竹柏，是竹叶柏身。

附 柏实

修治 雷敩：使用前，用酒把柏实泡一晚，天明捞出，晒干。于中午以黄精自然汁煎柏实，用缓火煮成煎为度。每煎柏子仁三两，用酒五两浸。

李时珍：一般来讲，人们只需把柏实蒸熟，然后放在太阳下晒裂，舂簸取仁，炒研即可入药。

气味 味甘，性平，无毒。

主治 《神农本草经》：惊悸益气，除风湿，安五脏。久服，令人润泽美色，耳聪目明，不饥不老，轻身延年。

《名医别录》：疗恍惚，虚损吸吸，历节腰中重痛，益血止汗。

李时珍：养心气，润肾燥，益智宁神，安魂定魄。烧沥，泽头发，治疥癣。

发明 王好古：柏实，肝经气分药。既可以调理肝脏，又能滋养肾脏。

李时珍：柏实药性平，味甘而补，辛而能润，其气味清香，能透心肾，益脾胃。

附方 **服柏实法**：每年八月采摘柏子仁，去壳研磨成末。每次服两钱，温酒送服，每日三次。又一方：可加松子仁等分，以松脂和丸。另一方：加菊花等分，和蜜丸服。

老人虚秘：柏子仁、松子仁、大麻仁等分，一起研磨，然后溶蜜蜡丸梧桐子大。以少黄丹汤，在饭前调服二三十丸，每日二次。

肠风下血：柏子仁十四个，捣碎，以好酒三盏浸泡，煎至八分服，即可止血。

小儿躽啼：惊痫腹满，大便青白色。柏子仁研磨成末，以温水调服一钱。

附 柏叶

修治 雷敩：使用时揉搓去两畔并心枝，在糯泔里浸泡七天，以酒拌蒸一伏时。每斤掺入黄精自然汁十二两浸焙，待到汁干方可使用。

李时珍：此乃服食的治法。通常生用、炒用，各从本方。

气味 味苦，性微温，无毒。

主治 《名医别录》：吐血衄血，痢血崩中赤白，轻身益气，令人耐寒暑。祛湿痹，止饥。

甄权：治冷风历节疼痛，止尿血。

苏颂：敷烫伤、烧伤的部位，可以止痛灭瘢。口服，能疗蛊痢。煎汤常服，可以杀五脏虫，对人有益。

发明 朱震亨：柏，属于阴与金。因此采叶，需随月建方。取其多得月令之气。柏叶被视为补阴之要药。其性多燥，长久服用可健脾，滋润肺部。

附方 **神仙服饵**：在五月五日那天，采摘五方侧柏叶三斤，白茯苓一斤去皮，远志二斤去心，同研磨成末，炼蜜为丸梧桐子大。以仙灵脾酒送服三十丸，日再服。

中风不省：涎潮口禁，语言不出。柏叶一握去枝，葱白一握连根一起研成泥，加入无灰酒一升，煎一二十沸，温服。要是不饮酒，可以分四五服，再服他药。

时气瘴疫：取柏树的东南枝，晒干以后研磨成末。每服一钱，以新水送服，每天三四次。

霍乱转筋：把柏叶捣烂，敷到脚上，及煎汁，淋之。

吐血不止：青柏叶一把，干姜二片，阿胶一挺炙，用水两升，煮取一升，过滤掉药渣后，另绞马通汁一升，共煎取一升，以绵过滤，一服尽之。

小便尿血：柏叶、黄连焙研，和酒服三钱左右。

大肠下血：侧柏叶烧研成末，以米汤送服二钱。

小儿洞痢：柏叶煮汁代茶饮。

附 柏脂

主治 《太平圣惠方》：身面疣目，将柏脂和松脂一起研磨均匀，涂抹在疣处，几天便可治愈。

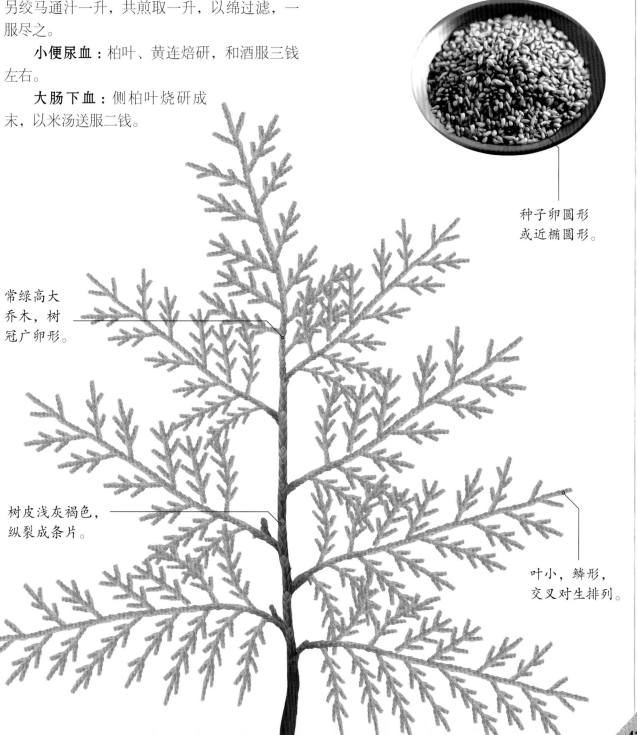

种子卵圆形或近椭圆形。

常绿高大乔木，树冠广卵形。

树皮浅灰褐色，纵裂成条片。

叶小，鳞形，交叉对生排列。

木部

香木类

松

香木类

释名 李时珍：据王安石《字说》云，松柏是百树之长。松如公，柏如伯，因此松从公，柏从白。

集解 苏颂：松随处可见。它的叶有两鬣、五鬣和七鬣。树龄长的松子比较繁盛，中原的松长势不如边塞的松佳。松脂，以外观通透，像薰陆香颗粒的是上品。

寇宗奭：松黄与蒲黄相近，但味淡，松子大多产于海东，关右虽有，但细小味薄。

附 松脂

释名 松膏、松肪、松胶、松香、沥青。

修治 陶弘景：先把松脂放到桑灰汁或酒中煮软，然后捞出在凉水里揉搓、漂洗数十次，直至外表变得白滑可用。

苏颂：松脂在服用前，必须要经过炼治。用大釜加水放入瓦甑中，把白茅垫到甑底，大约一寸厚的黄沙放于茅上，再布放松脂于上。以桑枝薪柴烧炊。汤变少多次添热水，候松脂落入釜中，取出放到冷水里，凝结后再蒸，如此反复三次，松脂变得洁白如玉，才可用。

气味 味苦、甘，性温，无毒。

主治 《神农本草经》：痈疽恶疮，头疡白秃，疥瘙风气，安五脏，除热。久服轻身不老延年。

甄权：煎膏，生肌止痛。排脓抽风。贴诸疮脓血瘘烂。塞牙孔，可杀虫。

大明：除邪下气，润心肺，治耳聋。古方多用辟谷。

李时珍：强筋骨，利耳目，治崩带。

发明 李时珍：松实、松叶皆可食用。松节、松心耐久不易腐朽。松脂，是整棵树的津液精华，即使埋在土里也不会朽烂。流脂时间久了，就会化作琥珀。另外，松脂也可以作为辟谷延年之物。

附方 服食辟谷：松脂十斤，桑薪灰汁一石，煮五七沸，漉干捞出，放到冷水中凝，再次熬煮，经过十遍变白，再细研成散。每服一二钱，搭配粥饮调服，每天三服。吃到十两以上，就会感到饱腹。饿了再服用。等一年后，就可以夜视目明。长久服用，能延年益寿。

揩齿固牙：将松脂用稀布盛，放到沸汤里煮，把浮出水面的投到冷水里（没有浮出的不用）。将其研末，再入白茯苓末调和均匀。每天用其擦牙齿漱口。

肝虚目泪：炼成松脂一斤，酿米二斗，加水七斗，曲二斗，用之造酒，经常饮用。

小儿紧唇：松脂炙化，贴于表面。

风虫牙痛：刮取松树表面松脂，以开水泡化，漱口即可。

龋齿有孔：把松脂塞进龋齿孔内，很快虫从脂出。

久聋不听：炼松脂三两，巴豆一两，和捣成丸。以薄绵裹塞耳，一天两次。

附 松节

气味 味苦，性温，无毒。

主治 《名医别录》：百节久风，风虚脚痹疼痛。

陶弘景：酿酒，主脚弱，骨节风。

朱震亨：炒焦，治筋骨间病，能燥血中之湿。

李时珍：治风蛀牙痛，煎水含漱，或烧灰日揩，很有效。

发明 李时珍：松节，是松之骨。质坚气劲，久不腐朽，因此能治疗筋骨间风湿诸病。

附方 转筋挛急：松节一两，锉成米粒大小，乳香一钱，用银石器慢火炒焦，存一二分性，出火毒，研成末。每服一二钱，用热木瓜酒调下。

木部

反胃吐食：用松节煎酒，然后慢饮。

阴毒腹痛：油松木七块炒焦，冲酒二盅，趁热服用。

颠扑伤损：松节煎酒服用。

附　松叶

释名　松毛。

气味　味苦，性温，无毒。

主治　《名医别录》：风湿疮，生毛发，安五脏，守中，不饥延年。

李时珍：祛风痛脚痹，杀米虫。

附方　**天行瘟疫**：把松叶细切，就酒服方寸匕，每日三次，能避五年瘟。

中风口喎：青松叶一斤捣汁，加清酒一斗，浸泡二宿，近火一宿。初服半升，后期慢慢加至一升，头脸出汗就止。

风牙肿痛：松叶一握，盐一合，酒两升，煎。用来漱口。

附　松花

释名　松黄。

气味　味甘，性温，无毒。

主治　李时珍：润心肺，益气，除风止血。也可以酿酒。

发明　苏恭：松花即松黄。拂取松黄，酒服令身轻。疗病胜似皮、叶、脂。

附方　**头旋脑肿**：在三月摘取松花并蕚五六寸，蒸切一升，拿生绢包裹，泡在三升酒中五天左右。空腹暖饮五合。

产后壮热：头疼脸红，口干唇焦，烦渴昏闷。以松花、当归、川芎、蒲黄、石膏等分，研磨为末。每次服两钱，水两合，红花二捻，同煎煮七分，慢饮。

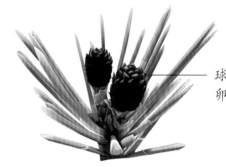

球果卵形或卵圆形。

叶针、线形。

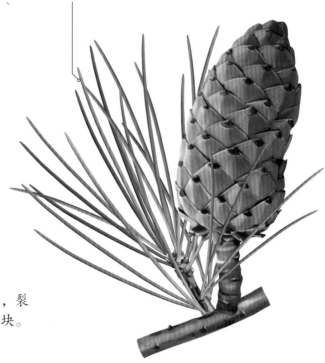

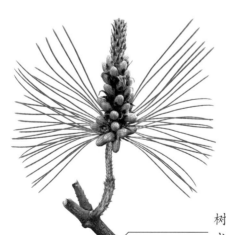

树皮灰褐色，裂成不规则鳞块。

香木类

杉

释名 柀、沙木、檠木。

集解 李时珍：杉木的叶子很硬，外观略扁像刺。结的果实跟枫实很像。江南一带大多会在惊蛰前后插种。一般来讲，杉木分为白、红两种。赤杉实而多油，白杉虚而干燥。有的杉木表面斑纹像野鸡，所以也叫野鸡斑，是做棺木的好材料。其木不生白蚁，烧灰最发火药。

附 杉材

气味 味辛，性微温，无毒。

主治 《名医别录》：漆疮，煮汤洗之，无不瘥。
苏恭：煮水，浸拃脚气肿满。服之，治心腹胀痛，祛恶气。
大明：治风毒奔豚，霍乱上气，并煎汤服。

发明 朱震亨：杉屑属金有火。用杉节煮水泡脚，治疗脚气肿满效果极佳。

附方 肺壅痰滞：杉木屑一两，皂角（去皮酥炙）三两，研末，蜜丸梧桐子大。每次以米饮送服十丸，一天四次。
小儿阴肿：发红疼痛。把老杉木烧成灰，加入腻粉和轻油，用以外敷。
肺壅失音：把杉木烧成炭放到碗里，盖个小碗，用汤淋下，去小碗饮水。如果还是不好，继续如此。
臁疮黑烂：把多年老的杉木节烧灰，用麻油调和，隔着箬叶外敷，用绢帛包定，几次即愈。

附 杉树皮

主治 李时珍：金疮血出，及汤火烧灼，取老杉树皮，烧存性，研磨外敷。或者加入鸡子清调和外敷。一二天可痊愈。

附 杉树叶

主治 李时珍：风、虫牙痛，同芎䓖、细辛煎酒含漱。

附 杉树子

主治 李时珍：疝气痛，一岁一粒，烧研酒服。

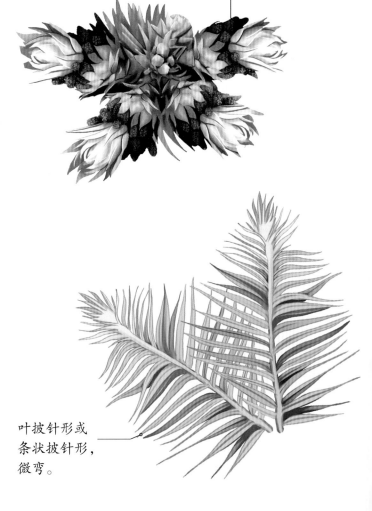

球果卵圆形，呈棕黄色。

叶披针形或条状披针形，微弯。

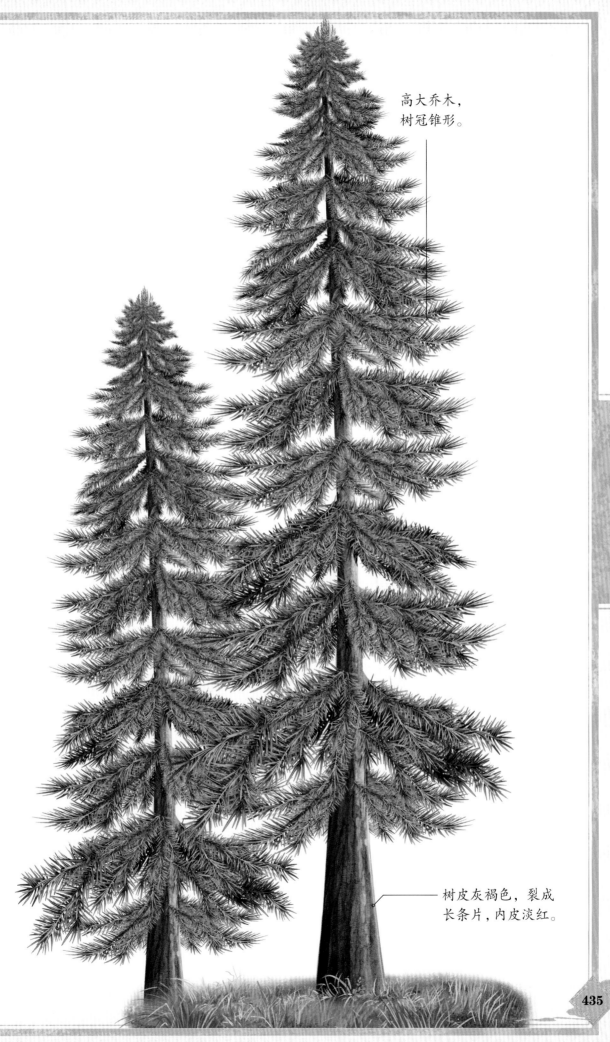

高大乔木，
树冠锥形。

树皮灰褐色，裂成
长条片，内皮淡红。

香木类

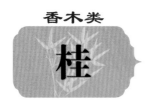

桂

释名 梫。

李时珍：根据范成大《桂海志》所言，凡树木的叶心都是纹理一纵，只有桂的两条纹理构成了"圭"的形状，因此字从圭。陆佃的《埤雅》提到，桂犹圭也。而桂能宣导百药，像执圭之使。《尔雅》中把桂称作梫，是因为它能侵害其他的树，桂枝之下无杂木。

集解 李时珍：桂的品种有很多。牡桂，叶子很长，和枇杷叶很像，质地很坚硬，而且表面长有细毛及锯齿。牡桂开白花，皮多脂。菌桂，叶子和柿叶外形接近，尖细窄小，表面光净，有三条纵纹，没有锯齿。它的花有白、黄二种颜色，其皮薄而卷。如今市场上所售卖的，基本都是牡桂、菌桂。苏恭提到的桂，是当代医家选用的桂。陈藏器、陈承认为菌桂和牡桂是一物，这是不正确的说法。而陶弘景认为单字桂，叶外形像柏叶，这也是不对的。柏叶之桂，乃服食家所云，并不是治病用的桂。苏颂提到的虽然稍有区别，但依旧不能把钦州桂当成单字之桂。

附 桂

李时珍说：桂，即肉桂。厚而辛烈，去粗皮用。去内外皮为桂心。

气味 味甘、辛，性大热，有小毒。

主治 张元素：补下焦不足，治沉寒痼冷之病，渗泄止渴，祛营卫中风寒，表虚自汗。春夏为禁药，秋冬下腹疼痛，非此不能止。

王好古：补命门不足，益火消阴。

李时珍：治寒痹风喑，阴盛失血，痢疾惊痫。

附 桂心

雷敩：用紫色厚者，去掉外粗皮内薄皮，只取芯中味辛者用。

李时珍：据《酉阳杂俎》云，在丹阳山上有一种开小黄花、叶子如麻的山桂。这就是雷敩所指的丹阳木皮。

气味 味苦、辛，无毒。

主治 甄权：九种心痛，腹内冷气痛不可忍，咳逆结气壅痹，脚痹不仁，止下痢，杀三虫，治鼻中息肉，破血，通利月闭，胞衣不下。

大明：治疗一切风气，补五劳七伤，通九窍，利关节，益精明目，暖腰膝，治风痹骨节挛缩，续筋骨，生肌肉，消瘀血，破痃癖癥瘕，杀草木毒。

李时珍：治疗风僻失音喉痹，阳虚失血，内托痈疽痘疮，能引血化汗化脓，解蛇蝮毒。

附 桂叶

主治 李时珍：将其捣烂，浸泡在水里，洗头发，可以去垢除风。

附 牡桂

李时珍：此乃木桂。薄而味淡。药用时一般要去粗皮。其中，最薄的是桂枝。嫩小的枝是柳桂。

气味 味辛，性温，无毒。

主治 《神农本草经》：上气咳逆结气，喉痹吐吸，利关节，补中益气。久服通神，轻身不老。

《名医别录》：治疗心痛胁痛胁风，温筋通脉，止烦止汗。

发明 李时珍：麻黄遍彻皮毛，因此专主发汗散寒，肺主皮毛，辛入肺。桂枝透达营卫，可以解肌疏风散邪。而脾主营，肺主卫，辛入肺，甘入脾。肉桂下行，益火之原，此东垣所谓肾苦燥，急食辛以润之，开腠理，致津液，通其气者也。《名医别录》指出，桂可通达人体血脉。曾世荣认为，幼儿患上泄泻与惊风，可以服用五苓散来泻丙火、渗土湿。桂枝有抑肝风而扶脾土的功效。《医余录》中提到，有人眼睛发红肿痛，脾虚，肝脉盛，脾脉弱，没法进食。如果服用凉药治肝，则脾愈虚，用暖药治脾则肝愈盛。因此从性温平的药中，倍加肉桂，杀肝而益脾，一举两得。所谓"木得桂而枯"，正是这个意思。这些和《名医别录》中提到的"桂利肝肺气，牡桂治胁痛胁风"的描述相符。桂性辛散，可令子宫通畅而破血，因此《名医别录》言桂可以用来堕胎。不过，庞安时提到过，如果把桂炒过再食用，就不会损伤胎儿了。

附方 **足躄筋急**：把桂研磨成末，与白酒调和外涂，每天一次。

中风口喎：面目相引，舌不可转，偏僻颊急。桂心酒煮取汁，然后以布蘸汁涂面。

中风逆冷：吐清水，宛转啼呼。桂一两，水一升半，煎半升，冷服。

中风失音：在舌下含桂，咽汁。另方：桂末三钱，兑水二盏，煎一盏服用，使汗出。

偏正头风：阴天及风雨天就会发作。桂心末一两，和酒调成膏，外敷涂抹在额角与头顶。

暑月解毒：桂苓丸，去粗皮的肉桂（不见

火）、去皮的茯苓等分，一起研磨为细末，炼蜜为丸龙眼大。每次服用都要以新汲水化服一丸。

圆锥花序腋生或近顶生。

叶互生或近对生，长椭圆形至近披针形。

中等高度乔木。

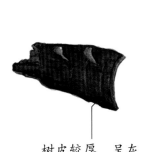
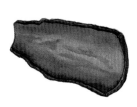

树皮较厚，呈灰褐色，可入药。

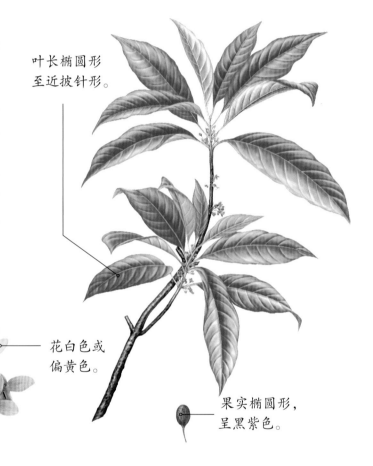

香木类
箘桂

释名 筒桂、小桂。

李时珍：牡桂是大桂，故此箘桂称小桂。

集解 李时珍：现在种植的岩桂，属于箘桂类。岩桂的叶子外形有锯齿，像枇杷叶，且粗涩。有的无锯齿，像栀子叶，叶片有光泽。因为它生长在岩岭山谷间，所以也被称为岩桂，或者木樨。花的颜色，箘桂有开白花的叫银桂；开黄花的叫金桂；开红花的叫丹桂。有秋天开花的，春天开花的，四季都开花的，还有逐月开花的。岩桂的皮薄不辣，不能入药。只有花可以摘取，拿来泡茶、泡酒、盐渍，做香搽、泽发等。

附 箘桂皮

气味 味辛，性温，无毒。

主治 《神农本草经》：治百病，养精神，和颜色，为诸药先聘通使。久服轻身不老，面生光华，媚好常如童子。

附 木樨花

气味 味辛，性温，无毒。

主治 李时珍：可与百药煎、孩儿茶，做膏饼含在嘴里。可化痰、生津除臭，治风虫牙痛。同麻油蒸熟，可润发，做面脂。

叶长椭圆形至近披针形。

花白色或偏黄色。

果实椭圆形，呈黑紫色。

香木类
天竺桂

集解 李时珍：天竺桂，指的就是闽、粤、浙地区流传的山桂。在台州的天竺最多，因此被称为天竺桂。树大花繁，结出来的果实像莲子。天竺的僧人称其为月桂。

附 天竺桂皮

气味 味辛，性温，无毒。

主治 陈藏器：治腹内诸冷，以及血气胀痛。

李珣：破产后恶血，治血痢肠风，补暖腰脚，功与桂心同，方家少用。

木部

一两,黄芪二两,研成末。酒服方寸匕,每天三次。

附　木兰花

主治 李时珍：鱼哽骨哽，化铁丹用之。

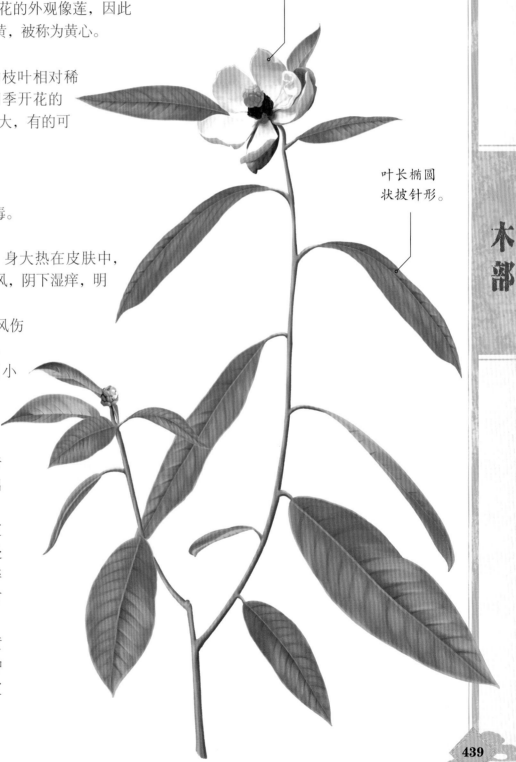

花颜色多样。

叶长椭圆
状披针形。

香木类

木兰

释名 杜兰、林兰、木莲、黄心。

李时珍：气香如兰，花的外观像莲，因此
名为木兰。又因为木芯发黄，被称为黄心。

集解 李时珍：木兰的枝叶相对稀
疏，花内白外紫。也有四季开花的
品种。深山里的木兰特别大，有的可
以当船。

附　木兰皮

气味 味苦，性寒，无毒。

主治 《神农本草经》：身大热在皮肤中，
祛面热赤疱酒齇，癫疾恶风，阴下湿痒，明
耳目。

《名医别录》：疗中风伤
寒，及水肿痈疽，祛臭气。

李时珍：治酒疸，利小
便，疗重舌。

附方 小儿重舌：木
兰皮一尺，宽四寸，削去
粗皮，加醋一升，把渍出
的汁水含在嘴里。

面上齇疱：把木兰皮
一斤切细，以三年酢浆浸
泡百天，晒干以后再捣碎
成末。每次用浆水调服方
寸匕，每天三次。

酒疸发斑：发赤黑黄
色斑，心下燠痛，足胫肿
满，小便发黄。用木兰皮

香木类
辛夷

释名 辛雉、侯桃、房木、木笔、迎春。

李时珍：夷就是荑（初生的嫩芽）。它的花苞像荑，且味辛。

集解 李时珍：辛夷花初出花苞长约半寸，尖细像笔头，有着青黄色的绒毛，长约半分。花朵开放时，个头很小，很像莲花，紫苞红焰。有白色的品种，被称为玉兰。

附 辛夷苞

修治 雷敩：凡用辛夷，需要擦拭掉表面的赤肉毛，以芭蕉水浸泡一夜，然后用浆水煮，从巳至未，焙干使用。如治疗眼疾，即用时去皮，用向里实者。

气味 味辛，性温，无毒。

主治 《神农本草经》：五脏身体寒热，风头脑痛面默。久服用可下气，明目轻身，延年益寿抗衰老。

李时珍：鼻渊鼻鼽，鼻窒鼻疮，以及痘后鼻疮。使用时研磨成末，加入些许麝香，用葱白蘸取探入几次，效果好。

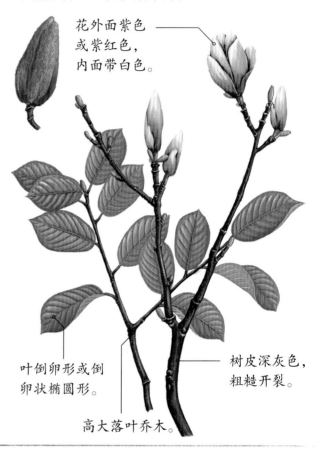

花外面紫色或紫红色，内面带白色。

叶倒卵形或倒卵状椭圆形。

树皮深灰色，粗糙开裂。

高大落叶乔木。

香木类
沉香

释名 沉水香、蜜香。

李时珍：木芯节放到水里会沉，所以叫沉水，也叫水沉。而半沉的叫栈香，不沉的叫黄熟香。

集解 苏颂：沉香、青桂等香，多出产于海南诸国及交州、崖州、广州。

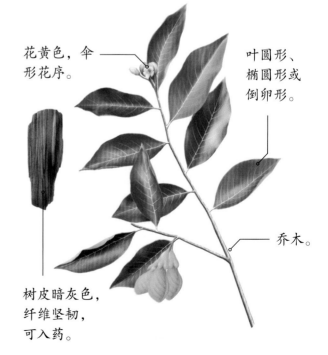

花黄色，伞形花序。

叶圆形、椭圆形或倒卵形。

乔木。

树皮暗灰色，纤维坚韧，可入药。

李时珍：叶廷珪云，沉香有多种称呼，出自渤泥、占城、真腊的被称为番沉，也可以叫作药沉、舶沉，医家多用来入药。其中，产于真腊的品质最好。

修治 雷敩：凡使用沉香，必选用不枯的。那种觜角硬重沉于水下的最好，半沉的稍次。沉香不能遇到明火。

李时珍：沉香入丸散，需要用纸包好放到怀里，待到干燥再研磨。或者入乳钵加水磨成粉，晒干后再用。若入煎剂，只能磨汁临时用之。

气味 味辛，性微温，无毒。

主治 《名医别录》：治风水毒肿，祛恶气。

李时珍：治上热下寒，气逆喘急，大肠虚闭，小便气淋，男子精冷。

附方 诸虚寒热：冷痰虚热，可服用冷香汤，沉香、附子（炮）等分，水一盏，煎七分，在外曝露一夜，空腹温服。

胃冷久呃：沉香一钱，紫苏一钱，白豆蔻仁一钱，研磨成末。每柿蒂汤服五七分。

心神不足：火不降，水不升，健忘惊悸，可服用朱雀丸，沉香五钱，茯神二两，研磨为末，炼蜜和丸小豆大。饭后以人参汤送服三十丸，日二服。

肾虚目黑：暖水脏。沉香一两，把蜀椒去目，炒出汗。四两，为末，酒糊丸梧桐子大。每次空腹以盐汤服下三十丸。

痘疮黑陷：沉香、乳香及檀香等分，放到盆内焚烧。抱着小孩在（距离盆一定距离）上空熏之，即起。

香木类

蜜香

释名 木蜜、没香、多香木、阿蹉。

集解 李时珍：据《魏王花木志》的说法，木蜜号千岁树，根很大，砍伐四五年以后，不腐败的部分为蜜香。观诸说，蜜香亦沉香之类，形状功用相近。

气味 味辛，性温，无毒。

主治 陈藏器：祛臭，除鬼气。

李珣：辟恶，祛邪鬼尸注心气。

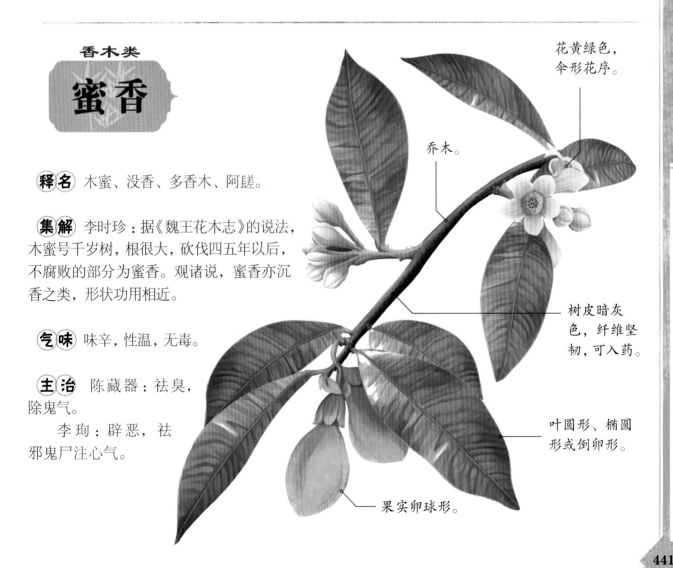

花黄绿色，伞形花序。

乔木。

树皮暗灰色，纤维坚韧，可入药。

叶圆形、椭圆形或倒卵形。

果实卵球形。

痘疮不光泽，不起发，或胀或泻，或渴或气促，表里俱虚之证。用异攻散、木香散，倍加官桂、丁香。甚者加三五十枚丁香，一二钱官桂。也有服下治愈的。注意立方之时，必运气在寒水司天之际，又值严冬郁遏阳气，才用大辛热之剂来发之。

香木类

丁香

释名 丁子香、鸡舌香。

陈藏器：丁香和鸡舌香属于同种。花实丛生，其中芯大的是鸡舌，也就是母丁香。

掌禹锡：据《齐民要术》的说法，鸡舌香外表酷似丁子，所以称为丁子香。

李时珍：在《嘉祐补注本草》里，重出鸡舌，今合为一处。

集解 李时珍：雄为丁香，雌为鸡舌，诸说很明白。古人不知白丁香就是鸡舌，因此误把番枣核当丁香。

附 鸡舌香

气味 味辛，性微温，无毒。

主治 《名医别录》：风水毒肿，霍乱心痛，祛恶气。

甄权：吹鼻，杀脑疳。入诸香药搭配，使人身飘香。

陈藏器：和姜汁，涂拔去白须，孔中即生异常黑者。

附 丁香

气味 味辛，性温，无毒。

主治 《开宝本草》：温脾胃，止霍乱拥胀，风毒诸肿，齿疳䘌。能发诸香。

张元素：祛胃寒，理元气。气血旺盛的人勿服。

李时珍：治虚哕，小儿吐泻，痘疮胃虚，灰白不发。

发明 李时珍：宋太医陈文中，用来治小儿

附方 **暴心气痛**：鸡舌香研成末，酒服一钱。

干霍乱痛：不吐不下。取丁香十四枚，研末。用沸汤一升调和，一次服下。不愈继续服用。

小儿吐泻：丁香、橘红等分，炼成黄豆大小的蜜丸，和米汤服下。

婴儿吐乳：婴儿百天仍吐奶，或者粪便颜色为青色。用年少妇人的乳汁一盏，入丁香十枚，陈皮一钱去白，以石器煎一二十沸，细服。

朝食暮吐：丁香十五个研磨为末，以甘蔗汁和姜汁调和成丸莲子大。含咽。

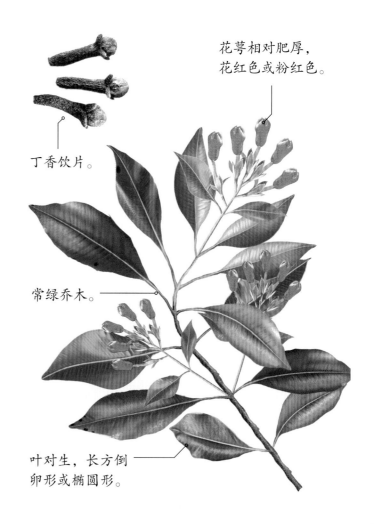

花萼相对肥厚，花红色或粉红色。

丁香饮片。

常绿乔木。

叶对生，长方倒卵形或椭圆形。

木部

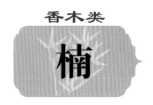

香木类

楠

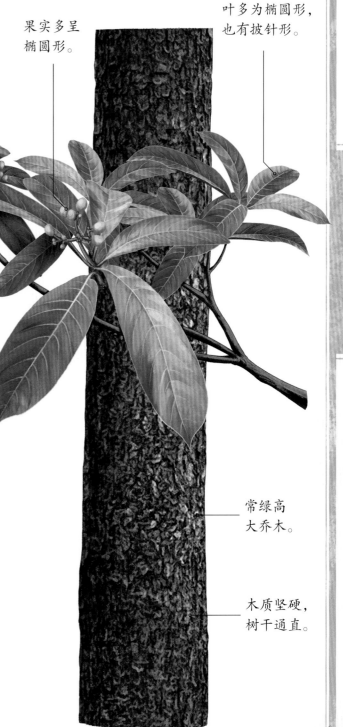

附　楠皮

气味 味苦，性温，无毒。

主治 李殉：治霍乱吐泻，小儿吐乳，暖胃正气，并宜煎服。

叶多为椭圆形，也有披针形。

果实多呈椭圆形。

释名 枏（与楠字同）。

李时珍：这是一种产于南方的树，所以名字从南。《海药本草》里称它为栅木皮。其实是因为"枏"字之误，如今更正。

集解 李时珍：楠木生长在南方，在黔、蜀诸地的山林较常见。其树笔直，枝叶彼此互不妨碍。叶子和豫章很像，大小如牛耳，一头尖，经岁不凋，新旧更替。花为赤黄色。果实颜色发青，和丁香有些相似，不能食用。楠木树干高的几十米，粗的需要几十人合抱。气味芳香，被视为建筑、器物良材。楠木色发红者，质地坚硬，发白的质地脆。近根年深向阳者，结成草木山水之纹理，被称为骰柏楠，是制作木器的上好材料。

常绿高大乔木。

木质坚硬，树干通直。

附　楠材

气味 味辛，性微温，无毒。

主治 《名医别录》：霍乱吐下不止，煮汁服。
大明：煎汤洗，治转筋及足肿。枝叶同功。

附方 **水肿自足起**：削楠木和桐木，煮汁泡脚，同时口服少许，日日如此，直到痊愈。

心胀腹痛：未得吐下。取楠木削三四两，水三升，煮三沸饮用。

聤耳出脓：取楠木削焚烧研末，然后用绵棒缴入。

香木类

樟

释名 李时珍：该树木表面纹理多如华章，因此它被称为樟。

集解 李时珍：樟树，在西南地区的山谷中很常见。树高丈余，小叶尖长，有些像楠木，背面有黄赤茸毛，终年不凋。夏天开细花，结小子。树干粗壮的需要多人合抱。表面纹理纵横交错，是雕刻的好材料，气味芬芳浓烈。

附 樟材

气味 味辛，性温，无毒。

主治 陈藏器：恶气中恶，心腹痛鬼疰，霍乱腹胀，宿食不消，常吐酸臭水，酒煮服，无药处用之。煎汤，浴脚气疥癣风痒。做履，除脚气。

发明 李时珍：霍乱或者干霍乱需吐者，可以用樟木屑煎浓汁催吐。中恶、鬼气而卒死的，可用樟木烧烟熏，待苏乃用药。樟材辛烈香窜，有祛湿气、辟邪气的功效。

附方 手足痛风：冷痛如虎咬者。取樟木屑一斗，急流水一石，煎极滚泡手脚，趁热把脚放桶上熏，以草荐围起来，不要让水汽进到眼睛里，功效非常好。

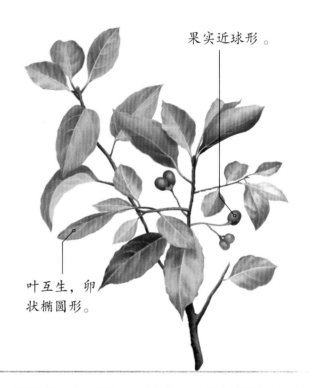

果实近球形。

叶互生，卵状椭圆形。

香木类

乌药

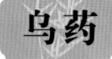

释名 旁其、矮樟。

李时珍：乌药，以它的乌色而得名。《本草拾遗》称作旁其，是方言音不同所致。南方人称它为矮樟，这是因为其气似樟。

集解 李时珍：乌药，在吴、楚一带的山中很常见。人们常常将其当作烧火的木材。根和叶均有香气，但根的香气不是特别大，和芍药的香气差不多。嫩乌药肉白，老乌药肉呈褐色。

其子很像冬青子，生呈青色，熟的是紫色，核壳极薄。其仁亦香而苦。

附 乌药根

气味 味辛，性温，无毒。

王好古：气厚于味，属于阳。入足阳明、少阴经。

主治 王好古：可调理元气。

李时珍：中气脚气疝气，气厥头痛，肿胀喘急。止小便频数及白浊。

发明 寇宗奭：乌药性温和，来气少，走泄多，但不甚刚猛。可以同沉香一起研磨，做汤点服，治胸腹冷气很是稳当。

李时珍：乌药辛温香窜，能散诸气。《惠民和剂局方》用乌药治疗中风中气诸证。用乌药顺气散者，先疏导其气，气顺则风散。

附方 小肠疝气：乌药一两，升麻八钱，水二盅，煎至一盅，露置一宿，空腹热服。

血痢泻血：乌药烧存性研，陈米饭丸梧桐子大。每次用米汤送服三十丸。

小儿慢惊：昏迷不醒或者抽搐。将乌药磨水，灌下。

咽喉闭痛：取生乌药，两盏酸醋，煎成一盏，先含在嘴里，然后再咽下去，吐出痰涎即愈。

心腹气痛：乌药兑水研磨成一盏浓汁，加橘皮一片，苏一叶，共煎服用。

附　乌药嫩叶

主治 陈藏器：炙、碾，煎饮代茗，补中益气、止小便滑数。

发明 李时珍：乌药下通少阴肾经，上理脾胃元气。朱震亨补阴丸药方中，常常加入乌药叶。

附　乌药子

主治《斗门方》：阴毒伤寒，腹痛欲死。取一合乌药子炒至冒黑烟，再投入水里，煎三五沸。服下一大盏，汗出阳回即愈。

附　研药

李珣：这是一种生长在南海一带的小树，叶如椒，根像乌药而圆小。根味苦，性温，无毒。主治霍乱，下痢赤白，中恶蛊毒，腹内不调等病。锉，以水煎服。

伞形花序腋生。

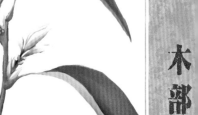

根有纺锤状或结节状膨胀。

果实近球形或卵圆形。

叶互生，多呈卵形、椭圆形。

香木类
必栗香

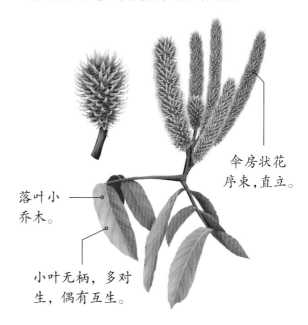

伞房状花序束，直立。

落叶小乔木。

小叶无柄，多对生，偶有互生。

释名 花木香、詹香。

集解 陈藏器：必栗香，一般生在高山中。叶片的外形像老椿。捣碎后放到水上游，鱼儿都会暴鳃而死。用它的木头来做书轴，可以防止白鱼损书。

气味 味辛，性温，无毒。

主治 陈藏器：鬼疰心气，断一切恶气，煮汁服之。烧为香，杀虫、鱼。

香木类
枫香脂

释名 白胶香。
李时珍：枫树枝条柔弱，很容易随风摇摆，所以名字里带有"风"，俗名香枫。《金光明经》称香枫为须萨折罗婆香。

集解 李时珍：枫木枝干笔直修长，高高挺立，粗壮的需要几人联手合围。其木质坚硬，有白有赤，其中白色的细腻。枫木的果实呈球形，表面长有软刺。

附 香脂

修治 李时珍：凡用把该药放入斋水中煮二十沸，然后捞出放到冷水里，揉扯几十次，晒干使用。

气味 味辛、苦，性平，无毒。

主治 李时珍：一切痈疽疮疥，金疮吐衄咯血，活血生肌，止痛解毒。烧过揩牙，永无牙疾。

发明 李时珍：枫香、松脂都和乳香很像，药效虽然次于乳香，但也差别不大。

附方 吐血不止：白胶香为散。每次服用两钱，用新汲水调和服用。
吐血衄血：蛤粉、白胶香等分，研磨成末，以姜汁调和服用。
金疮断筋：用枫香末外敷患处。
便痈脓血：白胶香一两，研磨为末，加入少许麝香和轻粉，掺之。
诸疮不合：轻粉、胶香各两钱，与猪脂调和，涂抹患处。
鱼骨鲠咽：缓慢吞服白胶香。

附 枫香木皮

气味 味辛，性平，有小毒。

主治 苏恭：煮汁服用，可治水肿、下水气。
陈藏器：煎汁饮服，治水痢效果极好。
大明：煎汤外用清洗，可止霍乱刺风冷风。

附方 大风疮：将枫子（木烧存性，研磨成末），掺入轻粉，剂量等分，以麻油调和涂抹。效果极佳。

附 枫香根叶

主治 李时珍：治疗痈疽已成，擂酒饮，以渣滓贴在患处。

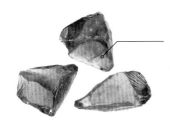

枫香脂，枫香树干燥树脂。

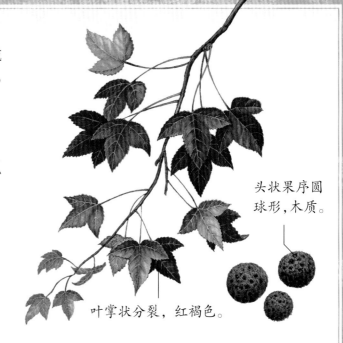

头状果序圆球形，木质。

叶掌状分裂，红褐色。

香木类

没药

释名 末药。

李时珍：没、末，皆为梵言。

集解 李时珍：《一统志》记载：没药树高大，像松树一样。树皮厚一两寸。采时先在树下掘坑，以斧子砍树皮，让树脂流到坑里，十天后再去取。李珣认为，乳香是波斯松脂，还有说没药也是松脂，都是误传。

气味 味苦，性平，无毒。

主治 《开宝本草》：破血止痛，疗金疮杖疮，诸恶疮痔漏，卒下血，目中翳晕痛肤赤。

发明 甄权：凡是被金属利刃所伤，或者跌打损伤、坠马等导致的筋疼骨痛、心腹血瘀，没药研烂，以热酒调和服用。推陈致新，能生好血。

李时珍：乳香活血，没药能使凝固的血块散开，都有止痛消肿生肌的功效。因此人们常把两种药相兼而用。

附方 筋骨损伤：取米粉四两炒黄，加入没药、乳香末各半两，以酒调成药膏，摊开贴在患处。

金刃所伤：未透膜者。取乳香一钱，没药一钱，童子尿半盏，酒半盏，温化服之。研磨成末也可以。

妇人腹痛：内伤疹刺。取没药末一钱，酒服便止。

血气心痛：没药末二钱，水一盏，酒一盏，煎服。

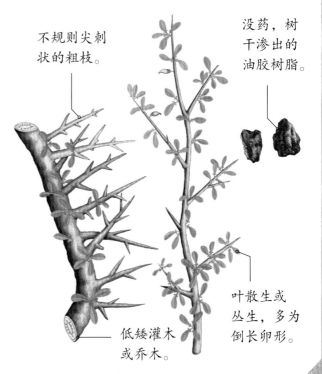

不规则尖刺状的粗枝。

没药，树干渗出的油胶树脂。

低矮灌木或乔木。

叶散生或丛生，多为倒长卵形。

五钱，为末。以膏和，炼蜜丸芡子大。每次服一丸，用紫苏汤化下。

卒然心痛：多年频繁发作。安息香研磨成末，和沸汤服半钱。

小儿惊邪：安息香一豆许，烧之自除。

历节风痛：精猪肉四两切片，包裹安息香二两。用瓶子装灰，生起一堆火，在两者中间放铜板片隔开，安息香于上烧之，将瓶口对准痛处熏蒸，不要令其透气。

安息香

释名 李时珍：此香能辟恶，安息诸邪，因此得名。

集解 李时珍：安息香在今天的安南、三佛齐诸地都有分布。《一统志》云，树如苦楝，大而且直。叶似羊桃而长。木芯有脂作香。不宜于烧，而能发众香，所以古今都以和香用。

气味 味辛、苦，性平，无毒。

主治《唐本草》：心腹恶气、鬼疰。
李时珍：治中恶魔寐，劳瘵传尸。

附方 **小儿肚痛**：曲脚而啼。安息香丸：安息香用酒蒸成药膏，沉香、木香、丁香、藿香、八角茴香各三钱，香附子、缩砂仁、炙甘草各

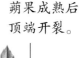

花白色，近铃铛形。

叶多呈椭圆形或椭圆状卵形。

安息香，一种树脂。

苏合香

释名 李时珍：据郭义恭《广志》云，苏合香原产于苏合国，所以得此名。

集解 苏恭：苏合香的产地，在西域及昆仑一带。颜色呈紫红色，和紫真檀很像，坚实且极芳香。重如石，焚烧后呈灰白品相的最佳。

李时珍：沈括《梦溪笔谈》中提到，现在的苏合香颜色发红，接近硬木的颜色。又有苏合油像䴈胶，人们用得较多。按沈氏所说，亦是油。

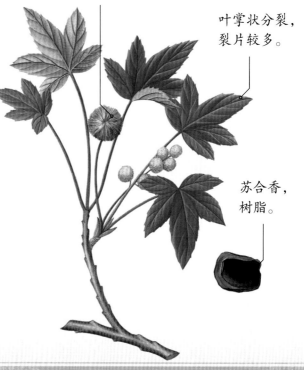

蒴果成熟后顶端开裂。

叶掌状分裂，裂片较多。

苏合香，树脂。

气味 味甘，性温，无毒。

主治 《名医别录》：辟恶，杀鬼精物，温疟蛊毒痫痉，祛三虫，除邪，令人无梦魇。久服通神明，轻身长年。

发明 李时珍：苏合香气窜，可以通达诸窍脏腑，其功能抵御一切不正之气。

附方 水气浮肿：苏合香、水银与白粉等分，捣匀，制成小豆大的蜜丸。每次服用两丸，饮白水送服，可下水气。

苏合香丸：治传尸骨蒸，肺痿，痃疟鬼气，卒心痛，霍乱吐利，时气鬼魅瘴疟，赤白暴痢，瘀血月闭，痃癖疔肿，小儿惊痫客忤，大人中风、中气、狐狸等病。安息香末二两，用无灰酒熬成膏，入一两苏合油内。白术、香附子、青木香、白檀香、沉香、丁香、麝香、荜茇、诃黎勒（煨，去核）、朱砂、乌犀角各二两，龙脑、薰陆香各一两，为末，以香膏加炼蜜和成剂，蜡纸包收。每服旋丸梧桐子大。早朝，取井华水，温冷任意，化服四丸。老人、小儿一丸。

香木类

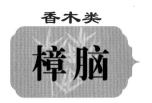

樟脑

释名 韶脑。

集解 李时珍：樟脑原产于韶州、漳州。外形和龙脑很像，白色如雪，是樟树的脂膏。

修治 李时珍：凡用，需把每一两樟脑，用两个碗扣住，以蘸湿的纸糊住口，然后用文武火煅烧。半时许取出，冷定用。又法：每一两用黄连、薄荷六钱，白芷、细辛四钱，荆芥、密蒙花二钱，当归、槐花一钱。在新土碗底铺杉木片，上面放药，加入水半盏，再把樟脑洒在上面，拿另一个碗盖上，把口糊住，以火煅之。等水干以后再打开。此时会发现樟脑自动升到上碗里。用翎毛扫下樟脑，外形像松脂，可入风热眼药。因为容易和片脑混合，应该注意仔细分辨。

气味 味辛，性热，无毒。

主治 李时珍：通关窍，利滞气，治疗中恶邪气，霍乱心腹痛，寒湿脚气，疥癣风瘙，龋齿，杀虫辟蠹。着鞋中，去脚气。

发明 李时珍：樟脑纯阳，与焰消同性。有种说法，叫"水中生火，其焰益炽"。古代炼丹方士，及制造烟火的专家，经常会用到。其辛热香窜，身具龙火之气，有祛湿杀虫的功效。因此将它焚烧用来熏衣服、被席，能驱逐壁虱，防止虫蛀。

附方 小儿秃疮：韶脑一钱，花椒二钱，芝麻二两，一起研磨为末。用退猪汤清洗后，擦涂患处。

牙齿虫痛：韶脑和朱砂等分，用来擦涂牙齿有奇效。

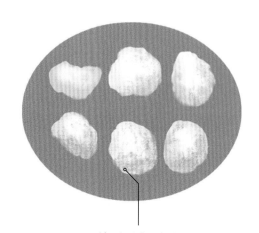

樟树的根茎叶
做成的药材。

乔木类
檗木

释名 黄檗、根名檀桓。

李时珍：檗木的名字释义不详。《神农本草经》里只提到树干和根，没有说檗皮，莫非过去木与皮通用？有一个俗称叫黄柏，是省写之谬。

集解 掌禹锡：根据《蜀本图经》的描述，黄檗树高几丈。叶片和吴茱萸很像，也有些像紫椿，到了冬天也不凋谢。树皮外白，内里深黄。其根结块，很像松下茯苓。皮紧，厚二三分，颜色鲜黄的属于上品。二、五月可以采树皮，晒干用。

修治 李时珍：黄柏性寒而沉。熟用不会伤胃，生用可以降实火。酒制则治上，盐制则治下，蜜制则治中。

气味 味苦，性寒，无毒。

主治 《神农本草经》：五脏肠胃中结热，黄疸肠痔，止泄痢，女子漏下赤白，阴伤蚀疮。

《名医别录》：疗惊气在皮间，肌肤热赤起，目热赤痛，口疮。久服通神。

陈藏器：热疮疱起，虫疮血痢。止消渴，杀蛀虫。

李时珍：敷小儿头疮。

发明 张元素：黄柏之用有六。泻膀胱龙火，利小便结，除下焦湿肿，痢疾先见血，脐中痛，补肾不足、壮骨髓。

附方 阴火为病：大补丸，将黄柏去皮，以盐、酒炒至褐色，为末，水丸梧桐子大。血虚者用四物汤送服；气虚者，以四君子汤送服。

下血数升：黄柏一两去皮，鸡蛋白涂炙为末，水丸绿豆大。每次以温水吞服七丸。

小儿下血：黄柏半两，赤芍药四钱，研磨成末，饭丸麻子大。饭前以米汤送服一二十丸。

小儿热泻：把黄柏削皮，烘成末，以米汤和丸粟米大。每次以米汤送服一二十丸。

呕血热极：黄柏涂蜜，炙干后研磨成末。以麦门冬汤调服二钱，即可病愈。

婴儿赤目：在襁褓内患病的，以母乳浸泡黄柏的汁滴眼。

眼目昏暗：每日早晨口含黄柏一片，然后吐出口水清洗眼睛，终身坚持，则永远没有目疾。

卒喉痹痛：口含黄柏片。另以黄柏一斤，酒一斗，煮二沸。恣饮便愈。

鼻中生疮：将黄柏和槟榔研磨成末，与猪脂调和外敷。

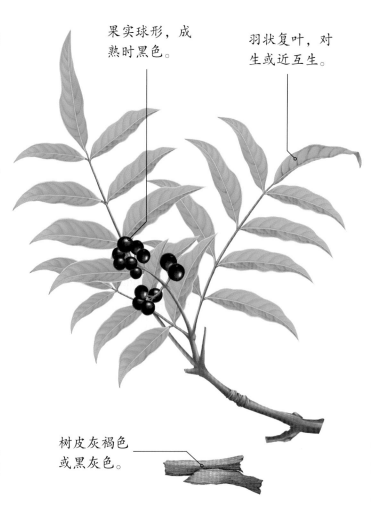

果实球形，成熟时黑色。

羽状复叶，对生或近互生。

树皮灰褐色或黑灰色。

木部

450

檀桓

陈藏器：长生神仙，祛万病。为散，饮服方寸匕，尽一枚有验。

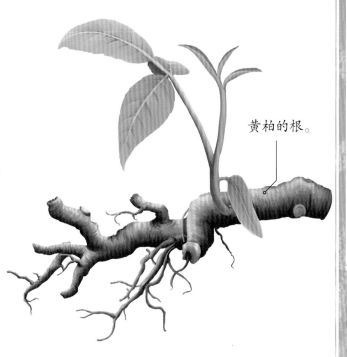

黄柏的根。

集解 陈藏器：檀桓，是百年树龄黄柏的根。外表很像天门冬，长三四尺，别在一旁，以小根缀之，也叫檀桓芝。

李时珍：《神农本草经》里，把黄柏的根称作檀桓。而陈藏器认为，乃蘗旁所生檀桓芝，和陶弘景的观点一样。

气味 味苦，性寒，无毒。

主治 《名医别录》：心腹百病，安魂魄，不饥渴。久服，轻身延年通神。

小蘗

李时珍：治疗血崩。《妇人良方》记载，治血崩，阿茄陀丸方中用之。

释名 子蘗、山石榴。

李时珍：小蘗与金樱子、杜鹃花同被称为山石榴，但它们并不是同一种植物。

集解 陶弘景：子蘗树很矮小，与石榴树差不多。树皮泛黄，且味苦。还有一种多刺，皮黄，主治口疮。

李时珍：小蘗，生长于山间一种小树。树皮外白内黄，形状像蘗皮，但更薄更小。

气味 味苦，性大寒，无毒。

主治 《唐本草》：口疮疳䘌，杀诸虫，祛心腹中热气。

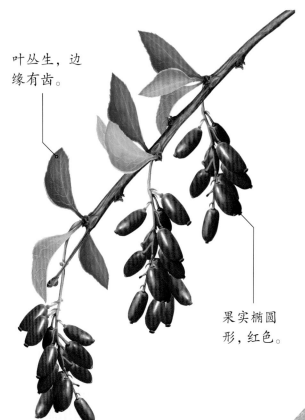

叶丛生，边缘有齿。

果实椭圆形，红色。

木部

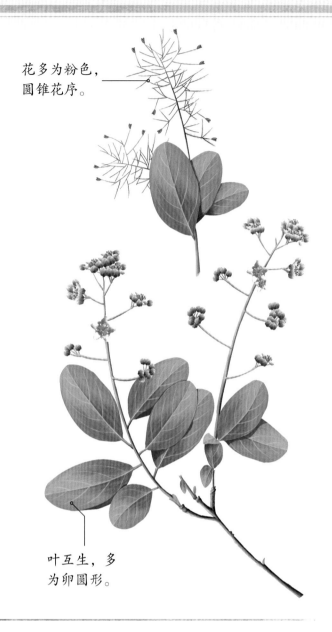

花多为粉色，圆锥花序。

叶互生，多为卵圆形。

乔木类
黄栌

集解 陈藏器：黄栌主要生长在商洛山谷、四川范围内也有。叶圆树黄，可以用来染黄色。

附　黄栌木

气味 味苦，性寒，无毒。

主治 陈藏器：除烦热，解酒疸目黄，水煮服之。

李时珍：洗赤眼及汤火、漆疮。

附方 大风癫疾：黄栌木五两（锉，用新汲水一斗浸二七日，焙研）、苏方木五两、乌麻子一斗（九蒸九晒），天麻二两，丁香一两，乳香一两，研磨为末。赤黍米一升淘干净，用泡黄栌的水来煮米粥，捣和丸梧桐子大，每次吞服二三十丸，饭后用浆水送服。白天两次，晚上一次。

乔木类
杜仲

释名 思仲、思仙、木绵。

李时珍：相传有个叫杜仲的人服此药后成仙，因此被称为杜仲。思仲、思仙的别称都由此而来。另外，其皮可见的像绵一般的银丝，所以也称为木绵。其子，名逐折。与厚朴子同名。

集解 苏颂：今多产于商州、成州、峡州一带的大山中。叶亦类柘，其皮折之，会看到有白丝相连。江南一带把它称为棉，初生嫩叶可以食用，称其为棉芽。花和果实很苦涩，都能入药。

附　杜仲皮

修治 雷敩：使用前先削去粗皮。每一斤，掺入酥一两，蜜三两，调和涂抹用火烤炙，以尽为度。细锉用。

气味 味辛，性平，无毒。

主治 《神农本草经》：腰膝痛，补中益精气，坚筋骨，强志，除阴下痒湿，小便余沥。久服轻身耐老。

木部

王好古：润肝燥，补肝经风虚。

发明 李时珍：在古方里，杜仲只用来滋补肾，只有王好古认为此药是肝经气分药，可以润肝燥，补肝虚，发昔人所未发。肝主筋，肾主骨。肾充则骨强，肝充则筋健。屈伸利用，皆属于筋。杜仲色紫润，味甘微辛，其气温平。甘温能补，微辛能润。因此杜仲能入肝而补肾。

附方 肾虚腰痛：杜仲去皮、炙黄一大斤，分作十剂。每晚取用一剂，添水一大升，泡到五更时分，煎三分减一，取汁，以羊肾三四枚切下，再煮三五沸，像做羹法，和以椒、盐，空腹顿服。

病后虚汗：杜仲和牡蛎等分，一起研磨为末。卧时水服五匕。不止更服。

风冷伤肾：取杜仲一斤，切碎翻炒，加酒二升，浸泡十天，每日服三合。

产后诸疾及胎脏不安：将杜仲去皮，放到瓦上焙干，用木臼将其捣碎成末，煮枣肉调和，丸弹子大。每次服一丸，糯米饮下，每天两次。

附 杜仲榶芽

主治 苏颂：作蔬，祛风毒脚气，久积风冷，肠痔下血。亦可煎汤。

木部

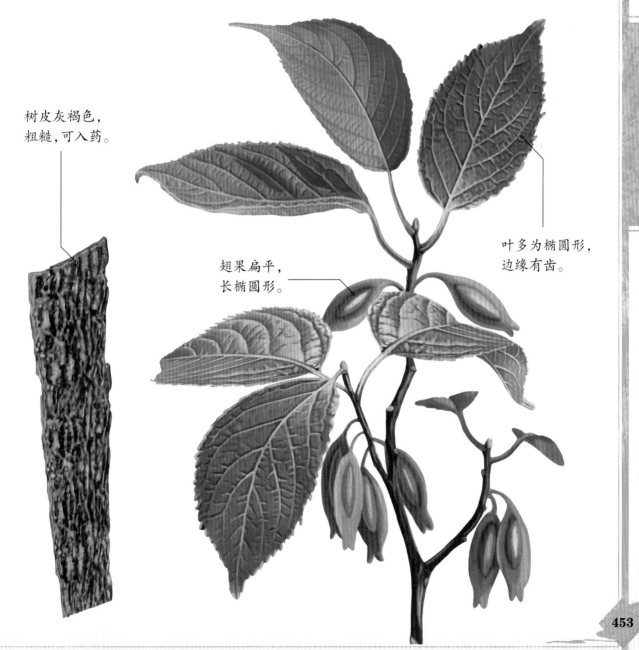

树皮灰褐色，粗糙，可入药。

翅果扁平，长椭圆形。

叶多为椭圆形，边缘有齿。

乔木类
椿樗

释名 香者名椿，臭者名樗，山樗名栲，虎目树，大眼桐。

集解 李时珍：椿、樗、栲是一类树的三个不同品种。椿的树皮细腻，肌实而赤，叶片鲜嫩有香味可食用。樗木树皮粗糙，肌虚而白，叶片味道恶臭。生在山中的樗叫栲，树虚大，如腐朽，因此前人认为栲树是为不材之木。

附 椿樗叶
气味 味苦，性温，有小毒。

主治 李时珍：白秃不生发，取椿、桃、楸叶心捣汁，频涂之。

附 椿樗白皮及根皮
修治 李时珍：椿、樗树皮和根皮，都需要刮掉粗皮，阴干。使用前要切碎烘焙。

气味 味苦，性温，无毒。

主治《唐本草》：疳蟨，樗根尤良。
雷敩：利溺涩。

发明 李时珍：椿皮色红而香，樗皮色白而臭，多服微利人。椿皮入血分而性涩。樗皮入气分而性利。其主治之功虽同，而涩利之功效则有差异，正如芍药、茯苓，赤白明显不同。凡血分受病不足者，宜用椿皮；气分受病有郁者，宜用樗皮。

附方 祛鬼气：取樗根皮一握细切，以童便两升，豉一合，浸泡一宿，绞汁煎一沸，每三五天一剂。

小儿疳疾：取晒干的椿白皮二两，研磨为末，然后用粟米淘净，研浓汁，和丸梧桐子大。十岁三四丸，以米汤送服。药量可根据病人的情况酌情加减。还可以把一丸放到竹筒里，吹到鼻子内。三度良。

脏毒下痢：将香椿清洗干净、刮取它的皮，然后晒干研磨成末。饮服一钱，很快见效。

脏毒下血：温白丸，把椿根白皮去掉粗皮，以酒浸泡后晒干研末，入枣肉和丸梧桐子大。每次淡酒送服五十枚，或者以酒糊丸。

附 椿樗荚
释名 凤眼草。

主治《嘉祐补注本草》：大便下血。

附方 肠风泻血：将椿荚半生半烧，为末。每次用米汤送服二钱。

误吞鱼刺：将椿树子烧研，以酒送服二钱。

洗头明目：把椿荚烧灰后，淋水洗头，持续一年，双眼像孩子般清明。如果加入椿皮灰，效果会更好。

香椿开裂的果实。

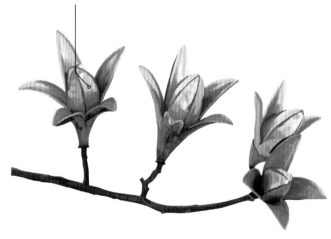

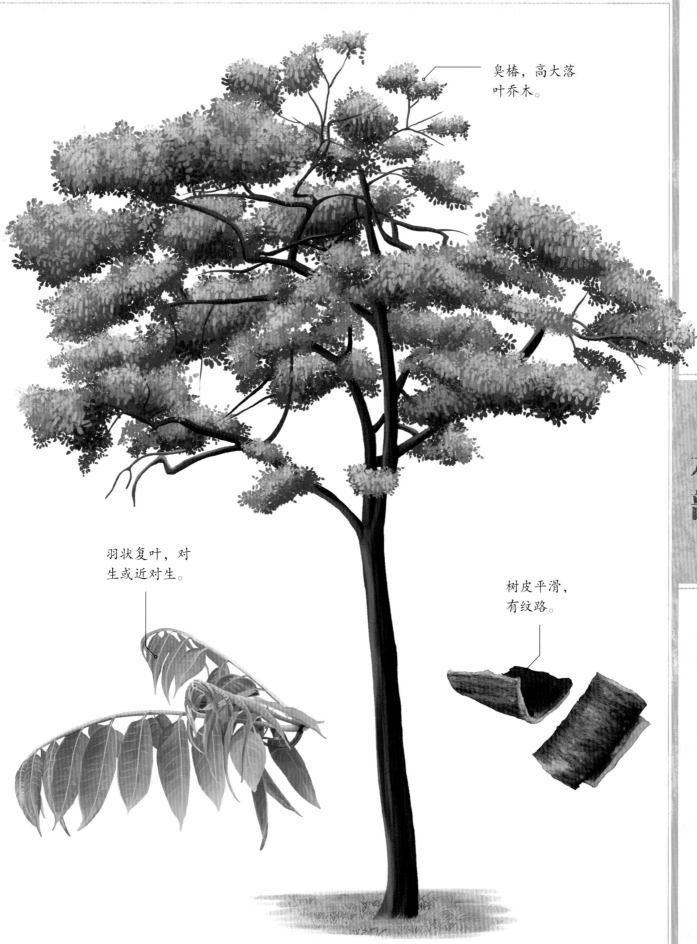

臭椿，高大落叶乔木。

羽状复叶，对生或近对生。

树皮平滑，有纹路。

木部

乔木类

漆

释名 桼。

李时珍：许慎《说文》云，漆本作"桼"。木汁可以髹饰物品，其字象水滴而下之形。

集解 李时珍：漆树在春分前移栽成活率很高。它的外形有些像柿树，叶片像椿。产于金州的漆树是上品，因此有"金漆"的名声。现在广浙一带有一种漆树，像小榎但比小榎大。六月提取它的汁液来漆物，色泽发黄如金，这就是唐书里提到的黄漆。不过入药应该用黑漆。

附 干漆

修治 大明：干漆入药，必须将其捣碎炒熟。贸然服用，很可能会损伤肠胃。如果是湿漆，煎干更好，也有烧存性的。

气味 味辛，性温，无毒。

主治 《神农本草经》：绝伤，补中，续筋骨，填髓脑，安五脏，五缓六急，风寒湿痹。生漆，祛长虫。久服，轻身耐老。

发明 李时珍：漆含有一定毒性，可杀虫。降而行血。

附方 小儿虫病：胃寒危恶证，与痫很像。干漆（捣烧烟尽）、白芜荑等分，研末，以米汤送服一字至一钱。

喉痹欲绝：把干漆焚烧成烟，以筒吸烟。

下部生疮：用生漆涂抹患处。

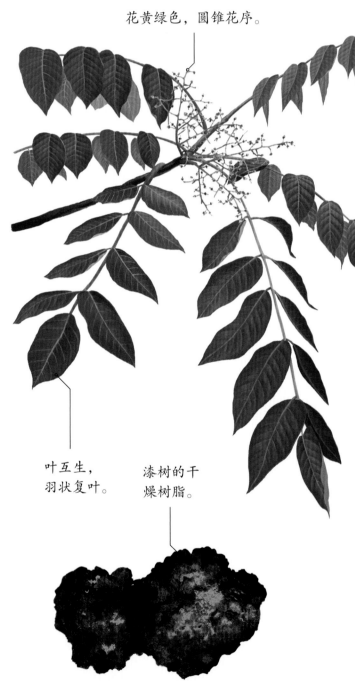

花黄绿色，圆锥花序。

叶互生，羽状复叶。

漆树的干燥树脂。

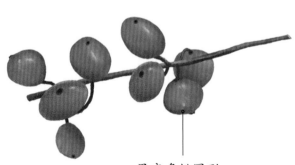

果实多椭圆形，果序微下垂。

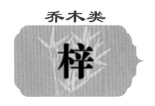

梓

释名 木王。

李时珍：按《埤雅》云，梓为百木长，故呼为木王。木之优良非梓莫属，所以有以梓材为名篇，礼称梓人名匠。屋室有此木，其余木材不震动。

集解 李时珍：梓树到处都有。主要分为梓、楸、椅、榎几种。木纹理呈白色的是梓；红色的是楸；树纹漂亮的是椅；楸中较小的是榎。而桐也叫椅，但与此椅不一样，这里的"椅"是尸子所说的"荆有长松、文椅"中的"椅"。

附 梓白皮

气味 味苦，性寒，无毒。

主治 李时珍：治温病复感寒邪，变为胃哕，煮汁饮之。

附方 时气温病：头疼发热。把生梓木的黑皮削掉，取内里白皮切一升，以水二升五合煎煮。每次服八合。

附 梓叶

主治《神农本草经》：捣敷猪疮。饲猪，肥大三倍。

苏恭：二树花叶饲猪，并能肥大且易养，见《李当之本草》及《博物志》，然不云敷猪疮也。

附方 风癣疙瘩：梓叶、木绵子、羖羊屎、鼠屎等分，放到瓶中合定，烧取汁涂抹。

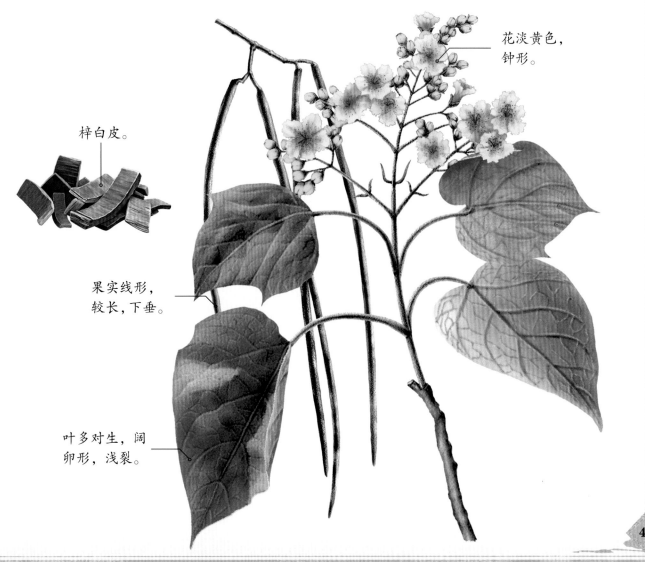

花淡黄色，钟形。

梓白皮。

果实线形，较长，下垂。

叶多对生，阔卵形，浅裂。

桐

释名 白桐、黄桐、泡桐、椅桐、荣桐。

集解 李时珍：陶弘景认为桐树有四种，没有子的是青桐、冈桐；有子的是白桐、梧桐。前人的说法各有对错。通过走访咨询确认，白桐即泡桐，叶片很大，生长很快，皮色粗白，木轻虚，不生虫。很适合做器物。二月开花，白色，很像牵牛花。结实像巨枣一般大，长寸许，壳中有子片，轻飘飘像榆荚、葵实，老后外壳就会碎裂，随风飘荡。开紫花的叫冈桐。荏桐就是油桐。青桐就是无子的梧桐。

附　桐叶

气味 味苦，性寒，无毒。

主治 李时珍：消肿毒，生发。

附方 手足浮肿：桐叶煮汁浸泡手脚，并饮服少许，或者加小豆。

痈疽发背：把桐叶用醋蒸后贴在患处，能退热止痛，有生肌敛口的作用。

发落不生：取桐叶一把，麻子仁三升，米泔煮五六沸后去滓。每天用来洗头。

附　桐木皮

主治 李时珍：治恶疮，小儿丹毒，煎汁涂之。

附方 肿从脚起：削桐木，煎煮成汁泡脚，同时饮用少许。

跌扑伤损：水桐树皮，去青留白，用醋炒捣碎外敷。

附　桐花

主治《神农本草经》：敷猪疮。饲猪，肥大三倍。

附方 眼见诸物：眼前像是有小虫在飞，乃肝胆病。取青桐子花、酸枣仁、玄明粉、羌活各一两，研末。每次服二钱，水煎和滓，每天三次。

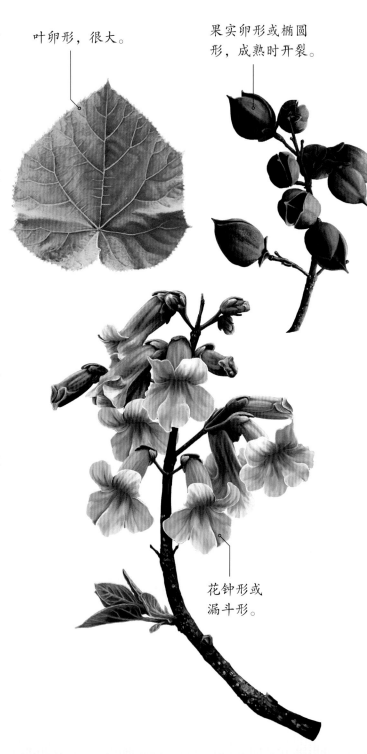

叶卵形，很大。

果实卵形或椭圆形，成熟时开裂。

花钟形或漏斗形。

木部

梧桐

附 梧桐木白皮

主治 李时珍：烧研，和乳汁涂须发，变黄赤。

附 梧桐叶

主治 《肘后备急方》：发背，炙焦研末，蜜调敷。干即易。

释名 櫬。

集解 李时珍：梧桐很常见，树像桐，但树皮发青不皴裂，同时树干挺直，纹理细而性紧。叶片像桐但稍小，光滑有尖。它的花有细蕊，垂下的部分像醆。梧桐的荚长约三寸，由五片合成，老后裂开像箕。子像胡椒一般大，表皮皱。

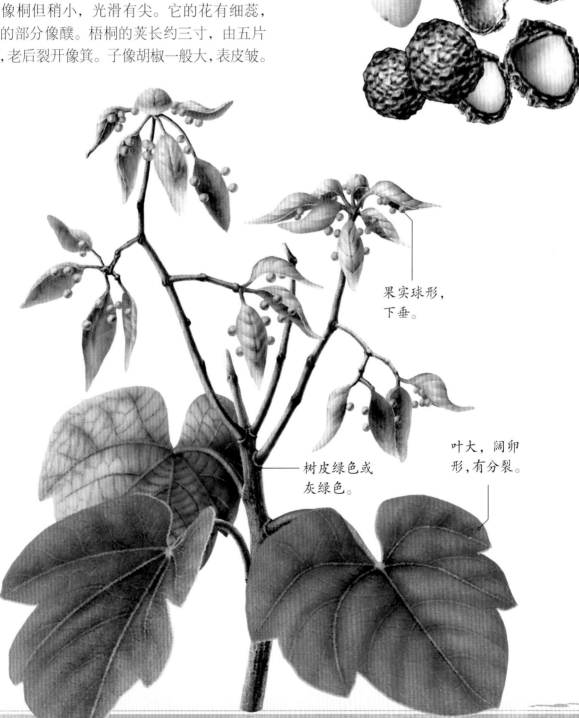

种子近球形。

果实球形，下垂。

树皮绿色或灰绿色。

叶大，阔卵形，有分裂。

木部

乔木类

楝

释名 苦楝。实名为金铃子。

李时珍：《尔雅翼》：楝叶可以练物，故谓之楝。

集解 李时珍：楝树生长迅速，三五年就可以作椽。其子外形圆润，和枣很像，川中所产的是上品。根据王祯《农书》所讲，鹀鹑吃它的果实。应劭的《风俗通》里提到，獬豸吃它的叶子。宗懔《荆楚岁时记》提到蛟龙害怕楝。因此人们会在端午节时，用它的叶子包粽子，投到江里祭奠屈原。

附 楝实

修治 雷敩：凡采得晒干，用酒拌令透，蒸至外皮松软，然后刮去外皮，取肉去核使用。也可以留核去肉。核与肉不能同时使用。如果要使用核的话，将之捣碎，以浆水煮一伏时后晒干。其花落子，被称为石茱萸，不能入药。

气味 味苦，性寒，有小毒。

主治 《神农本草经》：温疾伤寒，大热烦狂，杀三虫，疗疡，利小便水道。

李时珍：治诸疝虫痔。

发明 李时珍：楝实，有疏导小肠、膀胱之热的功效。因而能引导心包相火下行，所以被视为治疗心腹痛和疝气的要药。甄权认为该药不入汤使，但《神农本草经》里为什么会有关于它治热狂、利小便的文字说明呢？近来有诸多药方治疗疝症，其治法繁多，盖亦配合之巧耳。

附方 脏毒下血：将苦楝子炒黄成末，蜜丸

梧桐子大。每次以米汤送服十丸到二十丸。

耳卒热肿：取楝实五合捣烂，以绵包裹塞入耳内，随时更换。

附 楝根及木皮

气味 味苦，性微寒，微毒。

主治 大明：治游风热毒，风疹恶疮疥癞，小儿壮热，并煎汤浸洗。

附方 小儿诸疮：将楝树皮或枝，烧成灰外敷患处。干者以猪脂调和。

蜈蚣蜂伤：用楝树枝、叶的汁，涂抹伤处。

疥疮风虫：楝根皮、皂角（去皮和子）等分，研末。用猪脂调和涂抹。

附 楝花

主治 李时珍：热痱，焙末掺之。铺席下，杀蚤、虱。

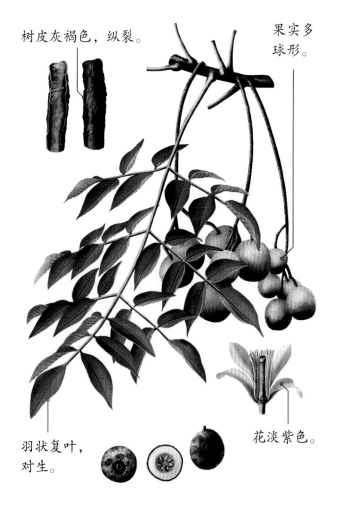

树皮灰褐色，纵裂。

果实多球形。

羽状复叶，对生。

花淡紫色。

乔木类

槐

集解 苏颂：槐树，处处有之。《尔雅》记载有数种：叶大而黑名櫰槐；昼合夜开的名守宫槐；叶细而青绿的才称为槐。四、五月开花。六、七月结实。十月采老实入药用。

李时珍：槐树初生嫩芽，可以炸熟后用水淘过食用。也可以代茶饮用。或者采集种子种畦，采幼苗食用。槐树质地坚硬，有青黄白黑色。花朵没有开放时，外形很像米粒，炒过煎水，染黄甚鲜艳。果实作荚连珠，内里有黑子，以子连多者为好。

附 槐实

修治 雷敩：采摘槐实后，去掉单子及五子的，只要两子、三子的。以铜捶捶破，用乌牛乳浸泡一晚，蒸过使用。

气味 味苦，性寒，无毒。

主治《神农本草经》：五内邪气热，止涎唾，补绝伤，火疮，妇人乳瘕，子藏急痛。

甄权：治大热难产。

寇宗奭：疏导风热。

发明 李时珍：根据《太清草木方》的记载，槐是虚星之精。于十月上巳日采子服用，有祛百病、延年益寿的功效。

附方 大肠脱肛：槐角、槐花等分，炒为末，以羊血蘸药，烤熟食用，以酒送服。用去皮的猪腰子蘸炙也可以。

目热昏暗：取槐子二两，去须后的黄连二两，研末，蜜丸梧桐子大。每天服两次，每次服用二十丸，用浆水送下。

大热心闷：将槐子烧成末，以酒送服方寸匕。

附 槐花

修治 寇宗奭：在开花前采收，陈久者最好，入药炒用。染家用水煮一沸后取出，将稠滓做成饼，用来染色。

气味 味苦，性平，无毒。

主治 李时珍：炒香频嚼，治失音及喉痹，又疗吐血衄血，崩中漏下。

发明 李时珍：槐花味苦，颜色呈黄色，气凉，是阳明、厥阴血分药。因此它所主治的病多属于此二经。

附方 吐血不止：槐花烧存性，加入少许麝香研匀，以糯米饮下三钱。

中风失音：炒槐花于三更后仰卧咀嚼吞咽。

痈疽发背：取槐花子一大抄，铁杓炒至褐色，以好酒一碗汗之。趁热饮服，出汗即愈。如果未消退，依照此方，再炒一服。

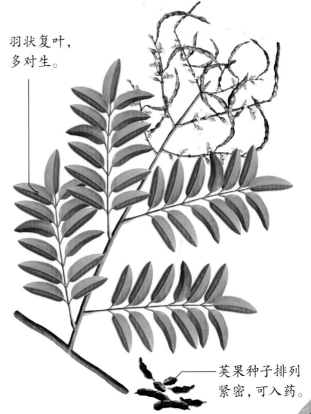

羽状复叶，多对生。

荚果种子排列紧密，可入药。

乔木类
秦皮

释名 梣皮、栒木、石檀、樊槻、盆桂、苦树、苦枥。

集解 苏颂：在今天陕西州郡以及河阳一带都有。树大多和檀很像，枝干都呈青绿色，叶片大小像匙头、不光滑。没有花和实。根像槐根，俗称白栒木。

气味 味苦，性微寒，无毒。

主治 《神农本草经》：风寒湿痹洗洗寒气，除热，目中青翳白膜。久服，头不白，轻身。

发明 李时珍：梣皮，色青气寒，味苦性涩，是厥阴肝经、少阳胆经的药。它有平木的功能，可以治疗眼病、惊痫。它有收涩的功能，可以治疗下痢、崩带。它有涩而补的功效，可以治疗男性少精。所以老子云，天道贵涩。这种药适合用来服食及治疗惊痫崩痢的病症。不过，常人只知道它能治疗眼病，不清楚其他的功效。

附方 眼暴肿痛：取秦皮一两，黄连一两，苦竹叶半升，水二升半，煮取八合，饭后温服。

血痢连年：秦皮、鼠尾草、蔷薇根等分，用水煎煮后取汁液，用铜器重釜煎成，丸梧桐子大。每天两次，每次服用五六丸，也可以煎饮。

天蛇毒疮：被一种草间黄花蜘蛛螫伤后，为露水所濡成疾。把秦皮煮汁一斗，饮用后即可痊愈。

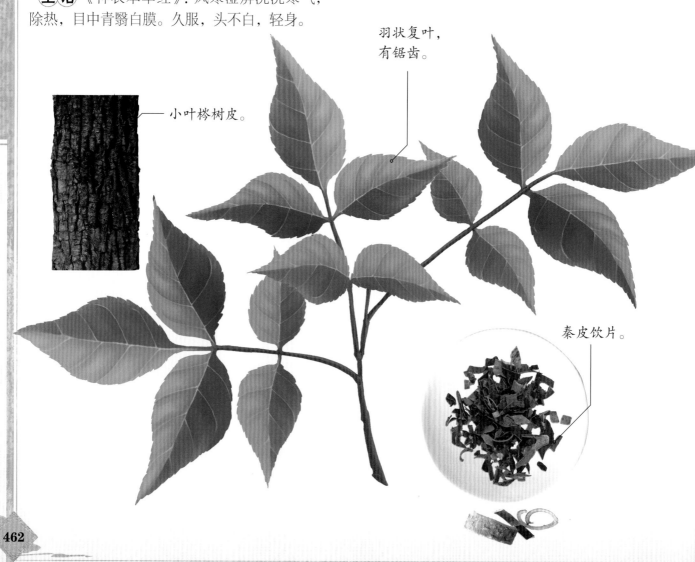

小叶梣树皮。

羽状复叶，有锯齿。

秦皮饮片。

木部

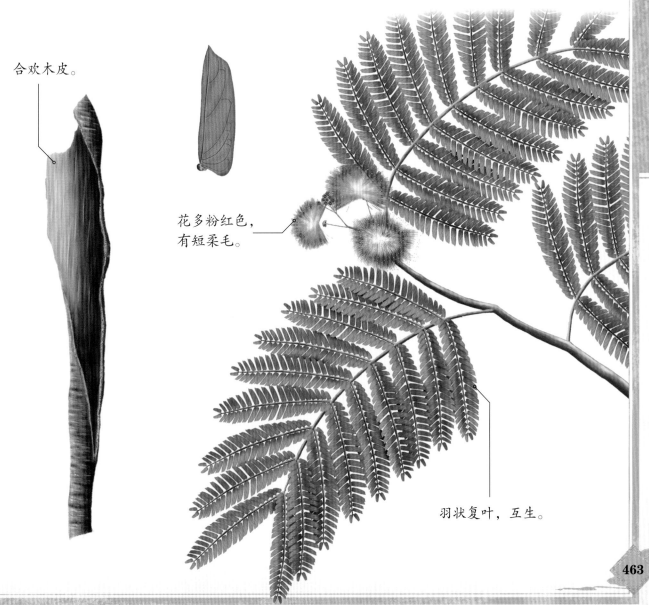

乔木类
合欢

释名 合昏、夜合、青裳、萌葛、乌赖树。

集解 寇宗奭：合欢花的颜色像醮晕线，上半边呈白色，下半边呈肉红色，散垂像丝线，是种奇异的花。它的叶子在晚上会合起来。鲜嫩时可以炸熟水淘，也可以食用。

附　合欢木皮

气味 味甘，性平，无毒。

发明 朱震亨：合欢属土，补阴的功效甚捷，可以生肌续筋骨，和白蜡一起做成膏使用疗效神奇。

附方 肺痈唾浊：取合欢皮一掌大，以水三升，煮取一半，分成二次服用。

扑损折骨：将合欢皮去掉粗皮、炒至黑色，取四两，芥菜子一两，研末。每次卧时以温酒服二钱，同时用滓外敷。

发落不生：取合欢木灰二合，墙衣五合，铁精一合，水萍末两合，一同研匀，用生油调和，涂抹头顶，每晚一次。

小儿撮口：将合欢花枝煎煮成浓汁，擦在口中，并清洗。

合欢木皮。

花多粉红色，有短柔毛。

羽状复叶，互生。

乔木类

皂荚

释名 皂角、鸡栖子、乌犀、悬刀。

集解 李时珍：皂荚树很高大。叶片外形和槐树叶子很像，细长且尖锐。枝条上长有很多刺，夏季会开小黄花。结实有三种：一种像猪牙一样小；一种又长又肥厚，表面有很多脂，很黏；还有一种又长又瘦小，表面干燥不黏。其中，人们认为表面多脂的属于上品。皂荚树刺很多，难以攀登，因此采时以蒉箍其树，这样过一晚就会自己掉落。有不结实的，可以在树上凿孔，灌入三五斤生铁，用泥封住，即结荚。人们可以用铁砧捶打皂荚，就会自己开裂。用铁碾碾动，时间长了就会留孔。用铁锅烧炙，多爆片落。

附 皂荚

修治 雷敩：凡使用皂荚时，大多选择赤肥、没有被虫蛀的。用新汲水浸泡一晚，然后再用铜刀削去粗皮。以酥反复烤炙透。捶去子、弦用。每次使用时，用荚一两，酥五钱。

气味 味辛、咸，性温，有小毒。

主治 李时珍：通肺及大肠气，治咽喉痹塞，痰气喘咳，风疬疥癣。

发明 李时珍：皂荚属金，入手太阴、阳明经。金胜木，燥胜风，故兼入足厥阴，治风木之病。味辛而性燥，气浮而散。吹之、导之，则通上下诸窍。服之，则治风湿痰喘肿满，杀虫。涂之，则散肿消毒，搜风治疮。

附方 中风口噤：使用皂荚一挺去皮，用猪脂涂抹，烤炙成黄色，研磨为末。每次饮服一钱，温酒调下。身体强壮的饮服二钱，直到吐出风涎为止。

中风口呙：取皂角五两（去皮）为末，然后以三年大醋调和。左边嘴歪涂右侧，右边嘴歪涂左侧，干燥后再涂抹。

中暑不省：取皂荚一两烧存性，再取甘草一两微炒。研磨为末。以温水调和一钱，灌入口中。

鬼魇不寤：把皂荚末，刀圭吹入鼻内，能起死人。

自缢将绝：把皂角末吹鼻子中。

咽喉肿痛：取牙皂一挺（去皮），用米醋浸炙七次，勿太焦。研磨为末。每次向咽喉吹入少许，直到向外吐涎为止。

附 皂荚子

修治 雷敩：选取外表圆满坚硬且没有虫蛀的，放到瓶子里煮熟。然后把表层硬皮剥去，取出里面的两片白肉，去黄，用铜刀切，晒干使用。其黄可以消人肾气。

气味 味辛，性温，无毒。

主治 李时珍：治风热大肠虚秘，瘰疬肿毒疮癣。

发明 李时珍：皂荚味辛属金，能通大肠阳明燥金，是辛以润之之义，非得湿则滑也。

附方 腰脚风痛：不能下地行走。取皂角子一千二百个清洗干净，用少量酥油熬香为末，制蜜丸梧桐子大。每次空腹，以蒺藜子、酸枣仁汤饮服三十丸。

下痢不止：皂角子瓦焙成末，米糊丸梧桐子大。每次以陈茶饮四五十丸。

肠风下血：取槐实一两，皂荚子一两，然后用谷糠炒香，再去糠成末。搭配陈粟米饮服一钱。

小儿流涎：脾热有痰。取半两皂荚子仁，以姜汤把半夏浸泡七次，取一钱二分。为末，

木部

用姜汁做丸麻子大。每次用温水送服五丸。

附 皂荚刺

气味 味辛，性温，无毒。

主治 李时珍：治痈肿妒乳，风疠恶疮，胎衣不下，杀虫。

发明 李时珍：皂荚刺治风杀虫，功效和荚差不多，但它有锐利直达病所之异能。

附方 **小儿重舌**：取皂角刺灰，加入朴消少许，漱口，掺入舌下，直到涎水流出自愈。

小便淋闭：皂角刺（烧存性）、破故纸等分，为末。无灰酒饮服。

肠风下血：取皂角刺灰二两，胡桃仁、炒破故纸、炒槐花各一两，为末。每次服用一钱，米饮下。

胎衣不下：皂角棘烧为末，每次温酒调服一钱。

妇人乳痈：皂角刺（烧存性）一两，蚌粉一钱，和研。每次温酒调服一钱。

癌瘰恶疮：皂角刺烧存性，再取一些白及，研磨为末后，外敷患处。

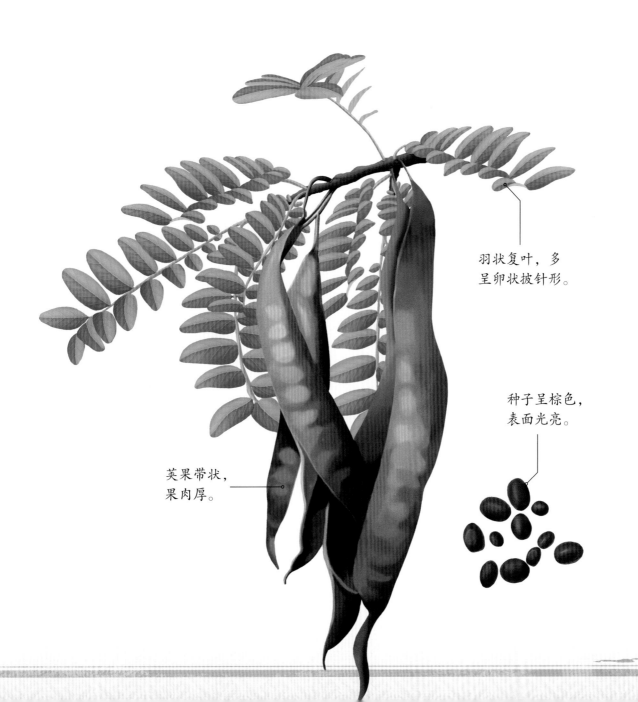

羽状复叶，多呈卵状披针形。

种子呈棕色，表面光亮。

荚果带状，果肉厚。

乔木类

柳

释名 小杨、杨柳。

李时珍：杨枝硬而扬起，所以称之杨。柳枝弱而垂流，所以称之柳。属于一类二种。南人并称杨柳。

集解 李时珍：杨柳生命力强，纵横倒顺插种都能存活。春初长芽，开黄蕊花。晚春时叶片长成，花内结出细小的黑子，当花蕊飘落，像白绒似的柳絮就会出现，随风而飞。种子附着在衣物上会生虫，飞入池沼就会化作浮萍。

附 柳华

释名 柳絮。

气味 味苦，性寒，无毒。

主治 《神农本草经》：风水黄疸，面热黑。
甄权：花，主止血，治湿痹，四肢挛急，膝痛。

发明 李时珍：《神农本草经》提到，柳华治疗风水黄疸。《名医别录》指出，柳实主治恶疮金疮、溃痈逐脓血。《药性论》说，柳华及实，止血疗痹。花乃嫩蕊，可以捣出汁液服用。子与絮相连，很难分开，只能用来贴在患处止血裹痹。人们所谓的子汁治疗渴病，指的就是连絮浸渍，研磨成汁服用。

附方 吐血咯血：柳絮焙研后，以米汤送服一钱。
金疮血出：以柳絮封住疮口，血即止。
面上脓疮：柳絮、腻粉等分，再用灯盏油调和涂抹。
走马牙疳：杨花烧存性，加入少许麝香，擦涂患处。

脚多汗湿：把柳絮放到鞋内，或者袜子里。

附 柳叶

气味 味苦，性寒，无毒。

主治 李时珍：疗白浊，解丹毒。

附方 小便白浊：用清明时节的柳叶煎汤，代茶饮，直到痊愈。
小儿丹烦：柳叶一斤，水一斗，煮取三升，揾洗赤处。每日七八次。
眉毛脱落：把垂柳叶阴干成末，与姜汁一起放到铁器里调和，夜夜摩之。
卒得恶疮：用柳叶或者树皮，加水煮成汤汁，入少许盐，频频清洗患处。

附 柳枝及柳根白皮

气味 味苦，性寒，无毒。

主治 李时珍：煎服，治黄疸白浊。酒煮，熨诸痛肿，祛风止痛消肿。

发明 李时珍：柳枝可以祛风消肿止痛，将嫩枝削成牙杖，可以清洁牙齿。

附方 黄疸初起：用柳枝煮浓汁半升，顿服。
耳痛有脓：把柳根细细切碎，熟捣封入以帛掩耳，干燥后就更换。
漏疮肿痛：柳根红须煎水，每天清洗。
天灶丹毒：红从背后起。用柳木灰，兑水调和涂抹。
汤火灼疮：把柳树皮烧成灰，涂抹患处，也可以用猪脂煎根白皮，频频外敷。

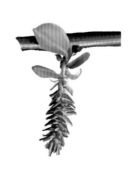

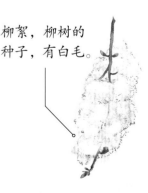

柳絮，柳树的种子，有白毛。

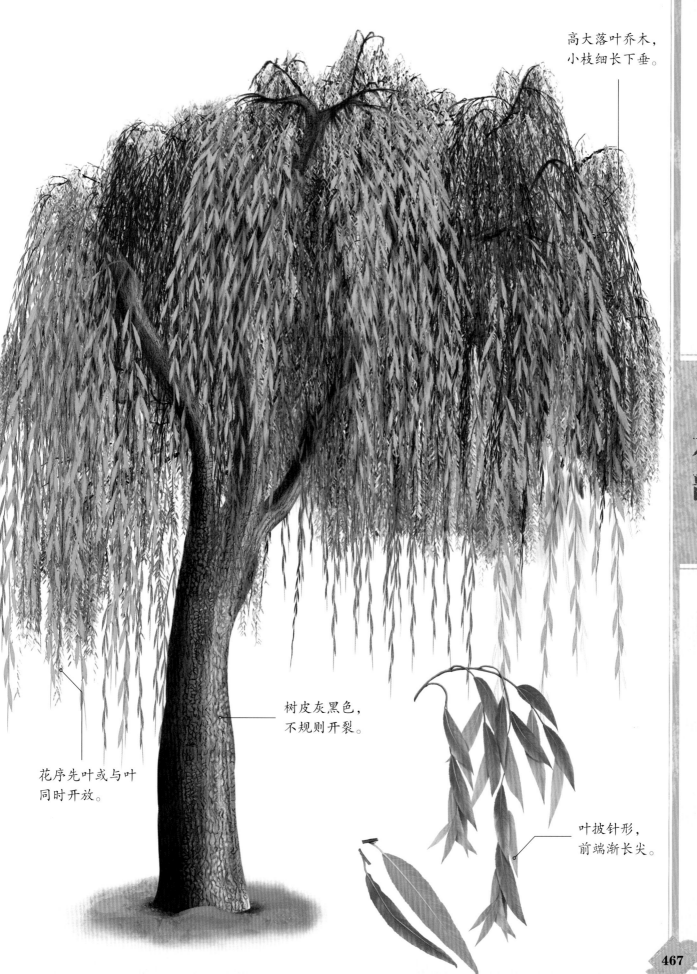

高大落叶乔木，
小枝细长下垂。

花序先叶或与叶
同时开放。

树皮灰黑色，
不规则开裂。

叶披针形，
前端渐长尖。

乔木类

白杨

释名 独摇。

集解 李时珍：白杨树高大。叶片外形浑圆，很像梨叶但肥大且有尖，叶子表面发青，细腻有光泽，背甚白色，带有锯齿。白杨树的肌理细白，木质坚硬挺拔，可用作梁栱，能永远保持挺直不弯曲。鲜嫩的白杨叶在荒年可以充饥，老叶可以作为酒曲料。

附 白杨木皮

修治 雷敩：凡使用铜刀削去白杨木皮表面的粗皮，从巳时蒸到未时。用布袋把它装好，系在房子的东边角落，干燥后使用。

气味 味苦，性寒，无毒。

主治 李时珍：煎汤日饮，止孕痢。煎醋含漱，止牙痛。煎浆水入盐含漱，治口疮。煎水酿酒，消瘿气。

附方 妊娠下痢：用白杨皮一斤，水一斗，煮取二升，分三次服用。

项下瘿气：把秫米三斗煮熟，取圆叶白杨皮十两，别见风，切碎，兑水五升，煮取两升，再渍曲末五两，如通常酿酒。每天早上喝一盏，日再服。

附 白杨枝

主治 李时珍：消腹痛，治吻疮。

附方 口吻烂疮：把白杨嫩枝，在铁上烧灰，与脂调和后外敷。

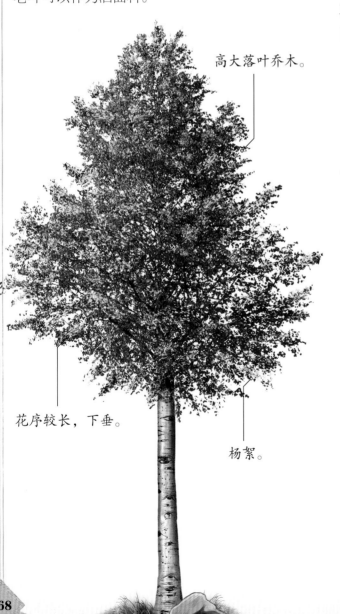

高大落叶乔木。

花序较长，下垂。

杨絮。

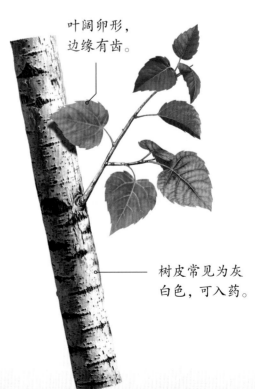

叶阔卵形，边缘有齿。

树皮常见为灰白色，可入药。

桦木

释名 楅。

李时珍：画工以皮烧烟熏纸，作古画字，故得名"楅"。俗省作"桦"字。

集解 李时珍：桦木生长在辽东、临洮、河州、西北等地。其木为黄色，表面长有红色的小斑点，能收肥腻。表皮较厚而轻虚柔软。皮匠常用其作为家用衬靴里，或者包裹刀靶子之类的物品，被称为暖皮。北方和西北的少数民族很看重它，把它的皮卷蜡，当成火烛点燃。

附　桦木皮

气味 味苦，性平，无毒。

主治 李时珍：治乳痈。

附方 **乳痈初发**：乳部肿痛结硬欲破。把产于北地的真桦皮，烧存性研，以无灰酒温服方寸匕，即卧觉瘥。

小便热短：将桦树皮煮成浓汁，饮服。

染黑须发：桦皮一片，包侧柏一枝，用焚烧的烟，去熏烤碗内的香油。当碗内成烟时，伸手抹在须鬓上，就会变黑。

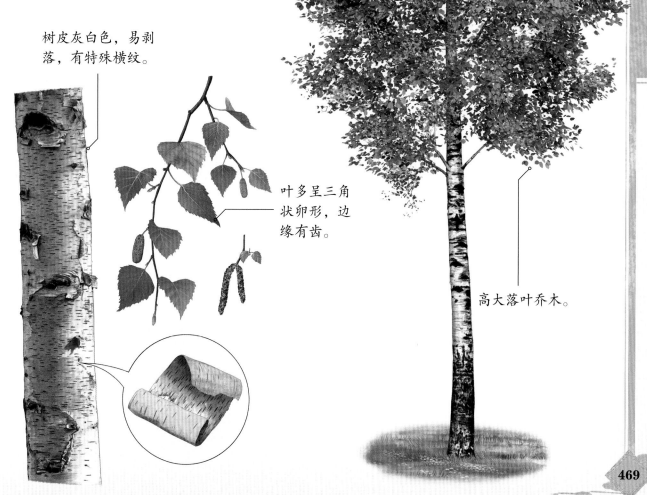

树皮灰白色，易剥落，有特殊横纹。

叶多呈三角状卵形，边缘有齿。

高大落叶乔木。

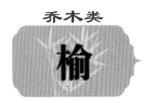

乔木类

榆

释名 零榆、白者名枌。

集解 李时珍：邢昺《尔雅注疏》云：榆的种类非常多，人们并没有办法完全分别出来。有名的包括白榆、荚榆、榔榆、刺榆几种。其中，荚榆、白榆属于大榆。有白、红两种。白的叫枌，树木十分高大。没有长出叶子的时候，枝条上先长出榆荚，外形很像铜钱，而小，颜色发白成串，即榆钱。后来长出叶子，有些像山茱萸，但略长一点。其嫩叶油炸食用。榆钱除了能做菜、做酱外，还可以用来酿酒。另外，古人会用榆木来取火。把榆白皮做成榆面，兑水调和香剂，能当作胶和漆，且黏滑程度更强。

附 榆白皮

气味 味甘，性平、滑利，无毒。

主治 李时珍：利窍，渗湿热，行津液，消痈肿。

发明 李时珍：榆皮和榆叶，性都滑利下降，是手足太阳、手阳明经药。因此像小便不畅、喘嗽不眠、五淋肿满等病症都适合用榆皮、榆叶来治疗。根据"本草十剂"记载，滑可去着，榆白皮、冬葵子之属。也是取它通窍渗湿热、消除留着有形之物的效果。适合气盛而壅的患者使用。如果患者有胃寒而虚的症状，长久服用此药，恐怕会渗利过多，损伤真气。

附方 **久嗽欲死**：把厚的榆皮削成手指般大小，去掉黑皮，刻成长约一尺、像锯的形状，放到喉中频繁出入，直到吐出脓血便痊愈了。

小便气淋：榆枝和石燕子用水煎煮，每天都服用。

身体暴肿：榆白皮捣碎成末，与米一起做粥食用。小便利，即消。

堕胎下血：榆白皮、烘焙过的当归各半两，加入生姜，再用水煎煮，服用即可。

火灼烂疮：把榆白皮放在口中反复咀嚼，用嚼出的汁液，涂抹在疮面即可。

小儿秃疮：把榆白皮研磨成末后，与醋调和涂抹在表面，虫当出。

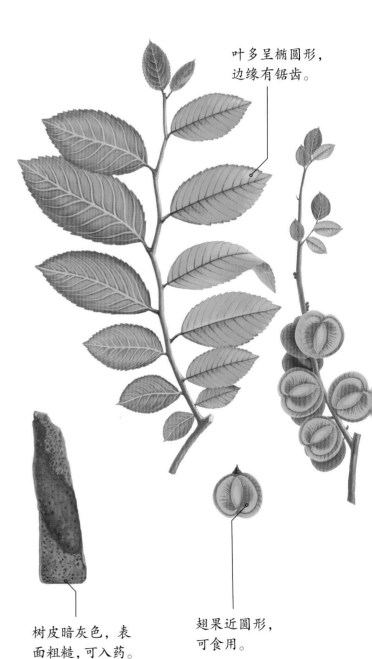

叶多呈椭圆形，边缘有锯齿。

树皮暗灰色，表面粗糙，可入药。

翅果近圆形，可食用。

乔木类

巴豆

释名 巴菽、刚子、老阳子。

集解 李时珍：巴豆房外观很像大风子壳，而且要更加脆薄，子与仁都像海松子。

修治 李时珍：巴豆有用仁的，有用壳的，有用油的。也有生用的，有麸炒的，有醋煮的，有烧存性的。还有巴豆研烂用纸包盛装，经过碾压去油的，也就是所谓的巴豆霜。

气味 味辛，性温，有毒。

李时珍：巴豆气热味辛，生猛熟缓。能吐能下，能止能行，是可升可降的药。此物不去膜则伤胃，不去心则呕。

主治 李时珍：泄痢惊痫，心腹痛，疝气，耳聋，喉痹牙痛，通利关窍。

发明 李时珍：巴豆峻用有戡乱劫病的功效，微量使用也有抚缓调中的妙用。王海藏提出，巴豆既可以使肠道通畅，也能止泻，说出了千古之秘。此药使用，妙在配合得宜，药病相当。

附方 一切积滞：巴豆一两，黄柏三两以及蛤粉二两，一起研磨成细末，做水丸如绿豆大。每次服用时，用水送服五丸。

寒澼宿食：久饮不消，大便闭塞。巴豆仁一升，清酒五升，煮三天三夜，研熟，合酒以微火煎煮，做丸如豌豆大。每次服用一丸，以水送服。欲吐者，二丸。

水蛊大腹：取巴豆九十枚（去掉皮和心，熬黄），杏仁六十枚（去掉皮和尖，熬黄），捣碎成泥，做成小豆般大小的药丸。用水送服一丸，以利为度。不能饮酒。

食疟积疟：巴豆（去掉皮和心）二钱，皂荚（去掉皮和子）六钱，捣碎，做成绿豆大小的药丸。每次都以凉汤送服一丸。

泻血不止：巴豆一个去皮，在鸡蛋表面开一个小孔，将巴豆放入其中，再用纸封好煨熟，拿出巴豆，吃掉鸡蛋，病症立刻就会好转。身体虚弱的人可以分两次服用。

夏月水泻：取巴豆一粒，针头烧存性，化蜡和作一丸。倒流水下。

解中药毒：巴豆（去皮，不去油）、马牙消等分，研磨成末，做成药丸。然后以冷水送服一弹丸。

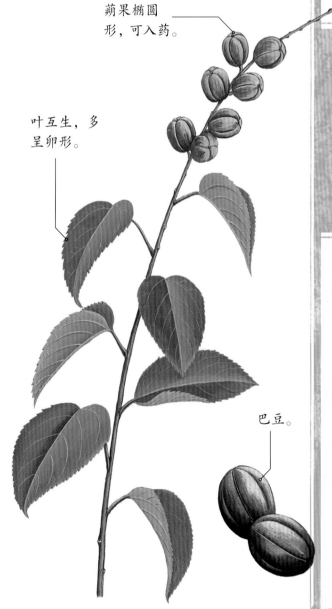

蒴果椭圆形，可入药。

叶互生，多呈卵形。

巴豆。

灌木类

桑

释名 果实名为桑椹。

集解 李时珍：桑有许多品种，白桑，叶子大而厚。鸡桑，叶薄有花纹。子桑，先结桑椹后长叶。山桑，叶子又尖又长。桑生黄衣者，称为金桑，其木必将枯槁。

附 桑根白皮

修治 雷敩：凡使，须用十年以上向东生长的嫩根，用铜刀刮去外层薄皮，只取内里白皮，焙干后用。勿犯铁、铅。

气味 味甘，性寒，无毒。

李杲：甘、辛，寒。可升可降，阳中阴也。

主治《神农本草经》：伤中，五劳六极，羸瘦，崩中绝脉，补虚益气。

大明：调中下气，消痰止渴，开胃下食，杀腹脏虫，止霍乱吐泻。研汁，治小儿天吊惊痫客忤及敷鹅口疮，大验。

发明 李杲：桑白皮，味甘能固元气不足而补虚，味辛可泻有余的肺气而止咳嗽。

李时珍：桑白皮擅长于利小水，宜用于肺中有水气及肺火有余的病症。

附方 咳嗽吐血：桑根白皮一斤，用米泔浸泡三天，再刮去表面黄皮，锉细，加入糯米四两，焙干为末。每次服一钱，米饮下。

坠马拗损：桑根白皮末五斤，加水一升，煎成膏，外敷使用。

小儿火丹：用桑根白皮煮水洗浴。或用羊膏调桑根白皮末，涂敷亦可。

附 桑椹

主治 苏恭：单食，止消渴。

陈藏器：利五脏关节，疏通血气。久服不饥，安魂镇神，令人聪明，变白不老。多收暴干为末，蜜丸日服。

李时珍：捣汁饮，解中酒毒。酿酒服，利水气消肿。

发明 寇宗奭：桑之精华全在桑椹。

李时珍：桑椹有乌、白两种。《四民月令》说，四月宜饮桑椹酒，能治百种风热。

附 桑叶

气味 味苦、甘，性寒，有小毒。

主治《神农本草经》：除寒热，出汗。

《名医别录》：汁，解蜈蚣毒。

苏恭：煎浓汁服，能除脚气水肿，利大小肠。

孟诜：炙熟煎饮，代茶止渴。

大明：煎饮，利五脏，通关节，下气。嫩叶煎酒服，治一切风。蒸熟捣，罨风痛出汗，并扑损瘀血。挼烂，涂蛇、虫伤。

发明 李时珍：桑叶乃手、足阳明之药，汁煎可以代茶饮，能止消渴。

附 桑柴灰

气味 辛，寒，有小毒。

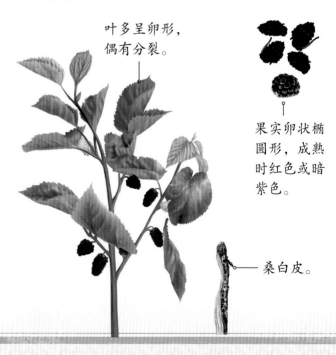

叶多呈卵形，偶有分裂。

果实卵状椭圆形，成熟时红色或暗紫色。

桑白皮。

木部

主治 苏恭：蒸淋取汁为煎，与冬灰等分，同灭痣疣黑子，蚀恶肉。煮小豆食，大下水胀。敷金疮，止血生肌。

李时珍：桑霜，治噎食积块。

附方 目赤肿痛：桑灰一两。黄连半两，为末。每以一钱泡汤，澄清洗之。

身面水肿：取东引花桑枝，烧灰淋汁，煮赤小豆。每饥即饱食之，不得吃汤饮。

灌木类

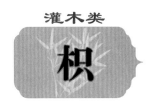

释名 子名枳实、枳壳。

集解 苏颂：今洛西、江湖州郡都有，以商州为佳。枳树高五七尺，叶多刺，春天开白花，秋天结果实。七、八月采摘枳实。九、十月采摘称为枳壳。陈年的为佳。

修治 陶弘景：将枳实破开，晒干去核，微炙至香留用。陈者为好。

雷敩：使用枳壳时，取有辛苦腥味并有隙油的。除去瓢核，用小麦麸炒至麸焦，去麸后用。

附　枳实

气味 味苦，性寒，无毒。

主治 《神农本草经》：大风在皮肤中，如麻豆苦痒，除寒热结，止痢，长肌肉，利五脏，益气轻身。

《名医别录》：除胸胁痰癖，逐停水，破结实，消胀满，心下急痞痛逆气，胁风痛，安胃气，止溏泄，明目。

甄权：解伤寒结胸，主上气喘咳。肾内伤冷，阴痿而有气，加而用之。

张元素：消食，散败血，破积坚，去胃中湿热。

发明 朱震亨：枳实泻痰，有冲墙倒壁、滑窍破气之效。

张元素：心下痞和宿食不消的，宜用枳实、黄连。

附方 卒胸痹痛：枳实捣末。汤服方寸匕，昼三次，夜一次。

小儿久痢：枳实捣末，饮服一二钱即可。

皮肤风疹：醋泡枳实，用火炙热后熨敷患处。

附　枳壳

气味 味苦、酸，性微寒，无毒。

主治 《开宝本草》：风痒麻痹，通利关节，劳气咳嗽，背膊闷倦，散留结胸膈痰滞，逐水，消胀满、大肠风，安胃，止风痛。

发明 张元素：枳壳破气，胜湿化痰，泻肺走大肠。久用则损伤胸中至高之气。

李杲：气血虚者不可服，因其损气。

附方 顺气止痢：炒枳壳二两四钱，甘草六钱，研末。每次用开水送服二钱。

怀胎腹痛：麸炒枳壳三两和黄芩一两研成粗末。每次五钱，用一盏半水，煎取一盏口服。如果胀满身重，加白术一两。

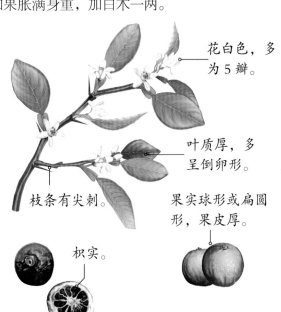

花白色，多为5瓣。

叶质厚，多呈倒卵形。

枝条有尖刺。

果实球形或扁圆形，果皮厚。

枳实。

木部

473

灌木类

栀子

释名 木丹、越桃、鲜支、花名薝卜。

李时珍：卮，酒器。卮子像形得名。俗作"栀"。

集解 苏颂：南方及西蜀州郡都有。树高七八尺，叶子厚硬。二、三月开六瓣白花，芳香浓郁。夏秋结诃子样的果实，生青熟黄，果仁深红。

李时珍：栀子叶像兔耳，厚而深绿，春荣秋瘁。夏天开白瓣黄蕊的花，花谢结果。果实皮薄，子细，有须。霜后采收。

修治 雷敩：凡使，要选用如雀脑，须长有九路赤色的是上品。去皮、须取仁，在甘草水中泡一夜，漉出焙干，捣筛成末留用。

气味 味苦，性寒，无毒。

主治《神农本草经》：五内邪气，胃中热气，面赤酒疱齄鼻，白癞赤癞疮疡。

《名医别录》：疗目赤热痛，胸心大小肠大热，心中烦闷。

甄权：去热毒风，除时疾热，解五种黄病，利五淋，通小便，解消渴，明目，主中恶。杀䗪虫毒。

李时珍：吐血衄血，血痢下血血淋，损伤瘀血，伤寒劳复，热厥头痛，疝气，烫火伤。

发明 朱震亨：栀子泻三焦之火及痞块中火邪，最能清胃脘之血。其性屈曲下行，能降火从小便中泄去。

附方 鼻中衄血：山栀子烧灰，向鼻中吹少许。效果良好。

血淋涩痛：生山栀子末、滑石等分，用葱汤送服。

临产下痢：栀子烧研，空腹用热酒服一匙。

热水肿疾：山栀子仁炒研，用米汤送服三钱。上焦热则连壳同用。

五脏诸气：栀子炒黑研末，与生姜煎汁饮服，效果很好。

热病食复：栀子三十枚，水三升，煎取一卄饮服。山汀即愈。

鼻上酒齄：栀子炒研，用黄蜡调和，做成弹子大小的药丸。每次嚼碎一丸用茶水送服，每天两次。忌酒、麸、煎炙。

折伤肿痛：栀子、白面一同捣碎，敷涂患处即可。

汤荡火烧：用鸡蛋清调和栀子末外敷。

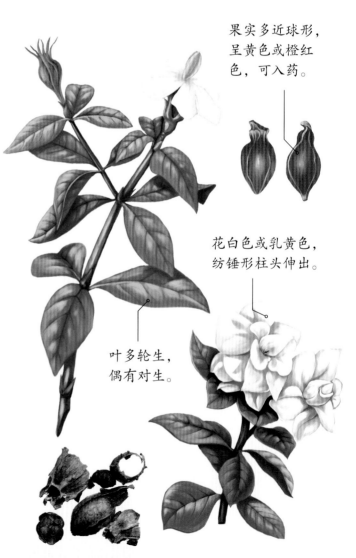

果实多近球形，呈黄色或橙红色，可入药。

花白色或乳黄色，纺锤形柱头伸出。

叶多轮生，偶有对生。

木部

酸枣

释名 樲、山枣。

集解 陶弘景：出产东山间，即山枣树。味极酸，食之醒睡。

陈藏器：酸枣树高数丈，径围一二尺，树木纹理很细，沉重坚固。树皮纹理似蛇鳞，质地坚硬。

苏颂：其野生多在坡坂间。酸枣木芯呈红色，茎叶为绿色，花和枣花相似。八月结紫红色果实，外形圆小味道酸。当月采摘果实，取核中仁用。

附 酸枣

气味 味酸，性平，无毒。

主治 《神农本草经》：心腹寒热，邪结气聚，四肢酸痛湿痹。久服，安五脏，轻身延年。

《名医别录》：烦心不得眠，脐上下痛，血转久泻，虚汗烦渴，补中，益肝气，坚筋骨，助阴气，能令人肥健。

发明 苏恭：《神农本草经》有用果实治失眠的记载。现在方中皆用枣仁。补中益肝，坚筋骨，助阴气。这些都是酸枣仁的功效。

李时珍：酸枣实，味酸性收，用以治疗肝病、寒热结气、酸痹久泻、脐下满痛等症。酸枣仁甘润，熟用治胆虚失眠，生用治胆热嗜睡。

附方 胆风沉睡：用酸枣仁一两，金挺蜡茶二两（以生姜汁涂，炙微黄），研成细末。每次二钱，加七分水煎，取六分汁温服。

振悸不眠：酸枣仁汤，酸枣仁二升，加白术、茯苓、人参、甘草各二两，生姜六两，添八升水，煎取三升汁，分次服用。

骨蒸不眠：酸枣仁二两，加水两盏，研绞取汁，下粳米二合煮粥，候熟，再下地黄汁一合再煮，匀食。

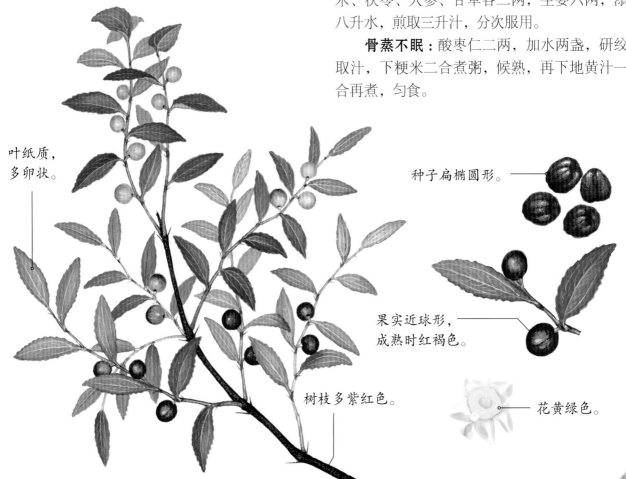

叶纸质，多卵状。

种子扁椭圆形。

果实近球形，成熟时红褐色。

树枝多紫红色。

花黄绿色。

灌木类

山茱萸

释名 蜀酸枣、肉枣、魁实、鸡足、鼠矢。

集解 陶弘景：山茱萸产于山中，子初熟时呈红色。干后皮变薄，连核共用。

苏颂：山茱萸叶如梅有刺毛。二月开花。四月结红色果实，像酸枣。五月就能采摘。

附 山茱萸实

修治 雷敩：凡使，用酒润山茱萸，去核取皮，一斤只取四两，缓火熬干入药。

气味 味酸，性平，无毒。

主治 《名医别录》：肠胃风邪，寒热疝瘕，头风风气去来，鼻塞目黄，耳聋面疱，下气出汗，强阴益精，安五脏，通九窍，止小便利。久服，明目强力长年。

大明：暖腰膝，助水脏，除一切风，逐一切气，破癥结，治酒齄。

发明 王好古：滑则气脱，涩剂所以收之。山茱萸止小便利，秘精气，是因为其味酸涩以收滑。张仲景在八味丸中以山茱萸为君药，由此可知其药味、药性。

附方 草还丹：取山茱萸（浸酒，取肉）一斤，破故纸酒浸焙干半斤，当归四两，麝香一钱，研末，炼成梧桐子大的蜜丸。睡前用盐酒送服八十一丸，能益元阳、补元气、固元精、壮元神。

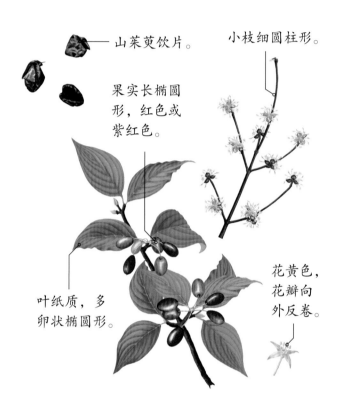

山茱萸饮片。

小枝细圆柱形。

果实长椭圆形，红色或紫红色。

叶纸质，多卵状椭圆形。

花黄色，花瓣向外反卷。

灌木类

金樱子

释名 刺梨子、山石榴、山鸡头子。

集解 苏颂：金樱子，丛生于郊野，和蔷薇很像，有刺。四月开白花。夏秋结黄红色果实，果实也有刺。十一月、十二月采摘。

附 金樱子子

气味 味酸、性平，涩，无毒。

主治 《蜀本草》：脾泻下痢，止小便利，涩精气。久服，令人耐寒轻身。

附方 金樱子煎：霜后用竹夹子摘取金樱子，在木臼中除刺、去核。淘洗捣烂后，放进大锅中加水煎煮，减一半，过滤再煎，成糖饧状。每次用暖酒一盏，调服一匙。

补血益精：金樱子（去刺及子，焙）四两，缩砂二两，研末，制成梧桐子大的蜜丸。饭前用温酒送服五十丸。

久痢不止：醋炒罂粟壳、金樱（花、叶、子）等分，研末，蜜丸茨子大。每次用陈皮煎汤送服五七丸。

附　金樱子花

主治　大明：止冷热痢，杀寸白、蛔虫等。和铁粉研匀，拔白发，涂之即生黑者。亦可染须。

附　金樱子叶

主治　李时珍：痈肿，嫩叶研烂，入少盐涂之，留头泄气。又金疮出血，五月五日采，同桑叶、苎叶等分，阴干研末敷之，血止口合，名军中一捻金。

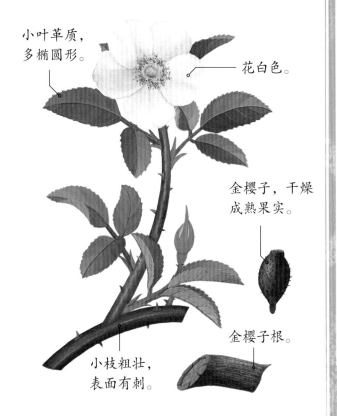

小叶革质，多椭圆形。

花白色。

金樱子，干燥成熟果实。

金樱子根。

小枝粗壮，表面有刺。

灌木类

冬青

释名　冻青。

集解　李时珍：冻青是女贞的别种，山中常有。叶微团而子赤的为冻青。叶长而子黑为女贞。按《救荒本草》记载，冬青树高丈许，树似枸骨子树，极茂盛。叶像楮子树叶，但要小，也像椿叶微窄而头圆不尖。五月开细白小花，结子如豆大，呈红色。其嫩芽炸熟，水浸去苦味，淘洗，五味调之可食。

附　冬青子、冬青木皮

气味　味甘、苦，性凉，无毒。

主治　陈藏器：浸酒，祛风虚，补益肌肤。皮之功同。

附方　**痔疮**：冬至时节，采集冬青树子，用盐酒泡一夜，九蒸九晒，收入瓶中。空腹用酒送服七十粒，卧时再服。

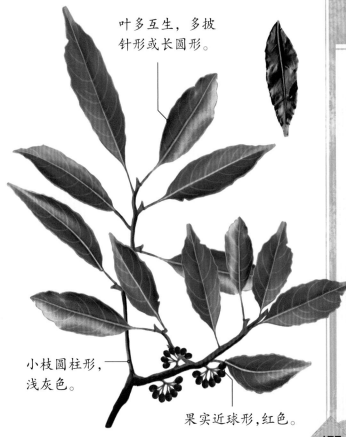

叶多互生，多披针形或长圆形。

小枝圆柱形，浅灰色。

果实近球形，红色。

灌木类
卫矛

释名 鬼箭、神箭。

李时珍：刘熙《释名》云,齐人称箭羽为卫。此物干有直羽如箭羽、矛刃自卫之形状。

集解 李时珍：鬼箭生在山石间,小株丛生。春长嫩条,四面有箭羽样的羽。青叶对生,气味酸涩。三、四月开黄绿色小碎花。果实大小如冬青子。

气味 味苦,性寒,无毒。

主治《神农本草经》：女子崩中下血,腹满汗出,除邪,杀鬼毒蛊疰。

《名医别录》：中恶腹痛,去白虫,消皮肤风毒肿,令阴中解。

马志：疗妇人血气,大效。

甄权：破陈血,能落胎,主百邪鬼魅。

附方 产后败血：当归散,取炒当归、鬼箭（去中心木）、红蓝花各一两。每次服用三钱,酒一大盏,煎取七分。饭前温服。

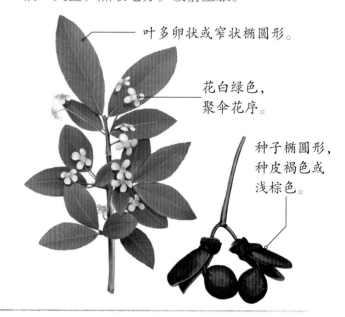

叶多卵状或窄状椭圆形。

花白绿色,聚伞花序。

种子椭圆形,种皮褐色或浅棕色。

灌木类
山矾

释名 芸香、椗花、柘花、玚花、春桂、七里香。

集解 李时珍：山矾,生长在江、淮、湖、蜀山野中。树高丈余,叶子光泽坚强,有细齿,生长不对称。三月开六瓣白花,黄色花蕊十分芳香。子,初生青黑色,成熟变黄。

附 山矾叶

气味 味酸,微甘,性涩、无毒。

主治 李时珍：久痢,止渴,杀蚤、蠹。用三十片,同老姜三片,浸水蒸热,洗烂弦风眼。

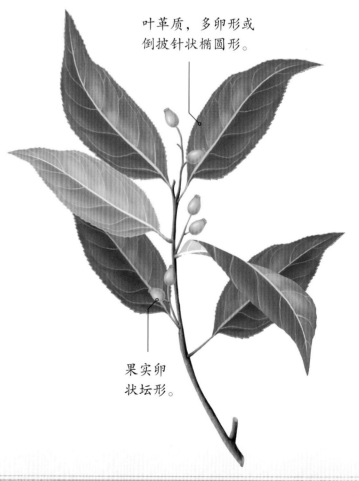

叶革质,多卵形或倒披针状椭圆形。

果实卵状坛形。

灌木类
南烛

附　南烛子

气味 味酸、甘，性平，无毒。

主治 李时珍：强筋骨，益气力，固精驻颜。

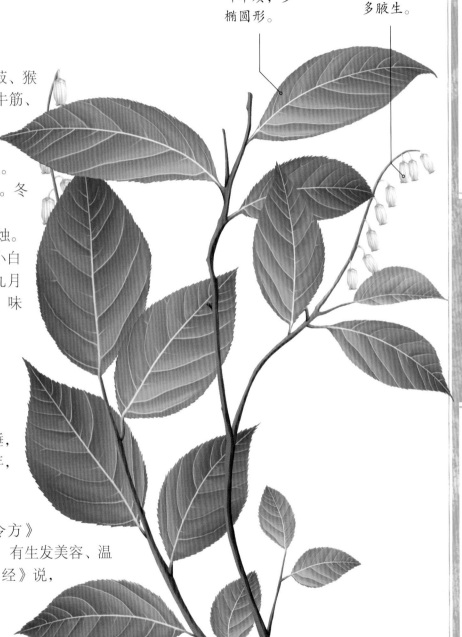

叶革质，多椭圆形。

总状花序多腋生。

释名 南天烛、男续、染菽、猴菽草、草木之王、惟那木、牛筋、墨饭草、杨桐。

集解 苏颂：树高三五尺。叶似苦楝但小，冬季不凋零。冬季生穗状的红子。

李时珍：吴楚一带多南烛。叶子光滑，味道酸涩，可开小白花，结果成簇。初生青色，九月成熟变紫。里面有细小的子，味道酸甜。

附　南烛枝叶

气味 味苦，性平，无毒。

主治 陈藏器：止泻除睡，强筋益气力。久服，轻身长年，令人不饥，变白却老。

发明 苏颂：《千金·月令方》记载的南烛煎中用到了南烛，有生发美容、温暖身体的效果。又《上元宝经》说，服草木之王，可气与神通。

附方 一切风疾：选取南烛树（春夏取枝叶，秋冬取根皮，细锉）五斤，用水五斗慢慢煎熬，取二斗过滤去滓，净锅继续慢火煎成稀饧，装入瓷瓶贮存。温酒调服一匙，每天三次。

木部

479

灌木类
枸杞
地骨皮

释名 枸棘、苦杞、甜菜、天精、地骨、地仙、却暑、羊乳、仙人杖、西王母杖。

集解 苏颂：枸杞，春季生苗，叶如石榴叶而软薄，可以食用，俗称甜菜。枝茎丛生，高三五尺。六、七月开红紫色小花。结红色果实，形状像枣核但稍长。枸杞的根叫地骨。

李时珍：入药用以河西甘州为上。

附　枸杞苗

气味 味苦，性寒。

主治 大明：除烦益志，补五劳七伤，壮心气，去皮肤骨节间风，消热毒，散疮肿。

甄权：和羊肉做羹，益人，除风明目。做饮代茶，止渴，消热烦，益阳事，解面毒。与乳酪相恶。汁注目中，祛风障赤膜昏痛。

附　地骨皮

修治 雷敩：挖出枸杞根后，先用东流水浸洗干净，刷去土，捶打松软，去心，用熟甘草煎汤浸泡一夜，焙干。

气味 味苦，性寒。

主治 甄权：细锉，拌面煮熟，吞之。去肾家风，益精气。

张元素：解骨蒸肌热消渴，风湿痹，坚筋骨，凉血。

王好古：泻肾火，降肺中伏火，去胞中火，退热，补正气。

吴瑞：煎汤漱口，止齿血，治骨槽风。

陈承：治金疮神验。

附　枸杞子

修治 李时珍：凡使，拣净枝梗，挑选鲜亮明润的枸杞子洗净，酒泡一夜，捣烂入药。

气味 味苦，性寒。

主治 孟诜：坚筋骨，耐老，除风，去虚劳，补精气。

王好古：主心病嗌干心痛，渴而引饮。肾病消中。

发明 李时珍：枸杞根、苗、子的气味稍有差异，主治亦未必无别。枸杞苗，苦甘而凉，上焦心肺客热的患者适合用药。根乃地骨，味甘淡而寒，下焦肝肾虚热的患者适宜用它。此二者为三焦气分药。枸杞子补肾润肺,生精益气，是平补之药。

附方 枸杞酒：生枸杞子五升捣碎，在绢袋中装好，泡好酒二斗，密封二七日。任性饮用，不要喝醉。

五劳七伤：切碎的枸杞叶半斤，粳米二合，用豉汁调和，煮粥。每天煮粥食用。

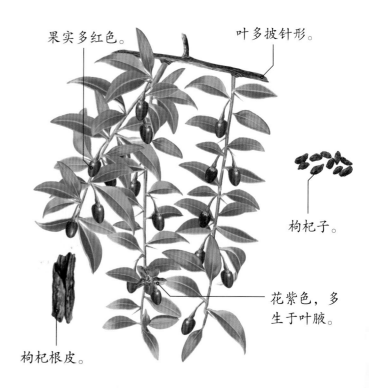

果实多红色。

叶多披针形。

枸杞子

花紫色，多生于叶腋。

枸杞根皮。

牡荆

释名 黄荆、小荆、楚。

李时珍：荆楚之地，因其多产此地，故有此名。

集解 李时珍：牡荆，木芯方形，枝对生，每枝有五叶或七叶。叶子尖长，边缘有锯齿。五月开红紫色成穗的花。其子外有层白膜包裹。牡荆有青、红两色，青色的是荆，红色的是楛。

附 牡荆实

气味 味苦，性温，无毒。

主治 《名医别录》：除骨间寒热，通利胃气，止咳逆，下气。

徐之才：得柏实、青葙、术，疗风。

朱震亨：炒焦为末，饮服，治心痛及妇人白带。

李时珍：用半升炒熟，入酒一盏，煎一沸，热服，治小肠疝气甚效。浸酒饮，治耳聋。

附 牡荆叶

气味 味苦，性寒，无毒。

主治 《名医别录》：久痢，霍乱转筋，血淋，下部疮，湿蟹薄脚，主脚气肿满。

附 牡荆根

气味 味甘、苦，性平，无毒。

主治 《名医别录》：水煮服，治心风头风，肢体诸风，解肌发汗。

附 牡荆茎

主治 《名医别录》：灼烂。

陈藏器：洗灼疮及热焱疮，有效。

李时珍：同荆荠、荜茇煎水，漱风牙痛。

附 牡荆沥

修治 李时珍：取法，新采荆茎，放在两块砖上，截一尺五长，架在两砖中间火烤，两头以器承取。趁热用。

气味 味甘，性平，无毒。

主治 陈藏器：饮之，去心闷烦热，头风旋晕目眩，心头欲吐，猝失音，小儿心热惊痫，止消渴，除痰唾，令人不睡。

发明 李时珍：荆沥气平味甘，是化痰去风的妙药。孙思邈在《千金翼方》中说，凡是患风证的病人多热，适宜用竹沥、荆沥、姜汁各五合，和匀后热服，以病去为度。

附方 中风口噤：每天服用荆沥一升。

喉痹疮肿：慢慢咽下荆沥即可。

赤白下痢：每天服用五合荆沥，便可治愈。

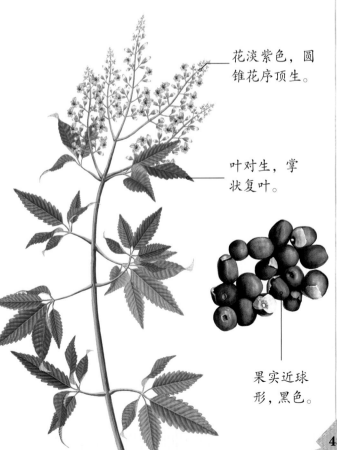

花淡紫色，圆锥花序顶生。

叶对生，掌状复叶。

果实近球形，黑色。

灌木类

蔓荆

释名 苏恭：蔓荆的苗呈藤蔓样生长，所以叫蔓荆。

集解 苏恭：蔓荆生长在水边，它的枝茎蔓延生长，可达一丈多长。春季在枝茎上长出小叶，五月长成。六月开黄蕊的红白色花。九月结实，上有黑斑。冬季叶子凋谢。

苏颂：汴京附近及秦、陇、明、越各州常可见到蔓荆，苗茎长四五尺，每节上生对生的新枝茎，叶似小楝，十分茂盛。

附 蔓荆实

修治 雷敩：凡使，将蔓荆实先去掉蒂子下的白膜，用酒浸泡一伏时后，从巳时蒸到未时，取出晒干留用。

气味 味苦，性微寒，无毒。

主治《神农本草经》：筋骨间寒热，湿痹拘挛，明目坚齿，利九窍，去白虫。久服轻身耐老。

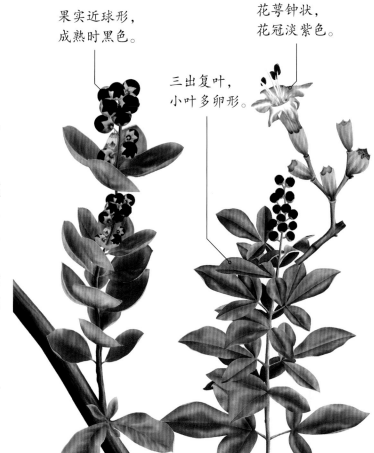

果实近球形，成熟时黑色。

花萼钟状，花冠淡紫色。

三出复叶，小叶多卵形。

灌木类

栾荆

释名 顽荆。

集解 苏恭：栾荆的茎、叶都很像石南，干后反卷，冬天不死。叶子上有细小黑点的，是真正的栾荆。

苏颂：栾荆，现在生长在东海及淄州、汾州一带。所生均为白色枝茎，叶子小圆，呈青色，像榆树叶但较长，冬夏不谢。六月份开紫色或白色的花，结子大麻状。四月采苗，八月采子。

李时珍：许慎的《说文解字》说栾荆近似木兰。

附 栾荆子

气味 味辛、苦，性温，有小毒。

主治《唐本草》：大风，头面手足诸风，癫痫狂痉，湿痹寒冷疼痛。

甄权：四肢不遂，通血脉，明目，益精光。

苏颂：合柏油同熬，涂人畜疮疥。

灌木类
紫荆

释名 紫珠、皮名肉红、内消。

李时珍：其木似黄荆而色紫，得名。其皮色红而消肿，故疡科称其为肉红，又称内消。

集解 苏颂：紫荆叶小无桠，花色深紫。

陈藏器：紫荆子，秋季成熟，紫色圆形，名叫紫珠。

李时珍：紫荆树高，枝条柔软，每年可开花二三次，它的树皮入药。以川中皮厚、色紫，味如苦胆的品种最佳。

附 紫荆木、皮

气味 味苦，性平，无毒。

主治 《开宝本草》：破宿血，下五淋，浓煮汁服。

大明：通小肠。

陈藏器：解诸毒物，痈疽喉痹，飞尸蛊毒，肿下瘘。蛇、虺、虫、蚕、狂犬毒，并煮汁服。亦以汁洗疮肿，除血长肤。

李时珍：活血行气，消肿解毒，治妇人血气疼痛，经水凝涩。

发明 李时珍：紫荆气寒味苦，它颜色紫而性沉降，入手、足厥阴经的血分。性寒可以胜热，味苦可以走骨，色紫可以入营，所以能活血消肿，通利小便而解毒。

附方 妇人血气：紫荆皮末醋糊制樱桃大的药丸，每次酒泡化一丸。

伤眼青肿：紫荆皮用小便泡七天，晒干研末。调生地黄汁和姜汁，涂敷患处。

鼻中疳疮：用阴干的紫荆花研末，贴敷患处。

痈疽未成：用白芷、紫荆皮等分为末，以酒调服。外用紫荆皮、木蜡、赤芍药等分为末，酒调做箍药外用。

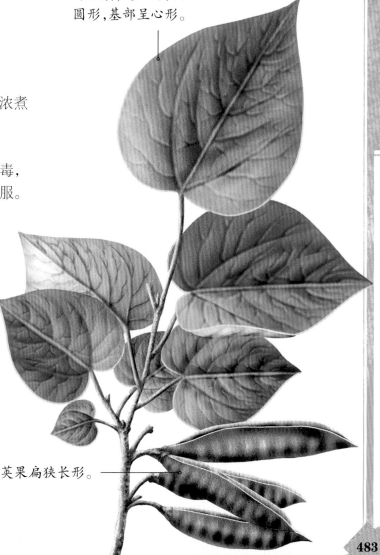

叶纸质，多三角状圆形，基部呈心形。

英果扁狭长形。

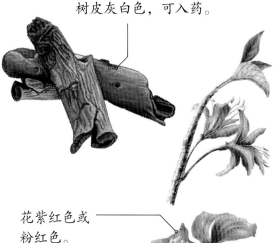

树皮灰白色，可入药。

花紫红色或粉红色。

灌木类

木槿

释名 椵、榇、蕣、日及、朝开暮落花、藩篱草。

李时珍：此花朝开暮落，所以得名日及。槿、蕣，犹仅荣一瞬之义。

集解 李时珍：木槿树，叶末尖有桠齿。五月开白、粉色花。果实轻虚，深秋自然开裂，里面有子如榆荚、泡桐、马兜铃之仁。种在地里面很容易成活。

附 木槿皮、根

气味 味甘，性平、滑，无毒。

主治 陈藏器：止肠风泻血，痢后热渴，做饮服之，令人得睡，并炒用。

李时珍：治赤白带下，肿痛疥癣，洗目令明，润燥活血。

发明 李时珍：木槿皮及花，滑如葵花，所以能润燥。颜色像紫荆，所以能活血。四川木槿气味醇厚，药力遒劲。

附方 头面钱癣：木槿皮为末，醋调，重汤顿如胶，内服外敷。

癣疮有虫：川槿皮煎，加肥皂浸水，经常擦涂患处。

附 木槿花

气味 味甘，性平、滑，无毒。

木槿茎或根的皮，可入药。

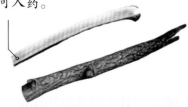

主治 大明：肠风泻血，赤白痢，并焙入药。做汤代茶，治风。

李时珍：消疮肿，利小便，除湿热。

附方 风痰拥逆：木槿花晒干，焙研成末。空腹用热水送服一二匙。以白木槿为好。

反胃吐食：千叶白木槿花，阴干研末。用陈糯米汤送下三五口，不好转再服。

附 木槿子

气味 味甘，性平、滑，无毒。

主治 李时珍：偏正头风，烧烟熏患处。又治黄水脓疮，烧存性，猪骨髓调涂之。

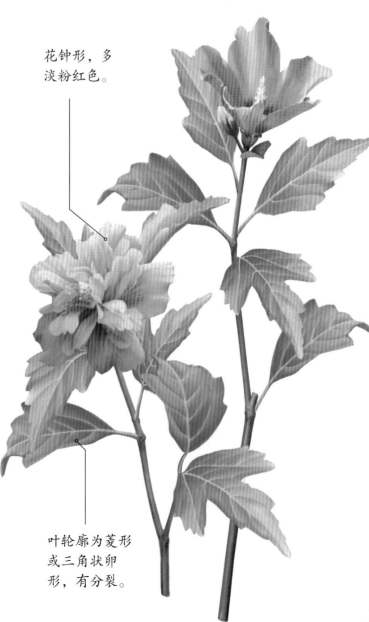

花钟形，多淡粉红色。

叶轮廓为菱形或三角状卵形，有分裂。

灌木类
扶桑

白三种颜色，红色的被称为朱槿。

附　扶桑花、叶

气味 味甘，性平，无毒。

主治 李时珍：痈疽腮肿，取叶或花，同白芙蓉叶、牛蒡叶、白蜜研膏傅之，即散。

释名 佛桑、朱槿、赤槿、日及。

李时珍：东海日出之地有扶桑树。此花光艳照日，其叶似桑，因以比之。

集解 李时珍：扶桑产于南方，是木槿别种。其枝丫柔弱，叶色深绿，微涩如桑。花有红、黄、

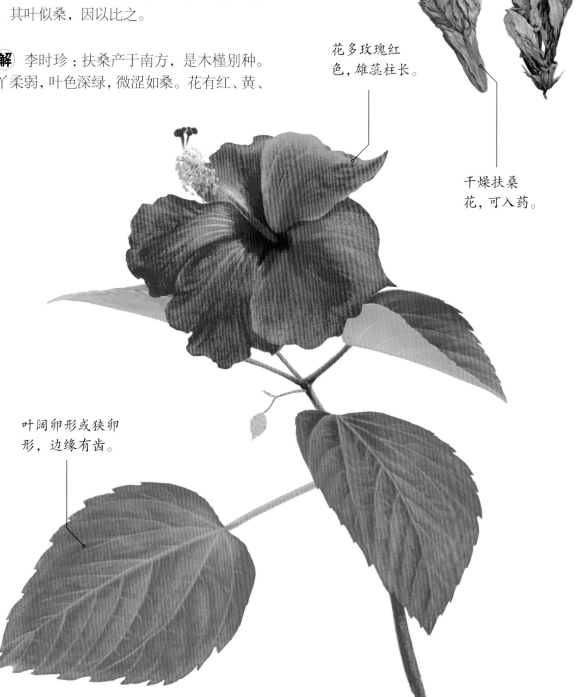

花多玫瑰红色，雄蕊柱长。

干燥扶桑花，可入药。

叶阔卵形或狭卵形，边缘有齿。

木部

485

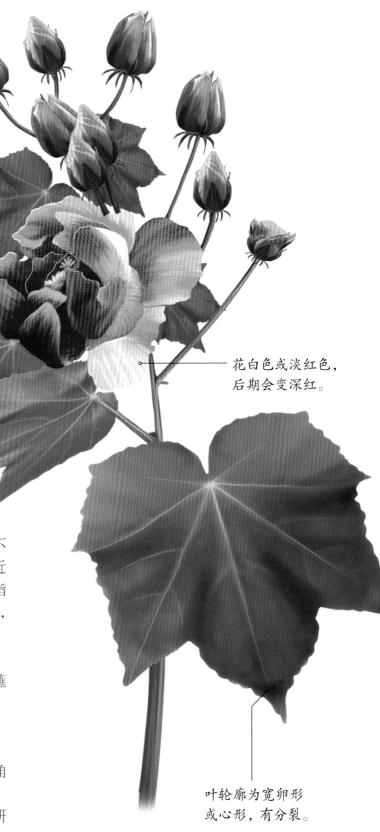

末。每次用井水调和，敷涂患处。次日一个蛐蜒螺，捣碎涂抹患处。

一切疮肿：经常用木芙蓉叶、菊花叶，同煎水，熏洗患处。

灌木类

木芙蓉

释名 地芙蓉、木莲、华木、枇木、拒霜。

李时珍：此花美艳如荷花，所以有芙蓉、木莲之名。八九月始开花，故名拒霜。

集解 李时珍：木芙蓉属小木。其树干丛生如荆。叶子有五尖和七尖两种，冬凋夏茂。秋半始开花，有红、白、黄等颜色，不结果实。川、广一带有变色的拒霜花，初开白色，几天后就变成红色。霜时采花，霜后采叶，阴干入药。

附　木芙蓉花、叶

气味 味微辛，性平，无毒。

主治 李时珍：清肺凉血，散热解毒。治一切大小痈疽、肿毒、恶疮，消肿排脓止痛。

发明 李时珍：木芙蓉的花、叶，气平而不寒不热，味微辛，性滑涎黏，能治疗痈肿。近代医生秘称为清凉膏、清露散、铁箍散，皆指木芙蓉。用它制成的方药，治一切痈疽发背，乳痈恶疮。

附方 **久咳羸弱：**用九尖拒霜花叶为末，蘸鱼鲊服食，屡用屡效。

经血不止：拒霜花、莲蓬壳等分，研末。每次用米汤送服二钱。

杖疮肿痛：木芙蓉花叶研末，和少许皂角末，用鸡蛋清调，敷涂患处。

疔疮恶肿：九月初九采木芙蓉叶，阴干研

花白色或淡红色，后期会变深红。

叶轮廓为宽卵形或心形，有分裂。

木部

486

灌木类
山茶

释名 李时珍：它的叶子像茗茶，又可作为饮品，所以有茶名。

集解 李时珍：山茶树高丈许，枝干交错，叶像茶叶，而厚硬有棱，中宽头尖，面绿背淡。深冬开黄蕊红花。《救荒本草》云，山茶嫩叶，炸熟水淘可食，亦可蒸晒作饮。

附 山茶花

主治 朱震亨：吐血衄血，肠风下血，并用红者为末，入童溺、姜汁及酒调服。可代郁金。

李时珍：汤火伤灼，研末，麻油调涂。

附 山茶子

主治 李时珍：治妇人发质油腻，研末掺之。

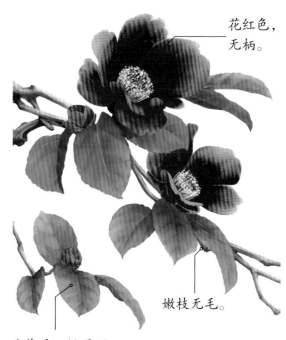

花红色，无柄。

嫩枝无毛。

叶革质，椭圆形。

灌木类
蜡梅

释名 黄梅花。

李时珍：这种植物原不属于梅类，但它与梅花同时，香气也很像，花色与蜜蜡相似，所以才有这个名字。

集解 李时珍：蜡梅是一种小树，枝茎丛生，叶尖。它共有三个种类：一种直接由种子生来，没有嫁接过的，腊月才开小花，气味淡薄，名为狗蝇梅。一种经嫁接而开的，花较稀疏，花开时会含苞不能完全绽开，名为磬口梅。还有一种，花香浓郁，生长茂密，颜色深黄似紫檀的，名叫檀香梅，最佳。

附 蜡梅花

气味 味辛，性温，无毒。

主治 李时珍：解暑生津。

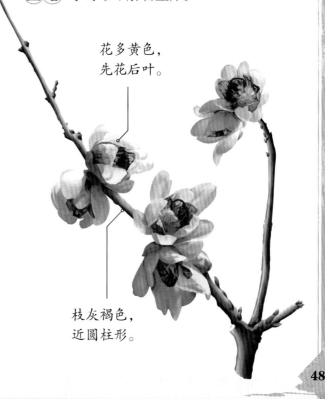

花多黄色，先花后叶。

枝灰褐色，近圆柱形。

木部

木绵

邑诸国出产的古贝花中，有绪如鹅毛，可抽绪织布。今遍及江北与中州。不蚕而绵，不麻而布，其利益天下，功劳世人。

释名 古贝、古终。

李时珍：木绵分为两个品种，一种像木，名古贝；一种像草，名古终。

集解 李时珍：木绵分为草、木两种。交广木绵，树大能被一人合抱，其枝似桐，叶大，像胡桃叶。入秋时开红花，像山茶花一样，有黄蕊，花片很厚，会形成很多花房，花房紧邻。所结的果实像拳头大，实中有白绵，绵中有子，现在人们把它叫斑枝花。又讹传为攀枝花。林

附 白绵及布

气味 味甘，性温，无毒。

主治 李时珍：血崩金疮，烧灰用。

附 木绵子油（用两瓶合烧取沥）

气味 味辛，性热，微毒。

主治 李时珍：治恶疮疥癣。燃灯，损目。

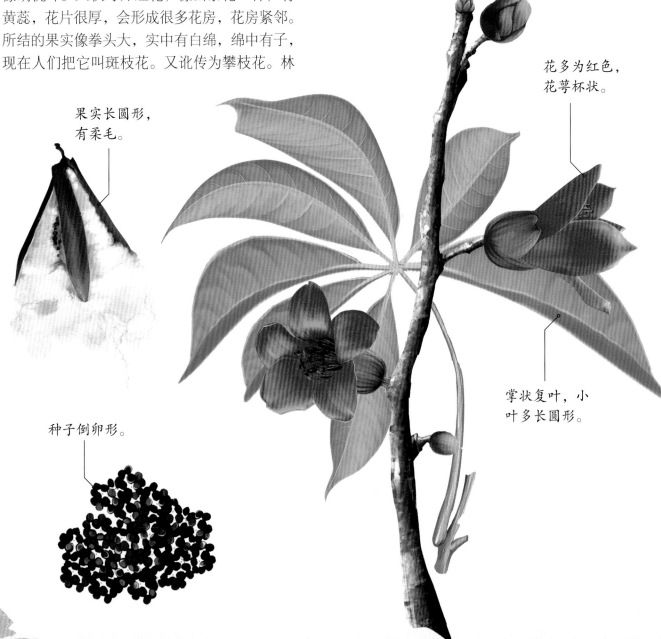

果实长圆形，有柔毛。

种子倒卵形。

花多为红色，花萼杯状。

掌状复叶，小叶多长圆形。

接骨木

释名 续骨木、木蒴藋。

苏颂：接骨木以功用得名，其花、叶与蒴藋、陆英、水芹一类的很像，所以它也叫木蒴藋。

集解 苏恭：这种植物很常见，叶子和花都很像陆英，但它是木本的树，能长到一二丈高，木体轻虚无心。把它的枝条砍下来插在土里就能活，因此也常有人在家栽种这种植物。

气味 味甘、苦，性平，无毒。

主治 《唐本草》：折伤，续筋骨，除风痒龋齿，可做浴汤。

陈藏器：根皮，主痰饮，下水肿及痰疟，煮汁服之，当利下及吐出。不可多服。

附方 折伤筋骨：接骨木半两，乳香半钱，加芍药、当归、芎䓖、自然铜各取一两，以上药物都研成末。化黄蜡四两，与药末搅匀，众手丸如芡子大。若止损伤，只需用酒化开一丸。若筋骨折碎者，需要先用此外敷，再内服。

产后血运：症见五心烦热，极度乏力，以及寒热不禁。把接骨木破开如筹子取一握，用水一升，煎取药液半升。分次服用。如果有小便频数、产后恶血不止的症状，服用很快能痊愈。

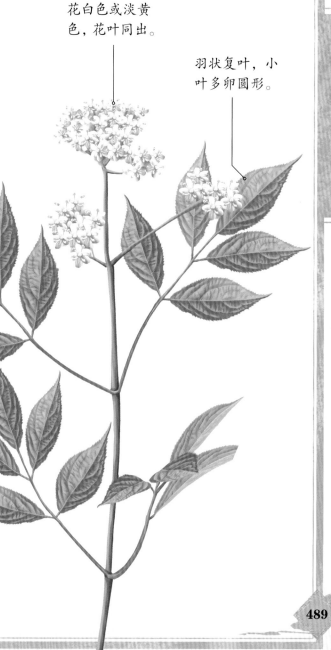

花白色或淡黄色，花叶同出。

羽状复叶，小叶多卵圆形。

果实多近球形，蓝紫黑色或红色。

寓木类

茯苓

释名 伏灵、伏菟、松腴、不死面、抱根者名伏神。

寇宗奭：多年樵斫的松根，气味抑郁未绝，精气充盛，发泄于外，结成茯苓。离其本体有零之义。而津气不盛，只结其本根，不离本，所以称之伏神。

李时珍：此物有松之神灵之气，伏结而成，称之伏灵、伏神。

集解 《名医别录》：茯苓、茯神，都长在太山山谷中的大松之下。每年二、八月采收，阴干。

李时珍：下有茯苓，上面就会有灵气，如细丝状，山里人常见到，与菟丝子不同。

修治 雷敩：凡用，去除皮、心，然后捣成细末，放在水中搅匀，滤去表面的浮末。这是茯苓的赤筋，误食会伤眼。

气味 味甘，性平，无毒。

主治 《神农本草经》：胸胁逆气，忧恚惊邪恐悸，心下结痛，寒热烦满咳逆，口焦舌干，利小便。久服，安魂养神，不饥延年。

《名医别录》：止消渴好睡，大腹淋沥，膈中痰水，水肿淋结，开胸腑，调脏气，伐肾邪，长阴，益气力，保神守中。

甄权：开胃止呕逆，善安心神，主肺痿痰壅，心腹胀满，小儿惊痫，女人热淋。

附 神木（即伏神心内木）

主治 李时珍：治脚气痹痛，诸筋牵缩。

发明 陶弘景：仙方只记载了茯苓，而无茯

神，可能是因为他们的功效均相同的缘故。

附方 胸胁气逆：用茯苓一两，人参半两。每次用水煎服三钱，一天三次。

养心安神：朱雀丸，茯神二两（去皮），沉香半两，均研细末，制成小豆大小的蜜丸。每次用人参汤送服三十丸。

虚滑遗精：白茯苓二两，缩砂仁一两，均研细末，加盐二钱。把精羊肉切成片，蘸上药末烤食，用酒送下。

小便频多：白茯苓（去皮），干山药（去皮，用白矾水浸泡，焙），等分为末，每次用米汤送服二钱。

小便不禁：白茯苓、赤茯苓等分，研末。用新汲水挼去筋，控干，与酒煮地黄膏搜和，制成弹子大的丸。每天空腹时嚼服一丸，搭配盐酒送服。

妊娠水肿：去皮赤茯苓、葵花子各半两，研末。每次用新汲水送服二钱。

面䵟雀斑：把白茯苓研末，与蜂蜜调和，每天夜间敷在脸上，二七日可愈。

水肿尿涩：取茯苓皮、椒目等分，煎汤。每天服用才能有效。

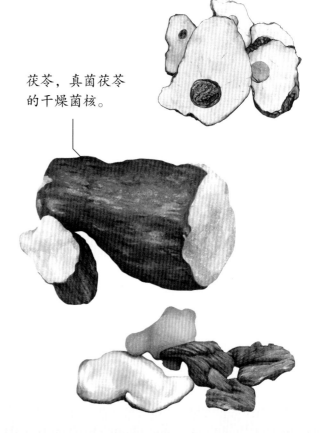

茯苓，真菌茯苓的干燥菌核。

琥珀

释名 江珠。

集解 李时珍：琥珀拾芥，是指草芥，指的就是禾草。据曹昭《格古要论》记载，琥珀出产于西番、南番。乃是枫木津液多年所化。晶莹透明且色黄的称为蜡珀。如松香般色红带黄的称为明珀。有香味的叫香珀。

修治 雷敩：入药，用水调侧柏子末，放在瓷锅里，再放入琥珀，从巳时煮到申时，当发出异光，取出琥珀捣粉筛用。

气味 味甘，性平，无毒。

主治 《名医别录》：安五脏，定魂魄，杀精魅邪鬼，消瘀血，通五淋。

大明：壮心，明目磨翳，止心痛癫邪，疗蛊毒，破结瘕，治产后血枕痛。

陈藏器：止血生肌，合金疮。

张元素：清肺，利小肠。

发明 陶弘景：民间流传带琥珀能辟邪的说法。刮琥珀细屑服用，能疗瘀血。

朱震亨：古方用之利小便，以燥脾土，脾能运化，肺气下降，故以小便可通。

附方 琥珀散：生肌止血，镇心明目，破癥瘕气块，治产后血晕等。琥珀、鳖甲、京三棱各取一两，延胡索、没药各取半两，大黄六铢，煎捣成散。空腹时以酒送服三钱匕，日再服，十分有效。产后即减大黄。

小便尿血：把琥珀研末。每服二钱，用灯心汤送下。

小儿胎惊：取琥珀、防风各一钱，朱砂半钱，为末。猪乳调一字，入口中。

金疮闷绝：把琥珀研末，用童子小便调服一钱。三服即瘥。

琥珀，由松柏科树脂滴落凝结，经历漫长时间后形成的化石物质。

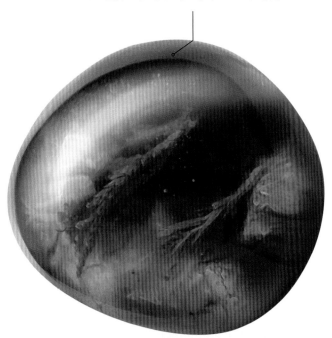

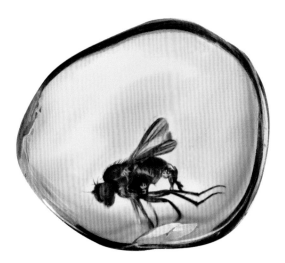

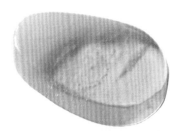

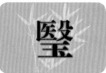

寓木类

医玉

释名 瑿珀。

集解 李时珍：瑿是一种琥珀，黑色者，或是因受土色熏染，或是由木沈凝结，并非千年的琥珀化生。《玉策经》言，松脂千年化为茯苓，茯苓千年变为琥珀，琥珀千年化为石胆，石胆千年化为威喜。这些神异说法并不能作为可信依据。

气味 味甘，性平，无毒。

主治 《唐本草》：补心安神，破血生肌，治妇人癥瘕。

陈藏器：小儿带之辟恶，磨滴目翳赤障。

寓木类

猪苓

释名 猳猪屎、豕橐、地乌桃。

李时珍：马屎称作通，猪屎称作零（即苓字）。其块零落而下，故得名。

集解 李时珍：猪苓是由树木余气精华所结，与茯苓的成因一样。其他树木都能结猪苓，枫树较多而已。

修治 李时珍：猪苓生用更好，因为它有行湿的功效。

气味 味甘，性平，无毒。

主治 《神农本草经》：痎疟，解毒蛊疰不祥，利水道。久服轻身耐老。

张元素：治渴除湿，去心中懊侬。

李时珍：开腠理，治淋肿脚气，白浊带下，妊娠后子淋胎肿，小便不利。

发明 李时珍：猪苓淡渗，药性能升又能降，所以能开腠理、利小便，与茯苓功用相同，但它的补益功效不如茯苓。

附方 伤寒口渴：猪苓、茯苓、泽泻、滑石、阿胶各一两，用水四升，煮取二升汁。每次服七合，一天服三次。

通身肿满：猪苓五两，研末。熟水送服方寸匕，每日三服。

小儿便秘：猪苓一两，鸡屎白一钱，用少量水煮。调服后，立即通畅。

猪苓，真菌猪苓的干燥菌核。

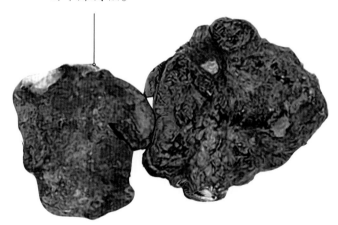

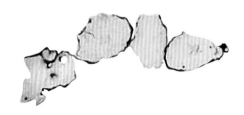

木部

寓木类

雷丸

释名 雷实、雷矢、竹苓。

李时珍：雷斧、雷楔，都是雷击物体后产生的精气所化。这种物质在土中生长，没有苗和叶，却可以杀虫逐邪，如雷之弹丸。由竹子的多余精气凝结而成的，称作竹苓。

集解 苏恭：雷丸，是竹之苓也。

李时珍：雷丸与栗子差不多大小，像猪苓但形圆，皮色黑肉色白，很坚实。

修治 雷敩：凡使，用甘草水浸泡一夜，用铜刀削去黑色的外皮，切成四五片。再用甘草水泡一夜，上锅蒸从巳时到未时，晒干。用酒拌和再蒸，晒干后备用。

气味 味苦，性寒，有小毒。

主治 《神农本草经》：杀三虫，逐毒气胃中热。利丈夫，不利女子。

《名医别录》：做摩膏，除小儿百病，逐邪气恶风汗出，除皮中热结积蛊毒，白虫寸白自出不止。久服，令人阴痿。

甄权：逐风，主癫痫狂走。

发明 李时珍：据范正敏《遁斋闲览》记载，杨勔中年时得了一种怪病，每次说话，腹中都有小声应答，声音日渐增大。有道士见了，说：这是应声虫。可以读《神农本草经》，读到哪一种药材时没有声音，就用哪种药治疗。读到雷丸时没有声音，所以服了数粒雷丸就好了。

附方 小儿出汗：雷丸四两，粉半斤，研末，扑在身上。

下寸白虫：雷丸，浸水后去皮，切片烘干，再研为细末。五更时，服用少量烤肉，用稀粥送服一钱匕药。必须在上半月服用，才有用。

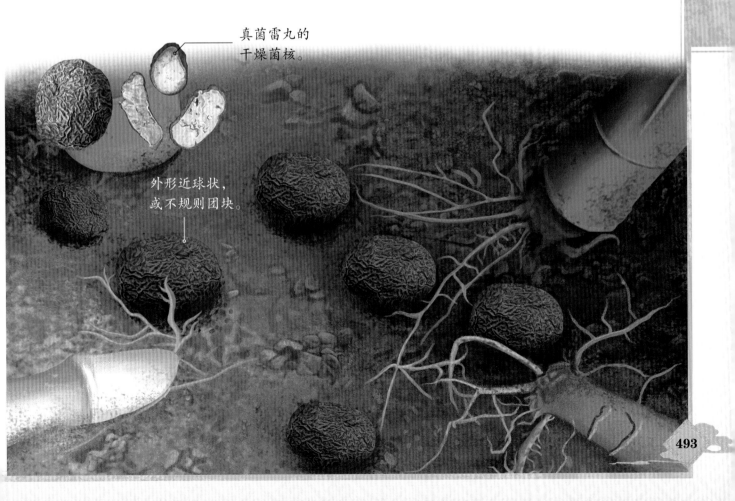

真菌雷丸的干燥菌核。

外形近球状，或不规则团块。

木部

493

寓木类

桑上寄生

释名 寄屑、寓木、宛童、茑。

李时珍：此物寄寓他木而生，故曰寄生、寓木、茑木。俗呼作寄生草。

集解 《名医别录》：桑上寄生，生长在弘农川谷的桑树上。每年三月三日采摘茎叶，阴干。

李时珍：寄生高约二三尺。叶圆微尖，质厚而软，表面青绿色带光泽，背面淡紫色，有小茸毛。

修治 雷敩：采集后，用铜刀锉其根、枝、茎、叶，阴干。避火。

气味 味苦，性平，无毒。

主治 《神农本草经》：腰痛，小儿背强，痈肿，充肌肤，坚发齿，长须眉，安胎。

《名医别录》：去女子崩中内伤不足，产后余疾，下乳汁，主金疮，去痹。

大明：助筋骨，益血脉。

甄权：主怀妊漏血不止，令胎牢固。

附方 膈气：把生桑寄生捣取一盏汁液，服用。

胎动腹痛：取桑寄生一两半，阿胶（炒）半两，艾叶半两，用一盏半的水，煎取一盏。去滓温服。亦可不加艾叶。

毒痢脓血：桑寄生二两，防风二钱半，大芎二钱半，炙甘草三铢，均研细末。每次取二钱，用一盏水，煎至八分，与渣同服。

下血后虚：桑寄生研末。每次用白开水送服一钱即可。

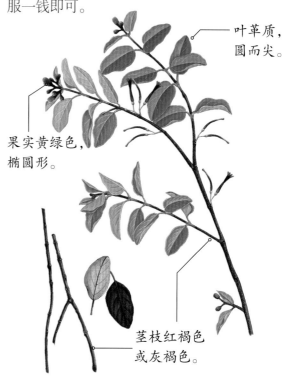

叶草质，圆而尖。

果实黄绿色，椭圆形。

茎枝红褐色或灰褐色。

苞木类

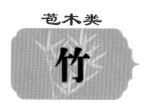

竹

释名 李时珍：竹，象形字。戴凯之在《竹谱》中讲，有一种名为竹的植物，其性不刚不柔，既不是草也不是木。小异实虚，大同节目。

集解 陶弘景：竹子种类多，入药用筀竹，次用淡竹与苦竹。还有一种外壳较薄，叶子最茂盛，名甘竹。其他的诸如实中竹、篁竹，多是取笋为好，入药无用。

李时珍：竹的生长，九河鲜有，五岭实繁。民俗五月十三为天竹醉日，是种竹的日子，易活。六十年一开花，结实，竹就枯死。滇广有实心竹，川蜀有方竹，溱州有无节竹，吴楚有笛竹等。有可为舟船的等竹，有可为戈刀、箭矢的矛竹、箭竹、筋竹等。

附 淡竹叶

气味 味辛，性平、大寒，无毒。

木部

主治 《名医别录》：胸中痰热，咳逆上气。

甄权：吐血，热毒风，止消渴，压丹石毒。

大明：消痰，治热狂烦闷，中风失音不语，壮热头痛头风，止惊悸，瘟疫迷闷，妊妇头旋倒地，小儿惊痫天吊。

孟诜：喉痹，鬼疰恶气，烦热，杀小虫。

张元素：凉心经，益元气，除热缓脾。

李时珍：煎浓汁，漱齿中出血，洗脱肛不收。

附 苦竹叶

气味 味苦，性冷，无毒。

主治 《名医别录》：口疮目痛，明目利九窍。

大明：治不睡，止消渴，解酒毒，除烦热，发汗，疗中风喑哑。

李时珍：杀虫。烧末，和猪胆，涂小儿头

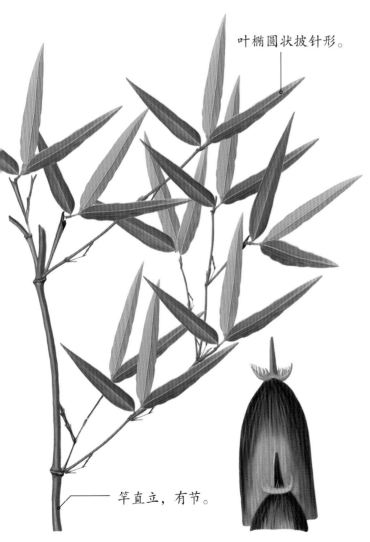

叶椭圆状披针形。

竿直立，有节。

疮耳疮疥癣。和鸡子白，涂一切恶疮，频用取效。

发明 寇宗奭：所有的竹笋性都微寒，可知它的叶子也一样。张仲景的竹叶汤，只用淡竹。

附方 上气发热：竹叶三斤，橘皮三两，水一斗，煮取五升。慢慢服用，三天服一剂。

时行发黄：竹叶五升（切碎），加小麦七升，石膏三两，用水一斗半，煮取七升。慢慢服用，饮尽一剂后就能痊愈。

附 淡竹根

主治 陈藏器：除烦热，解丹石发热渴，煮汁服。

大明：消痰祛风热，惊悸迷闷，小儿惊痫。

李时珍：同叶煎汤，洗妇人子宫下脱。

附 甘竹根

主治 李时珍：煮汁服，安胎，止产后烦热。

附方 产后烦热：取甘竹根一斗五升（切块），煮取七升，去滓，加小麦二升，大枣二十枚，再煮至小麦熟，三四沸后，再放入甘草一两，麦门冬一升，再煎汤至二升。每次服用五合。

附 淡竹沥

修治 李时珍：截取一段五六寸的竹子，装在瓶子里，倒挂，周围用炭火烤，在它下面放一个容器接取烤出的油沥。

气味 味甘，性大寒，无毒。

主治 《名医别录》：卒暴中风风痹，胸中大热，止烦闷，消渴，劳复。

朱震亨：中风失音不语，养血清痰，风痰虚痰在胸膈，使人癫狂。痰在经络、四肢，及皮里膜外，非此不达不行。

李时珍：治子冒风痉，解射罔之毒。

竹黄

释名 竹膏。

马志：天竺黄，生天竺国。今诸竹内往往得之。

李时珍：据僧人赞宁所言，南海的镛竹中生有竹黄。这种竹子又高又大，也叫天竹，其内部有一种黄色的东西，可以用来治病。

气味 味甘，性寒，无毒。

主治《开宝本草》：小儿惊风天吊，去诸风热，镇心明目，疗金疮止血，滋养五脏。

大明：中风痰壅，卒失音不语，小儿客忤痫疾。

韩保昇：制石药毒发热。

发明 寇宗奭：天竹黄凉心经，去风热，作小儿用药尤其适宜，此药性和缓。

李时珍：竹黄由高大竹子的津气结聚而成，其气味功用与竹沥相同但不寒滑。

附方 小儿惊热：天竹黄二钱、雄黄一钱、牵牛末一钱，面糊丸粟米大。每次用薄荷煎汤送服三五丸。

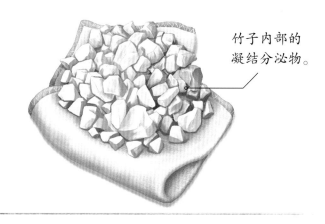

竹子内部的凝结分泌物。

仙人杖

集解 陈藏器：仙人杖，是笋将长成竹子时枯死者，色黑如漆。五、六月份采集。苦竹、桂竹，常会生成此物。枸杞亦名仙人杖，与这种药物同名。

气味 味咸，性平，无毒。

主治 陈藏器：哕气呕逆，小儿吐乳，大人吐食反胃，辟痁，并水煮服之。

大明：小儿惊痫及夜啼，置身伴睡良。又烧为末，水服方寸匕，主痔病。忌牛肉。

李时珍：煮汁服，下鱼骨鲠。

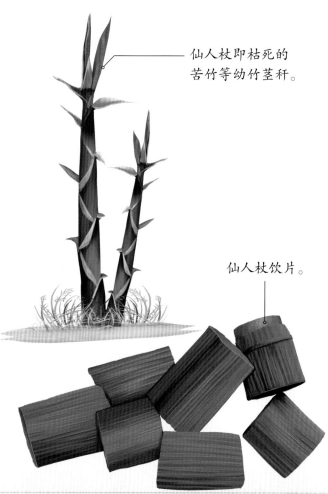

仙人杖即枯死的苦竹等幼竹茎秆。

仙人杖饮片。

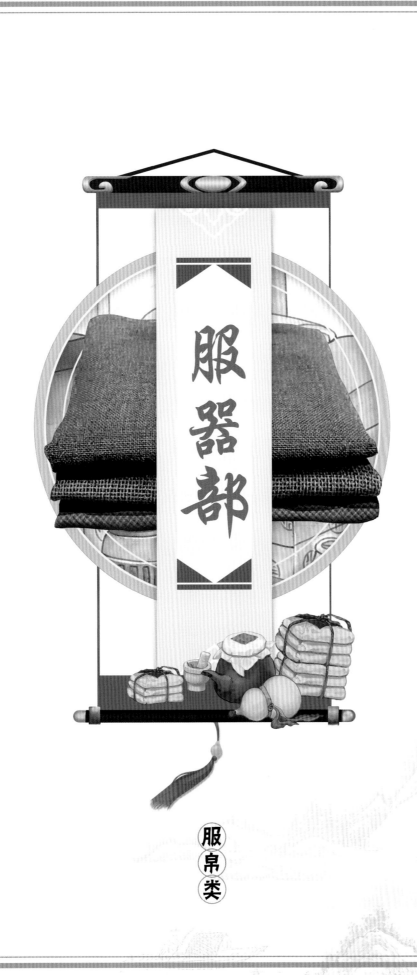

服器部

服帛类

服帛类

帛

释名 李时珍：帛是用素色的丝织成，宽窄如巾的东西，所以字从白巾。厚的为缯，双丝织成的叫缣。后世的人会用染过的丝织出五色帛。

主治 陈藏器：绯帛，烧研，敷初生儿脐未落时肿痛。又疗恶疮疔肿，诸疮有根者，入膏用为上。仍以掌大一片，同露蜂房、棘刺钩、烂草节、乱发等分烧研，空腹服。饮下方寸匕。

李时珍：烧研，疗血崩，金疮出血，白驳风。

附方 肥脉癥疹：用楚地产帛擦拭患处，可治愈。

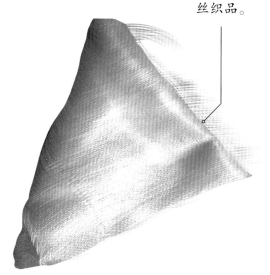

帛，白色的丝织品。

服帛类

布

释名 李时珍：布的种类有麻布、丝布、木棉布。布字从手、从巾，是一个会意字。

主治 李时珍：新麻布，能逐瘀血，妇人血闭腹痛，产后血痛。以数重包白盐一合，煅研，温酒服之。旧麻布，同旱莲草等分，瓶内泥固煅研。日用揩齿，能固牙乌须。

附 青布

主治 陈藏器：解诸物毒，天行烦毒，小儿寒热丹毒，并水渍取汁饮之。浸汁和生姜汁服，止霍乱。烧灰，敷恶疮经年不瘥者，以及灸疮止血，令不伤风、水。烧烟，熏嗽，杀虫，熏虎狼咬疮，能出水毒。入诸膏药，疗疔肿、狐尿等恶疮。

附方 疮伤风水：把青布放在器皿中，烧出烟来，熏疮口，可以把恶汁熏出。患者感觉到痛痒时，就痊愈了。

臁疮溃烂：陈艾五钱，雄黄二钱，放在青布中，再卷成大艾炷，点火熏烤患处。等疮中流出热水，即可痊愈。

伤寒阳毒：把青布一尺，浸在冷水里，再贴于胸前。

目痛碜涩：把青布烤热，时时在眼部熨敷。用蒸过的大豆做枕。

一种纺织品，青色最好。

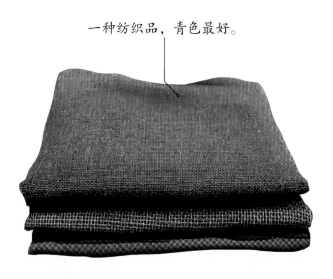

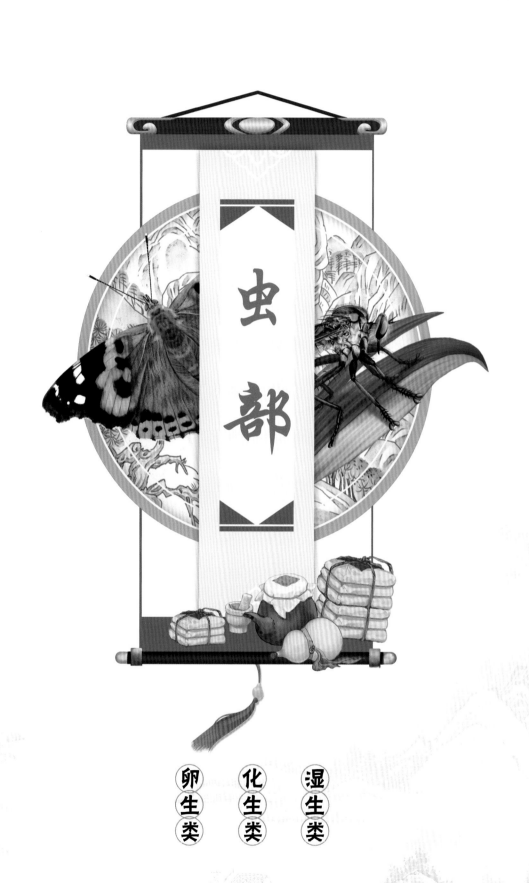

虫部

卵生类　化生类　湿生类

卵生类

蜂蜜

释名 蜂糖。在岩石上生的叫石蜜、石饴、岩蜜。

集解 苏颂：食蜜分为两种，一种在山林树木上做蜂房的，一种是在人家内做窠槛收养的。这两种蜜的味道都十分浓厚甜美。

修治 李时珍：凡炼沙蜜，每斤蜜要加水四两，在银石器内，以桑柴烧火慢慢提炼，去掉表面浮沫，熬至滴水成珠且不散的状态，才能入药，称为水火炼法。另外一种办法就是用器皿装好蜂蜜，放在重汤中煮一天，等滴水不散，再入药。这种取用方法不会伤火。

气味 味甘，性平，无毒。

汪颖：诸蜜气味，当以花为主。冬夏为上，秋次之。西蜜凉，南方多热。

主治 《神农本草经》：心腹邪气，诸惊痫痓，安五脏诸不足，益气补中，止痛解毒，除众病，和百药。久服，强志轻身，延年。

《名医别录》：养脾气，除心烦，饮食不下，止肠澼，肌中疼痛，口疮，明耳目。

陈藏器：牙齿疳䘌，唇口疮，目肤赤障，杀虫。

甄权：治卒心痛及赤白痢，水作蜜浆，顿服一碗止。或以姜汁同蜜各一合，水和顿服。常服，面如花红。

孟诜：治心腹血刺痛，及赤白痢，同生地黄汁各一匙服，即下。

寇宗奭：同薤白捣，涂汤火伤，痛即止。

李时珍：和营卫，润脏腑，通三焦，调脾胃。

发明 孟诜：如果人感觉身体发热，四肢不

和，喝一碗蜜浆，效果极好。还可以点目中热膜。选家养蜂的白蜜，与姜汁同熬炼能治癫。

附方 **痘疹作痒**：百花膏，取上等石蜜，不限数量，用汤调和，时时用羽毛蘸取刷患处。疮容易脱落，还不会留瘢痕。

五色丹毒：取蜂蜜与干姜末调敷。

口中生疮：把大青叶浸在蜂蜜里，再放进嘴里含噙。

疔肿恶毒：把生蜜与隔年的葱，研成膏状，先把疔肿刺破，再涂，疔毒外透，再用热醋汤清洗。

面上黚点：取白蜜与茯苓末调和外涂，七天就能痊愈。

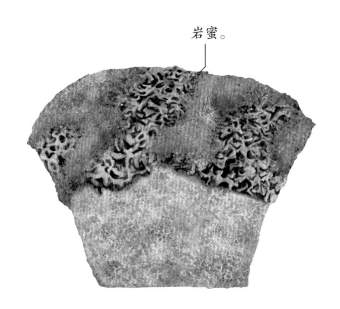

岩蜜。

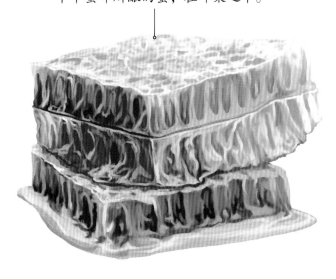

中华蜜蜂所酿的蜜，在蜂巢之中。

卵生类
蜜蜂

释名 蜡蜂、蟹。

李时珍：蜂尾垂锋,故称蜂。蜂有君臣礼范,故称蟹。

集解 李时珍：蜂子,就是蜜蜂子还没成形前的白蛹。蜜蜂分为三种：一种是野蜂,林木或土穴中做房;二是家蜂,由人用专门器物收养的小而微黄,其蜜浓美;三是石蜜蜂,在山岩高岭作房,蜂色黑如牛虻。三种蜜蜂都是群居,且有王。蜂王体形最大且颜色青黑。

附 蜂子

气味 味甘,性平、微寒,无毒。

主治 《神农本草经》：风头,除蛊毒,补虚羸伤中。久服令人光泽,好颜色,不老。

《名医别录》：轻身益气,治心腹痛,面目黄,大人小儿腹中五虫从口吐出者。

陈藏器：主丹毒风疹,腹内留热,利大小便涩,去浮血,下乳汁,治妇人带下病。

李时珍：大风疠疾。

发明 李时珍：古人食蜂子,所以《神农本草经》《名医别录》都有蜂子功用的记载,而《圣济总录》中治疗大风疾病,兼用各种蜂子,这是因为蜂子是足阳明、太阴之药。

附方 **大风疠疾**：把蜜蜂子、胡蜂子和黄蜂子各一分（并炒）,再取白花蛇、乌梢蛇（用酒浸过,去掉皮和骨,再炙干）、全蝎（去土,炒制）、白僵蚕（炒）各一两,地龙（去土,炒）半两,蝎虎（完整的炒）、赤足蜈蚣（炒）各十五枚,丹砂一两,醋熬的雄黄一分,龙脑半钱,上为末。每次用温蜜汤服一钱匕,一日三五服。

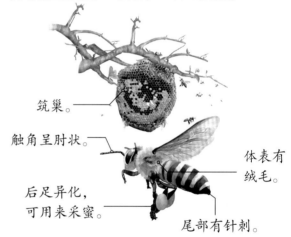

筑巢。

触角呈肘状。

体表有绒毛。

后足异化,可用来采蜜。

尾部有针刺。

卵生类
虫白蜡

集解 李时珍：唐宋以前,制作蜡烛,或入药都用蜜蜡。自元代以来,人们才开始认识虫白蜡。现在它已经成了日常生活用品。四川、湖广、滇南、闽岭、吴越等东南一带都有虫白蜡,其中川、滇、衡、永产的质量最好。其虫嫩时白色作蜡,到老就成赤黑色,结苞于树枝。初如黍米,入春渐长,如鸡头大,累累抱枝,是虫将遗卵作房,俗呼蜡种,亦称蜡子,内皆白卵如细虮,一包数百。次年立夏摘下,分别系于各种树上繁殖。

气味 味甘,性温,无毒。

主治 朱震亨：生肌止血定痛,补虚续筋接骨。

发明 李时珍：蜡树叶能疗疮肿,所以白蜡是外科要药,就像桑螵蛸与桑木之气相通一样。

附方 **头上秃疮**：取蜡烛频繁外涂,不要暴露在日照下,日久自然会长出头发。

卵生类

五倍子

释名 文蛤、百虫仓、法酿制后称百药煎。

集解 李时珍：宋代的《开宝本草》把五倍子收入草部，《嘉祐补注本草》移到木部，虽然知道五倍子生在肤木之上，但均不知它是虫所造也。肤木，就是盐肤木。五六月木有小虫如蚁，食其汁，老则遗种卵，结小球于叶间。渐长坚，其壳空虚，有细虫。霜降时采收。

气味 味酸，性平，无毒。

主治 《开宝本草》：齿宣疳䘌，肺脏风毒流溢皮肤，风湿癣疮，瘙痒脓水，五痔下血不止，小儿面鼻疳疮。

陈藏器：肠虚泄痢，为末，熟汤服之。

大明：生津液，消酒毒，治中蛊毒、毒药。

寇宗奭：口疮掺之，便可饮食。

李时珍：敛肺降火，化痰饮。止咳嗽、消渴、盗汗、呕吐、失血、久痢、黄病、心腹痛、小儿夜啼，乌须发。治眼赤湿烂，消肿毒、喉痹，敛溃疮、金疮。收脱肛、子肠坠下。

发明 李时珍：盐肤子，性味酸咸寒凉，能除痰饮止咳嗽，生津止渴，解热毒酒毒，治喉痹下血血痢。五倍子，是虫吃了盐肤木的树汁留下的津液结成，所以功用与盐肤子相同。五倍子，味酸咸，能敛肺止血化痰，止渴收汗。其气寒，能散热毒疮肿。其性收，能除泄痢湿烂。

附方 寐中盗汗：五倍子末、荞麦面等分，用水调制成饼，煨熟，晚上睡觉饥饿时吃两三个，不要喝茶水。疗效很好。

心疼腹痛：把生五倍子研末，每次取一钱，在铁杓内炒到烟色发黑为度。用好酒一盅倒入杓内，送服能马上止疼。

消渴饮水：把五倍子研末，水服方寸匕。一天三次。

热泻下痢：五倍子一两，枯矾五钱，均研成细末，糊成梧桐子大的药丸。每次用米汤送服五十丸。

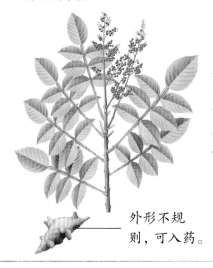

五倍子蚜等虫寄生于盐肤木等植物叶或柄上，形成的囊状虫瘿。

外形不规则，可入药。

卵生类

螳螂

释名 蛑螂、刀螂、拒斧、不过、蚀肬。其子房名螵蛸。

李时珍：螳螂的双臂就像斧子，挡辙不避，所以有蛑螂的名字。民间称为刀螂。山东光州人叫其拒斧，也叫不过。燕赵间称蚀肬。疣病

的人捕之食之。

集解 李时珍：螳螂，腹大颈长，骧首奋臂，二手四足，身手敏捷，善于攀缘，其须代鼻，爱吃人的头发，会用树叶遮蔽自己来捕蝉。深秋作房、粘于树上，房长寸许，大如拇指，内有子如蛆卵，芒种节后出虫。子房名螵蛸。

修治 《名医别录》：螳螂在桑枝上产的卵被称为桑螵蛸。适合在每年的二、三月收采。蒸后用火炙才能入药，不然会让人泻。

雷敩：凡使，用桑树上者。用沸水浸淘七次，锅中熬干用。

附 螳螂

主治 李时珍：小儿急惊风搐搦。又出箭镞。生者能食疣目。

发明 李时珍：古方中没有使用螳螂的，只有《普济方》中记载过用它治疗惊风，研末吹鼻定搐法中用之。大概蚕、蝎有定搐之义。古方常用螵蛸治风，而螳螂治风是一个道理。

附方 惊风定搐：取螳螂、蜥蜴、赤足蜈蚣各一条，把以上各药分别从中间断开，随左右研末。男用左，女用右。男子惊风抽搐，用螳螂、蜥蜴、蜈蚣左侧的肢体研末。每次取一字吹鼻，吹左鼻孔则左定，吹右则右定。

箭镞入肉：螳螂一只，巴豆半个，一起研成细末。外敷于患处。如果感觉局部微痒，稍

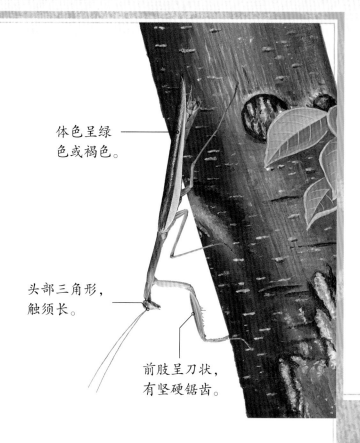

体色呈绿色或褐色。

头部三角形，触须长。

前肢呈刀状，有坚硬锯齿。

等忍一会，觉得特别痒的时候，可把箭镞拨出来，用黄连、贯众煎汤外洗，然后外敷石灰。

卵生类

雀瓮

附方 撮口噤风：取棘科树上未开口的雀儿饭瓮子，取出瓮内物与乳汁研匀后，灌服。

急慢惊风：取去皮、生天浆子房三枚，生干蝎七枚，朱砂一钱，研匀后，与饭制成粟大的丸药。每次用荆芥汤送服二丸。

释名 雀儿饭瓮、蛄蟖房、蚝虫窠、躁舍、天浆子。

李时珍：民间叫毛虫，又叫杨瘌子，是因为雀瓮有螫毒。这种虫常见于石榴树上，因为天浆是甜石榴的名称，所以也叫它天浆。

集解 李时珍：蛄蟖各处树上都有，牡丹上尤其多。入药首选榴棘上的、茧内有蛹者最好，正如螵蛸要取桑树上的一样。

气味 味甘，性平，无毒。

主治 《神农本草经》：寒热结气，蛊毒鬼疰，小儿惊痫。

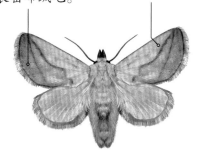

幼虫体表有毒毛。

幼虫头尾部黄褐色，体表黄绿色。

体表密布绒毛。

前翅黄褐色，后翅灰黄。

卵生类

蚕

释名 自然死亡的称为白僵蚕。

集解 李时珍：蚕，孕丝的虫。种类很多，从卵孵化出壳叫蚋，从蚋蜕变成蚕，由蚕吐丝作茧，在茧中变为蚕蛹，从蛹变为蚕蛾，再由蛾产卵。其虫属阳，喜燥恶湿，食而不饮水，三眠三起，二十七日而老。因所食之叶可有许多命名。凡蚕类入药，俱用食桑的蚕。

附　白僵蚕

修治 苏颂：所有养蚕的地方都会有白僵蚕，采集时要选色白、体直、食桑叶的白僵蚕最好。用时需要去掉丝绵及蚕子，还得炒熟。

气味 味咸、辛，性平，无毒。

主治《神农本草经》：小儿惊痫夜啼，去三虫，灭黑黯，令人面色好，男子阴痒病。

《药性论》：治口噤发汗。同衣中白鱼、鹰屎白等分，治疮灭痕。

大明：以七枚为末，酒服，治中风失音，

并一切风疾，小儿客忤，男子阴痒痛，女子带下。

发明 李时珍：僵蚕，是蚕病风之后的产物。可治风化痰，散结行经，是因其气相互感应，以意使之。僵蚕是厥阴、阳明之药，所以能治各种血证、疟疾和疳病。

附方 肠风下血：把僵蚕（炒，去嘴和足），乌梅肉（焙干），以上两药各取一两，研细末，米糊丸梧桐子大。每次在饭前用白汤服一百丸，一口三次。

一切风痰：白僵蚕（直）七个，研成细末，加姜汁一茶脚，温水调服。

风虫牙痛：白直僵蚕（炒）、烧蚕退纸等分，为末。擦在患处，再以盐水漱口。

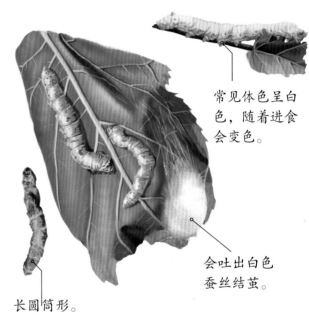

常见体色呈白色，随着进食会变色。

会吐出白色蚕丝结茧。

长圆筒形。

卵生类

蛱蝶

释名 蜒蝶、蝴蝶。

李时珍：蛱蝶又轻又薄，飞时看起来很轻盈。一般把须称为胡，而蝶以须为美，蛾美于眉，所以叫蝴蝶。

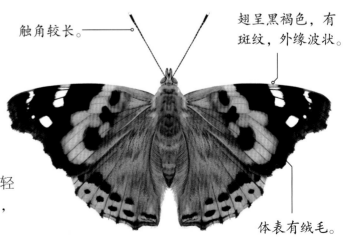

触角较长。

翅呈黑褐色，有斑纹，外缘波状。

体表有绒毛。

集解 李时珍：蝶，为蛾类。大的叫蝶，小的叫蛾。其种类繁杂，都生有四翅，翅膀上有粉。用须来代替鼻子嗅花的气味。交配成功粉就会消失。它是各种蠹蠋诸虫风化、气化，至老蜕变成蝶、蛾。

主治 李时珍：小儿脱肛。阴干为末，唾调半钱，涂手心，以瘥为度。

发明 李时珍：古方中没有用蝴蝶的，只有《普济方》记载了用其治脱肛的药方，但不知道使用哪种蝶。

卵生类

樗鸡

释名 红娘子、灰花蛾。

集解 《名医别录》：樗鸡，常见于河内川谷间的樗树上，七月捕捉，晒干用。

李时珍：樗树，就是臭椿树。樗鸡刚出生时头又方又扁，尖喙朝下，六足重翅，通体黑色。等长到会飞时，外层的翅膀会变成灰黄色带斑点，内层有五种色。它们会成群在树上栖息，深秋时在樗树皮上产卵。

修治 李时珍：凡使，红娘子需要去掉足、翅，与糯米或面粉同炒变成黄色，把米面去掉，取作药用。

气味 味苦，性平，有小毒。使用时要远离眼目。

主治 《神农本草经》：心腹邪气，阴痿，益精强志，生子好色，补中轻身。

《名医别录》：腰痛下气，强阴多精。

寇宗奭：通血闭，行瘀血。

李时珍：主瘰疬，散目中结翳，辟邪气，疗猘犬伤。

发明 李时珍：古方中只用樗鸡制作辟瘟杀鬼丸。近代方较为常用，因为它是厥阴经药，能活血行血。

附方 瘰疬结核：红娘子十四枚，乳香一钱、砒霜一钱，硇砂一钱半，黄丹五分，都研成末，加入糯米粥和合制成饼，贴在患处。不超一个月就能痊愈。

疯狗咬伤：用红娘子两个、斑蝥五个（去翅、足），青娘子三个（去翅、足），海马半个，续随子一分，乳香、沉香、桔梗各半分，酥油少许，研制成末。若患者十岁左右作四服；十五岁左右作三服；二十岁左右作两服；三十岁左右作一服。

体色呈灰褐色。

体翅表面有白色蜡粉。

翅表面有斑点，后翅颜色艳丽。

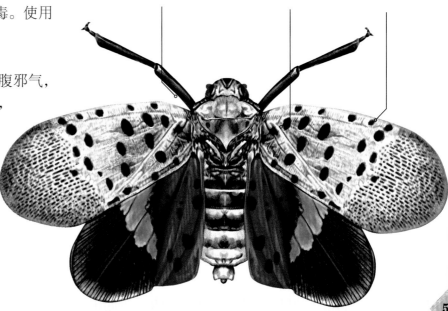

斑蝥

虫部

释名 斑猫、蟹蝥虫、龙蚝、斑蚝。

李时珍：斑，言其色，蝥刺，言其有毒，如矛刺之。

集解 《名医别录》：河东的川谷间生有斑猫，八月捕捉，阴干备用。

陶弘景：八、九月在豆花上，即称为斑蝥。大如巴豆，甲长有黄黑斑点。

修治 雷教：斑蝥、芫青、亭长、地胆这四味药的炮制，都要用到糯米、小麻子，相拌炒，等米变成黄黑色，将药取出，去头、足、两翅，然后用血余包裹，悬挂在东墙角一夜，第二天毒性退去后才能入药。

李时珍：一法用麸炒过，醋煮用之。

气味 味辛，性寒，有毒。

主治 《神农本草经》：寒热，鬼疰蛊毒，鼠瘘，恶疮疽，蚀死肌，破石癃。

《名医别录》：血积，伤人肌，治疥癣，堕胎。

甄权：治瘰疬，通利水道。

李时珍：治疝瘕，解疔毒、犲犬毒、沙虱毒、蛊毒、轻粉毒。

发明 李时珍：捕捉斑蝥时，它的尾后会发出极恶的臭气，非常难闻。所以用它入药走下窍，蚀下败物，因此会引起疼痛。

附方 **内消瘰疬**：斑蝥一两（去翅足），以粟一升同炒，以米焦为度，去掉米，加入干薄荷四两为末，用乌鸡蛋清制成绿豆大的药丸。空腹用腊茶送服一丸，之后加到五丸后，每日再减一丸，到一丸时，再改为每天服五丸，直至瘰疬消退。

瘘疮有虫：八月中取斑蝥在苦酒里浸泡半天，捞出晒干。每次取斑蝥五个，放在铜器里炒熟研末，加巴豆一粒，黄狗背上的毛二七根炒研，再与朱砂五分，用苦酒调匀服下，虫会全部排出。

疔肿拔根：把斑蝥一枚捻破，在疮上用针划个米字形的开口，再用斑蝥末封上，很快就能去根。

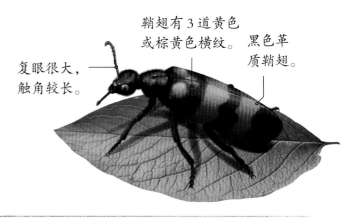

鞘翅有 3 道黄色或棕黄色横纹。

黑色革质鞘翅。

复眼很大，触角较长。

芫青

释名 青娘子。

李时珍：芫青常居芫花上，呈青色，所以叫芫青。世人因忌讳这个名字，所以叫青娘子，与红娘子相配。

集解 《名医别录》：三月捕捉芫青，曝干。

李时珍：与芫花茎叶一起收采，在地上放一夜，全都会跑出来。

气味 味辛，性微温，有毒。

主治 《名医别录》：蛊毒、风痹、鬼疰，堕胎。

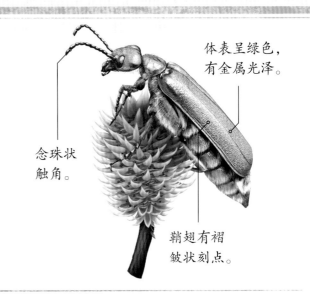

体表呈绿色，有金属光泽。

念珠状触角。

鞘翅有褶皱状刻点。

附方 偏坠疼痛：青娘子十枚和红娘子十枚，用白面拌匀，再炒至色黄，把前两味药除去，熟汤调服。见效快速。

目中顽翳：发背膏，红娘子两个、青娘子两个和斑蝥两个（去掉头和足，用面炒到色黄），加蓬砂一钱，去油的葵仁五个，均研为末。每天取少许点眼五六次。

塞耳治聋：芫青一枚、巴豆仁一枚、蓖麻仁一枚，均研碎，制成如枣核大小的药丸，包在绵布里再塞入耳中。

卵生类

蜘蛛

释名 蝹蝓、蚰蚨。

李时珍：王安石在《字说》中提到，因为它可以织网，待其他昆虫触及则诛之，取"诛"的意思，所以叫蜘蛛。

集解 李时珍：蜘蛛织网，吐丝向右缠绕。它有很多种类，有大有小，还有各种颜色。蜘蛛毒性很强，许多典籍中都有记载。

气味 性微寒，有小毒。

李时珍：蜘蛛入饮食不可食用。

主治 《名医别录》：治大人、小儿癀。小儿大腹丁奚，三年不能行者。

陶弘景：蜈蚣、蜂、虿螫人，取置咬处，吸其毒。

大明：斑者，治疟疾疔肿。

苏恭：主蛇毒温疟，止呕逆霍乱。

李时珍：主口喎、脱肛、疮肿、狐臭、齿蜃。

附方 泄痢脱肛：大蜘蛛一个，用瓠叶两重包紧，合子内烧存性，入黄丹少量，均研末。先用白矾、葱、椒煎汤清洗患处，擦干，把研

成的药末放在软帛上，轻轻地托入收进，效果特别好。

瘰疬结核：把大蜘蛛五枚晒干，去足研细，调酥油外涂于患处，一日两次。

一切恶疮：把蜘蛛晒干，研末，加轻粉，以麻油调涂。

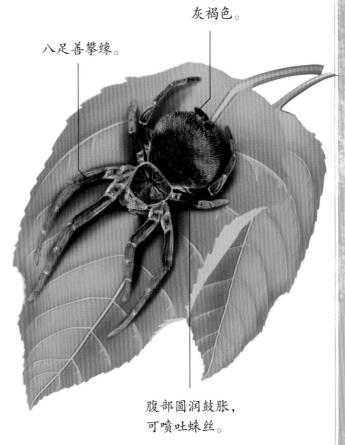

全身呈灰褐色。

八足善攀缘。

腹部圆润鼓胀，可喷吐蛛丝。

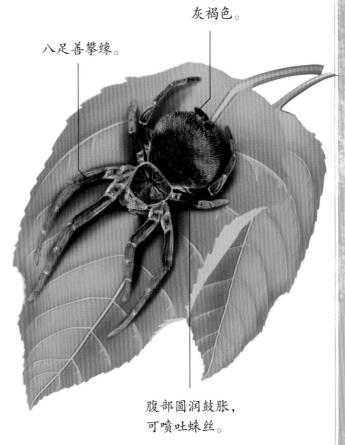
虫部

卵生类

蝎

释名 虿蝎、主簿虫、杜伯、虿尾虫。

李时珍：据唐代史书记载，剑南原来没有蝎，有主簿官把它传入，就有了主簿虫这个名字。古语讲，蜂、虿，尾端锐利的钩刺集中了所有毒性。现在有全身入药用的，称为全蝎；有用蝎尾的，称为蝎梢，药力尤紧。

集解 李时珍：蝎形似水龟，尾细长，身有节，色青，八只步足。人捕捉后，以盐泥混合食用。入药时要去掉足，焙干后再用。

气味 味甘、辛，性平，有毒。

主治 《开宝本草》：诸风瘾疹，及中风半身不遂，口眼㖞斜，语涩，手足抽掣。

李时珍：小儿惊痫风搐，大人痃疟，耳聋，疝气，诸风疮，妇女带下阴脱。

发明 李时珍：蝎主要产于东部地区，身呈青色属木，是足厥阴经药，所以能治各种厥阴之病。诸风掉眩搐掣、疟疾寒热、耳聋等病症都属于厥阴风木。李杲认为，疝气、带下病，皆属于风。蝎是治风的要药，所以治疗这些病症的时候都需要加入蝎。

附方 **天钓惊风**：干全蝎一个（在瓦上焙炒），朱砂三绿豆大，均研成末，与饭制成绿豆大的药丸。另用少量朱砂，与酒一起化下一丸，立刻痊愈。

风淫湿痹：把全蝎七个，放在瓦上焙炒，加麝香一字，研匀后，用三盏酒，空心调服。见效即停，不见效再服。如果不能祛病根，再单用婆蒿根洗净后，用酒煎煮取汁，每天服两次。

小肠疝气：把小全蝎焙干研末，每次发作时取一钱，加麝香半字，用温酒送服。过一会儿，再服一次，效果特别好。

风牙疼痛：取全蝎三个，蜂房二钱，炒过研细，擦于痛处。

诸疮毒肿：全蝎七枚，栀子七个，用麻油煎至色黑，去滓，加入黄蜡，化成膏，涂敷疮肿。

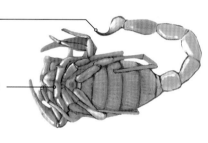

尾部节状且有毒刺。

幼虫头尾部黄褐色，体表黄绿色。

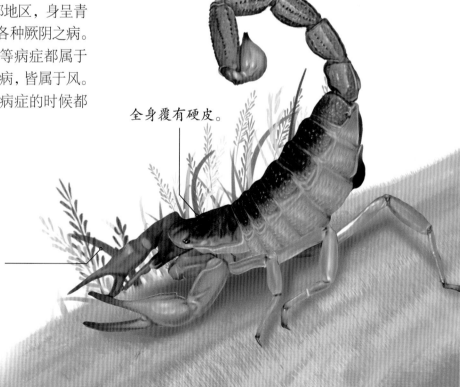

全身覆有硬皮。

一对钳子状的螯足。

水蛭

释名 蚑、至掌、大个的名叫马蜞、马蛭、马蟥、马鳖。

寇宗奭：汴人把体大者称为马鳖，腹部黄色的为马蟥。

李时珍：方言讹蛭为痴，俗有水痴、草痴之称。

集解《名医别录》：水蛭，在雷泽池泽中生长，五、六月份捕捉，晒干。

李时珍：据李石《续博物志》描述，南方的水蛭像鼻涕，闻到人的味道，能立即袭击人，伤害人后会形成疮伤，需要用麝香、朱砂涂抹患处，才能痊愈。这就是草蛭。

修治 李时珍：从前有个人误食了水蛭，被折磨得面黄肌瘦。用水冲服数升田泥，或擂黄土，才能把水蛭排出来。那是因为水蛭感受到了泥土的气息而下。用一二升牛羊血，同猪油脂一起饮服，也可以排出体内的水蛭。

气味 味咸、苦，性平，有毒。

主治《神农本草经》：逐恶血瘀血，月闭，破血癥积聚，无子，利水道。

《名医别录》：堕胎。

《药性论》：治女子月闭，欲成血劳。

陈藏器：赤白游疹，痈肿毒肿。

寇宗奭：治折伤坠仆、畜血，有功。

发明 成无己：咸走血，苦胜血。水蛭味咸、苦，可以除畜血，是肝经血分药，故能通肝经聚血。

附方 漏血不止：把水蛭炒成末，每次用酒服一钱。一天两次。

杖疮肿痛：水蛭炒研，同朴消等分，研末，用水调敷患处。

赤白丹肿：把十几条水蛭，放在病人患处，令它们咬住皮肤表面，等发现皮肤皱缩肉变白则有效。冬天水蛭稀少的时候，可以从地下挖取，用暖水温养。用时，先把病人皮肤洗净，将水蛭盛在竹筒里，然后把竹筒扣在病人患处，一会水蛭就咬住皮肤，吸满血后，自己就脱下来了，取饿的水蛭更佳。

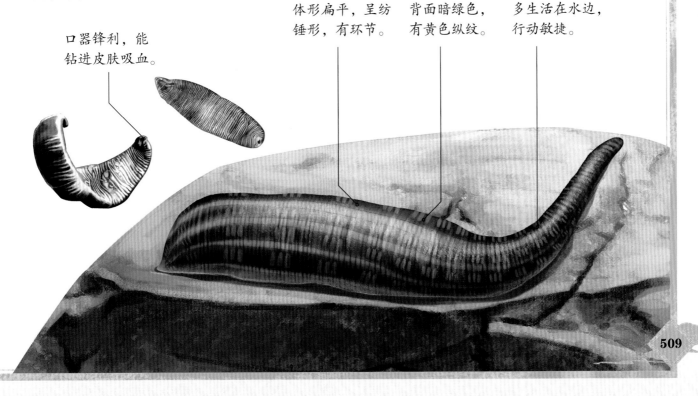

口器锋利，能钻进皮肤吸血。

体形扁平，呈纺锤形，有环节。

背面暗绿色，有黄色纵纹。

多生活在水边，行动敏捷。

卵生类

蚁

附 白蚁

李时珍：白蚁，也叫螱、飞蚁。在地下巢穴居住，会蛀蚀树木。选择潮湿的地方聚土成堆，危害很大。初生时为蚁蝝，夏天排卵后，会长出翅膀，由白变黑，不久就死了。其性畏惧焠炭、桐油、竹鸡等物。

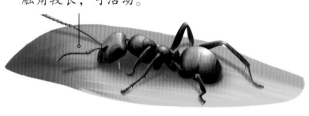

触角较长，可活动。

释名 玄驹、蚍蜉。

李时珍：蚁有君臣之义，所以蚁字从义。

集解 李时珍：蚁处处可见。大小不一，颜色各异。住在穴洞里，通过产卵繁衍。其居有等，其行有队，能预知天气。春天出来，冬天伏在地下。能聚土成封，被称为蚁封、蚁蛭、蚁冢。其卵叫蚳。

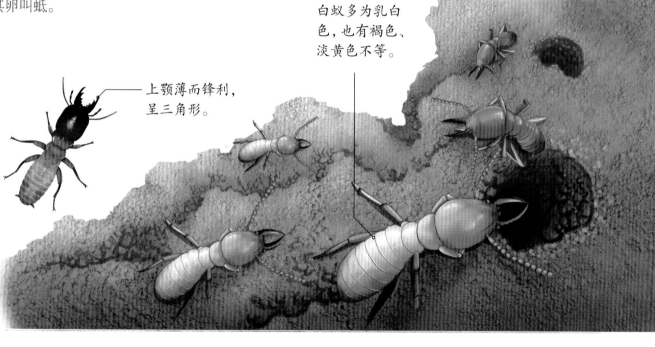

白蚁多为乳白色，也有褐色、淡黄色不等。

上颚薄而锋利，呈三角形。

化生类

蛴螬

适宜给哺乳期妇女食用。

李时珍：它像蚕但略大，身体短但有很多节，长足多毛。生活在树根下和粪土里的外黄内黑；在旧茅屋上的外白内暗。皆由湿热之气熏蒸而化。

释名 蟦蛴、乳齐、地蚕、应条。

集解 陶弘景：体形大的和大脚拇趾差不多，用背部滚动行走，速度快过用足走。与猪蹄熬羹，

修治 李时珍：诸药方中，有的需要阴干后研碎用，有的生捣取汁用。不局限于一种方法。

气味 味咸，性微温，有毒。

主治 《神农本草经》：恶血血瘀，痹气破折，血在胁下坚满痛，月闭，目中淫肤、青翳、白膜。

《名医别录》：疗吐血在胸腹不去，破骨蹉折血结，金疮内塞，产后中寒，下乳汁。

《药性论》：取汁滴目，去翳障。主血止痛。

大明：敷恶疮。

陈藏器：汁，主赤白游疹。疹擦破，涂之。

苏颂：取汁点喉痹，得下即开。

李时珍：唇紧口疮，丹疹，破伤风疮，竹木入肉，芒物眯目。

发明 李时珍：许学士《本事方》中，治筋急养血的地黄丸，就用到了这味药，取其治血瘀痹。本草书中记载的蛴螬治疗目中青翳、白膜，和《药性论》中讲的取汁滴眼消目中翳障的说法相吻合。予曾以此治人取得验证。鲁伯嗣的《婴童百问》中有张太尹流传下来的一张治破伤风的神效方，就是抓一只蛴螬，捏它的背，让它吐出水，把这个水抹在疮上，病人如果全身发麻并出汗，基本就可以治愈。这也符合这味药能治蹉折、敷恶疮、金疮内塞、主血止痛的说法。

附方 小儿唇紧：把蛴螬研成细末，与猪脂调和，敷在嘴唇上。

赤白口疮：把蛴螬捣成汁，频繁涂抹患处。

麦芒入眼：用新布盖住眼睛，把一只活的蛴螬放在布上摩擦，麦芒就会被吸到布上。

头和足部黄褐色。

体形肥大，多弯曲呈C形。

体色白色或黄白色。

以人工手段养殖的蛴螬。

虫部

化生类
乳虫

释名 土蛹。

集解 李时珍：按白獭髓的说法，广中韶阳地区有乳田，挖一个地窖，在其中铺一层粳米粉，上面盖草，草上压粪便。候雨过气蒸再打开，就会看到米粉化成蛹，形状与蛴螬相似。把蛹压成汁，与粳米粉一起蒸成乳食，味道十分甘美。

气味 味甘，性温，无毒。

主治 李时珍：补虚羸，益胃气，温中明目。

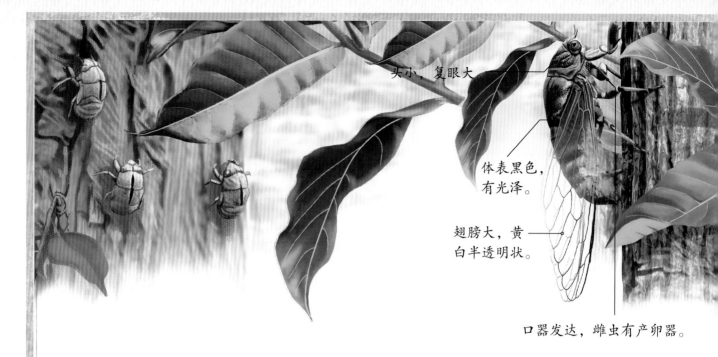

头小，复眼大

体表黑色，有光泽。

翅膀大，黄白半透明状。

口器发达，雌虫有产卵器。

虫部

化生类

蝉蜕

释名 蝉壳、枯蝉、金牛儿。

气味 味咸、甘，性寒，无毒。

主治 《名医别录》：小儿惊痫，妇人生子不下。烧灰水服，治久痢。

《药性论》：小儿壮热惊痫，止渴。

寇宗奭：除目昏障翳。以水煎汁服，治小儿疮疹出不快，甚良。

李时珍：头风眩晕，皮肤风热，痘疹作痒，破伤风及疔肿毒疮，大人失音，小儿噤风天吊，惊哭夜啼，阴肿。

发明 王好古：蝉蜕能去翳膜，取其蜕变之义。蝉有蜕壳的习性，所以能退翳膜。蛇有走窜的习性，所以能祛风证。因为它们习性不同，所以功用也不同。

李时珍：蝉，由土、木的余气而化生。吸风食露，其气清虚，所以能治疗一切风热之证。古人多用蝉身，后人多用蝉蜕。一般来说，治疗脏腑、经络病，应用蝉身；治疗皮肤疮疡风热，应用蝉蜕，都是根据各自特点所决定。

附方 小儿夜啼：主治小儿出生一百二十日以内夜啼。用蝉蜕四十九个，去前截，把后截研磨成粉，分四次服，钓藤汤调服。

破伤风病：将蝉蜕炒后研末，用酒调服。每次一钱，有神奇功效。又方将蝉蜕研成细末，用葱涎调，涂在破的地方，让恶水流出即可。

皮肤风痒：蝉蜕、薄荷叶等分，研成末。用酒调服，每次一钱，一日三次。

痘疮作痒：蝉蜕三七枚，炙甘草一钱，水煎服。

痘后目翳：用蝉蜕为末，每服一钱，羊肝煎汤送下。一天服二次。

聤耳出脓：用蝉蜕半两（烧存性）、麝香半钱（炒），研为末，以绵裹塞耳中。追出恶物。

小儿阴肿 多因小儿坐在地上被风侵袭，或被虫蚁所伤。用蝉蜕半两，煎水洗患处。同时服五苓散，能起消肿止痛的作用。

胃热吐食：清膈散，去泥蝉蜕五十个，滑石一两，为末。每服二钱，水一盏，加蜜调服。

疔疮毒肿：用蝉蜕炒成末，蜜水调服一钱。外用津液调和，涂抹在患处。

化生类

蜣螂

释名 蛣蜣、推丸、推车客、黑牛儿、铁甲将军、夜游将军。

李时珍：其虫深目高鼻，状如羌胡，背着黑甲，状如武士，所以有蜣螂、将军之称谓。

集解 陶弘景：蜣螂大致有三四种，以大而鼻头扁者为真。

李时珍：蜣螂以土包粪，转而成丸，雄曳雌推，放置于坑中，然后覆盖，数日有小蜣螂出。

气味 味咸，性寒，有毒。

主治《神农本草经》：小儿惊痫瘛疭，腹胀寒热，大人癫疾狂易。

《药性论》：治小儿疳蚀。

李时珍：治大小便不通，下痢赤白，脱肛，一切痔瘘疔肿，附骨疽疮，疠疡风，灸疮出血不止，鼻中息肉，小儿重舌。

附方 小儿惊风：蜣螂一枚捣烂，加水一小盏，在百沸汤中荡热，去渣，饮服。

赤白下痢：黑牛散，把蜣螂烧后研成粉末。人每用半钱或一钱，烧酒调服。

大肠脱肛：蜣螂烧存性，入冰片研匀，涂肛门上，用手托就可回纳。

痔漏出水：蜣螂一枚阴干，加冰片少许研成细末，搓纸捻，蘸末塞入孔内，渐渐生肉，药捻自己退出。病也就痊愈了。

无名恶疮：用死蜣螂捣汁敷涂。

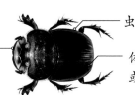

头铲状，触角浆状。

虫体呈圆形。

体表黑色或黑褐色。

化生类

天牛

释名 天水牛、八角儿。一角者名独角仙。

李时珍：这种虫子长着像八字的黑角，和水牛角差不多，所以又称为天水牛，也有长一只角的。

气味 有毒。

主治 李时珍：疟疾寒热，小儿急惊风，及疗肿箭镞入肉，去痣靥。

附方 疗肿恶毒：透骨膏，天牛（杨柳上的，阴干去壳）四个，蟾酥半钱，巴豆仁一个，粉霜、雄黄、麝香少许。先把天牛研成泥状，入融化的黄蜡少许，同其他药磨合成膏，密封。治疗时，用针刺破疮头流出脓血，用榆条送麦粒大的膏子入疮中，再将雀粪两个放在疮口。疮回即止。忌冷水。

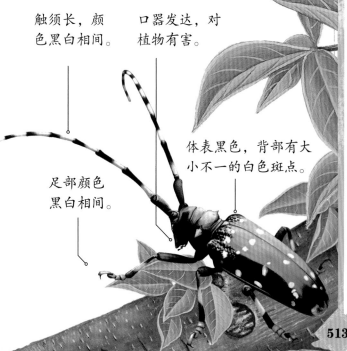

触须长，颜色黑白相间。

口器发达，对植物有害。

体表黑色，背部有大小不一的白色斑点。

足部颜色黑白相间。

化生类

蝼蛄

释名 蟪蛄、天蝼、螜、蝼蝈、仙姑、石鼠、梧鼠、土狗。

李时珍：《周礼》注云，蝼，就是臭的意思。这种虫子有臭味，所以叫蝼蛄。姑、婆、娘子都是虫的名字。

集解 李时珍：蝼蛄生长在平泽潮湿的地下，穴土而居。有短翅，四足，雄性能飞善鸣，雌性翅膀小肚大，不善飞行。它们吸风食土，喜光亮。入药通常选雄性。

气味 味咸，性寒，无毒。

主治 《神农本草经》：产难，出肉中刺，溃痛肿，下哽噎，解毒，除恶疮。

大明：水肿，头面肿。

李时珍：利大小便，通石淋，治瘰疬骨哽。

朱震亨：治口疮甚效。

发明 陶弘景：蝼蛄以腰为界，上部甚涩，能止大小便。下部甚利，能通大小便。

附方 小便不通：大蝼蛄二枚，用它的下部，泡水一刃渍饮之，一会儿就通。

塞耳治聋：蝼蛄五钱，穿山甲（炮）五钱，麝香少许，为末，用葱汁和丸。塞到耳朵内。

牙齿疼痛：土狗一个，以旧糟裹定，再用湿纸包裹，以火煨焦，然后去糟研末。敷在口腔内，疼痛立止。

颈项瘰疬：把带壳的生蝼蛄七枚，取出肉，在壳内加入丁香七粒，烧过与肉一同研碎，用纸花贴在患处。

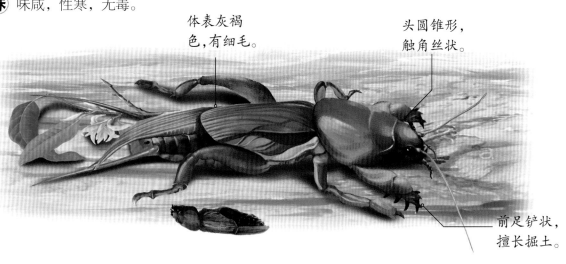

体表灰褐色，有细毛。

头圆锥形，触角丝状。

前足铲状，擅长掘土。

化生类

萤火

释名 夜光、熠耀、即炤、夜照、景天、丹鸟。

李时珍：萤，从荧省。荧，即小火，是会意字。《豳风》中有"熠耀宵行"，宵行，才是虫的名字，熠耀则是它发的光亮，《诗经》注解及各种本草，都错把"熠耀"当作虫的名字。

集解 《名医别录》：萤火虫生在野地池塘附近。七月七日采集捕捉，阴干备用。

李时珍：萤有三种，一种小而且能宵夜飞行，腹下有光的，是由茅根所化。一种与蛆蠋很像，尾后有光，无翼不能飞的，是由竹根所化，俗名萤蛆。还有一种水萤,生活在水中。入药用飞萤。

气味 味辛,性微温,无毒。

主治 《神农本草经》:明目。
《名医别录》:小儿火疮伤,热气蛊毒鬼痊,通神精。
甄权:疗青盲。

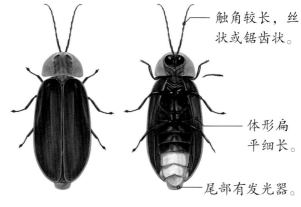

触角较长,丝状或锯齿状。

体形扁平细长。

尾部有发光器。

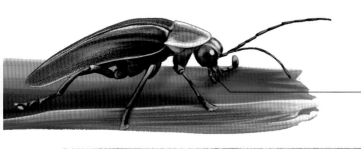

头小,被前胸盖板覆盖。

化生类

衣鱼

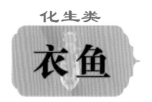

释名 白鱼、蟫鱼、蛃鱼、壁鱼、蠹鱼。
寇宗奭:衣鱼生于久藏的衣物、布帛,以及书纸中。其形稍似鱼,其尾又分二叉,所以得鱼名。

集解 《名医别录》:衣鱼长在咸阳的水池中。
李时珍:衣鱼,就是衣帛书画中常见的蛀虫。开始成黄色,老了有白粉。

气味 味咸,性温,无毒。

主治 《神农本草经》:妇人疝瘕,小便不利,小儿中风项强,背起摩之。
《名医别录》:疗淋涂疮,灭瘢堕胎。
陶弘景:小儿淋闭,以摩脐及小腹即通。
苏颂:同鹰屎、僵蚕,同敷疮瘢即灭。
李时珍:主小儿撮口脐风,客忤天吊,风痫口呙,重舌,目翳目眯,尿血转胞,小便不通。

发明 李时珍:衣鱼,是太阳经药,所以它主治中风项强、惊痫天吊、目翳口呙、淋闭等,皆手、足太阳经之病。范汪有个治小便不利的方子,取二七枚衣鱼捣碎,做成药丸,一次服尽,小便即通。

附方 小儿重舌:把衣鱼烧成灰,敷在舌上。
目中浮翳:将书中白鱼研末,取少许点在翳上,每天二次。
小便不通:滑石白鱼散,用白鱼、滑石、乱发(烧)等分,做成散剂。饮服半钱匕,一日三次。

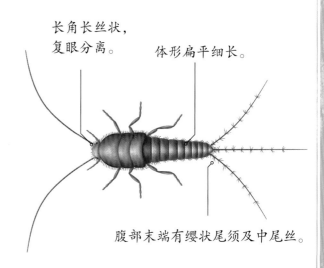

长角长丝状,复眼分离。

体形扁平细长。

腹部末端有缨状尾须及中尾丝。

虫部

515

蜘蛛毒，蚰蜒入耳。

化生类
鼠妇

释名 鼠负、负蟠、鼠姑、鼠粘、湿生虫、地鸡、地虱。

李时珍：陆佃《埤雅》记载，人吃了鼠负会善淫，所以又称为鼠妇、鼠姑、鼠粘。负、妇音义同。这种虫子喜欢潮湿的地方，因湿化生，所以又叫湿生虫。此外地鸡、地虱这些叫法，都是象形而来的。

集解 《名医别录》：魏郡的平原地带生有鼠妇，也常见于人们的家中地下。五月五日捕捉收集。

苏颂：这种虫子随处可见。常在潮湿的地方、瓦罐的底下以及土坑中生活。

李时珍：与衣鱼形似，但体形略大，色灰。

气味 味酸，性温，无毒。

主治 《神农本草经》：气癃不得小便，妇人月闭血瘕，痫痓寒热，利水道。

李时珍：治久疟寒热，风虫牙齿疼痛，小儿撮口惊风，鹅口疮，痘疮倒靥，解射工毒、

发明 李时珍：古方中常用它来医治惊病、疟疾、血病等。鼠妇为厥阴经药。《太平御览》记载的葛洪治疟方中，用鼠妇虫十四枚，各以糟酿之，做丸十四丸，发病前，用水吞服七丸即缓解。葛洪在《肘后备急方》中记载，治疟疾寒热的药方，用鼠妇四枚，用糖包裹制药为丸。水服就能缓解症状。另方，用鼠妇十四枚、豆豉十四枚，捣碎制成芡子大小的丸药。发作前日服二丸。将要发作时再服二丸，能预防其发作。

附方 产妇尿闭：熬鼠妇七枚，研成细末，用酒调服。

撮口脐风：将鼠妇捣出汁灌下。

鹅口白疮：把地鸡研汁涂在疮面，神效。

痘疮倒靥：湿生虫研末，酒服一字，即起。

射工溪毒：七合鼠妇、七合豆豉，三枚去心巴豆，用脂调匀，涂在患处。

头部很小，触角短。

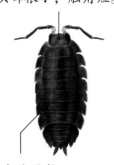

虫体呈长椭圆形。

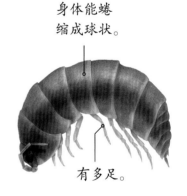

身体能蜷缩成球状。

有多足。

化生类
蜚蠊

释名 石姜、卢蜰、负盘、滑虫、茶婆虫、香娘子。

苏恭：此虫辛臭，汉中人食之，名石姜、卢蜰、负盘。南人称为滑虫。

李时珍：西南各民族的人喜欢吃蜚蠊、行夜、蟗螽这三种虫子，所以统称为负盘。

集解 《名医别录》：它多生在晋阳地区的平原川泽地带，以及百姓的家中。与蚕蛾形似，腹下红色。二月、八月以及立秋时节采集。

李时珍：常在百姓家中的墙壁间、灶下发现，数量多时能达上千。有翅能飞，喜亮，味臭，粪便更臭。

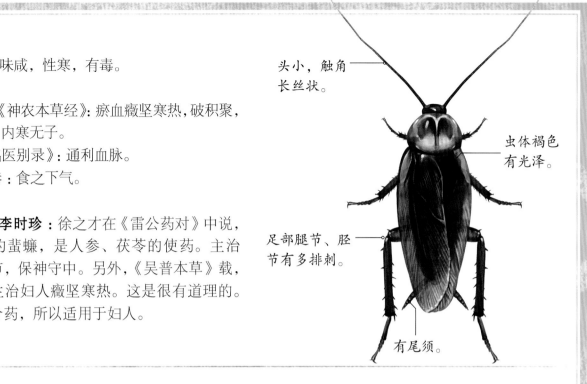

头小，触角长丝状。

虫体褐色有光泽。

足部腿节、胫节有多排刺。

有尾须。

气味 味咸，性寒，有毒。

主治 《神农本草经》：瘀血癥坚寒热，破积聚，喉咽闭，内寒无子。

《名医别录》：通利血脉。

苏恭：食之下气。

发明 李时珍：徐之才在《雷公药对》中说，立夏时的蜚蠊，是人参、茯苓的使药。主治腹中七节，保神守中。另外，《吴普本草》载，蜚蠊，主治妇人癥坚寒热。这是很有道理的。它是血分药，所以适用于妇人。

化生类

木虻

释名 魂常。

李时珍：木虻，振动翅膀时会发出虻虻的声音，所以叫木虻。陆佃说这种虫会害人，所以叫它蝱，或虻。

集解 《名医别录》：木虻生长在汉中地区的平原川泽地带，五月份捕捉采集。

李时珍：元稹在《长庆集》中提到，巴蜀地区的山谷间，春、秋两季雨水频繁，五、六月到八、九月就会生出很多虻虫，漫天飞舞，吸牛马的血。咬人有剧毒，且无法医治。

气味 味苦，性平，有毒。

主治 《神农本草经》：目赤痛，眦伤泪出，瘀血血闭，寒热酸惭，无子。

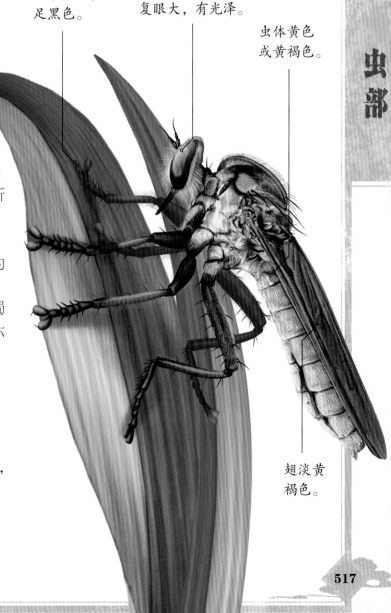

胫节黄色，足黑色。

复眼大，有光泽。

虫体黄色或黄褐色。

翅淡黄褐色。

湿生类

蟾蜍

释名 鼀䗓、䗓鼀、蜠鼀、苦蚃、蚵蚾、癞蛤蟆。

李时珍：蟾蜍，《说文解字》中写作"詹诸"。

集解 《名医别录》：蟾蜍，在江湖池泽边生活。五月五日捕捉向东行者，阴干入药。

修治 李时珍：现在人们都在端午节这天捕捉，用风吹干，包在黄泥中，煅存性后再入药。《永类钤方》中说，蟾蜍赤眼，腹部没有八字的不能入药。

气味 味辛，性凉，微毒。

主治 《名医别录》：阴蚀，疽病恶疮，猘犬伤疮，能合玉石。

大明：治疳气，小儿面黄癖气，破癥结。烧灰油调，敷恶疮。

李时珍：治一切五疳八痢，肿毒，破伤风病，脱肛。

发明 李时珍：蟾蜍，是土之精。上应月魄，有灵性。它住在土穴，以虫为食，能制蜈蚣，伏山精，所以能够入阳明经。退虚热，行湿气，杀虫。因此成为治疗疳病、痈疽、诸疮的重要药物。

附方 小儿脐疮：把蟾蜍烧成灰，敷在患处，一日三次，神效。

一切湿疮：把蟾蜍烧成灰，调猪脂外敷在患处。

小儿癣疮：蟾蜍烧灰，用猪脂外敷患处。

附 蟾酥

气味 味甘、辛，性温，有毒。

采治 寇宗奭：蟾蜍眉间有白汁，称谓蟾酥。以油单纸裹眉并将其开裂，使其酥出在纸上，然后阴干备用。

主治 大明：蟾酥同牛酥，或用吴茱萸苗汁与其调和，摩腰眼、阴囊，治腰肾冷，并助阳气，又疗虫牙。

李时珍：发背、疔疮，一切恶肿。

附方 疔疮恶肿：蟾酥一钱，巴豆四个（捣制），饭丸锭子如绿豆大。每次用姜汤送服一丸。过段时间，用萹蓄根、黄荆子研半碗酒，分四五次服下，以粥补养。

一切疮毒：一钱蟾酥，二钱白面，少量朱砂，用井华水调制成小锭子如麦大。每用井华水服一锭。如果疮势紧急，服五七锭。也可用葱汤送服，汗出即愈。

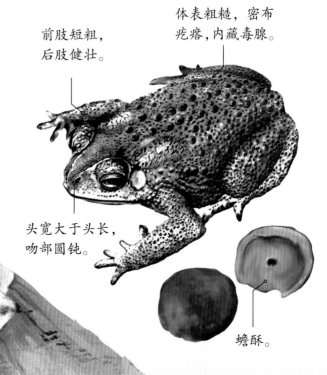

前肢短粗，后肢健壮。

体表粗糙，密布疙瘩，内藏毒腺。

头宽大于头长，吻部圆钝。

蟾酥。

蛙

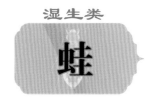

释名 长股、田鸡、青鸡、坐鱼、蛤鱼。

李时珍：蛙善鸣叫，常自唤自名。南方人爱吃，称之为田鸡，因其味道如鸡。因为它喜欢坐着，所以又称坐鱼。

集解《名医别录》：蛙在水中生活，捕捉没有特定的时间。

李时珍：田鸡、水鸡、土鸭，虽体形、称呼不同，但功用相同。四月份食蛙味道最好，五月份渐渐变老，可以收入药。

气味 味甘，性寒，无毒。

主治《名医别录》：小儿赤气，肌疮脐伤，止痛，气不足。

大明：小儿热疮，杀尸疰病虫，去劳劣，解热毒。

寇宗奭：食之解劳热。

李时珍：利水消肿，烧灰，涂月蚀疮。

陈嘉谟：馔食，调疳瘦，补虚损，尤宜产妇。捣汁服，治蛤蟆瘟病。

发明 李时珍：蛙喜欢在有水的地方生活，与螺、蚌同性，所以能清热解毒，利水气。蛙是湿化之物，但骨性复热，食用时，切忌辛辣油腻，否则无异于抱薪救火。

附方 **水蛊腹大**：酥炒干青蛙两枚，炒干蝼蛄七枚，炒苦葫芦半两，为末。每次空腹用温酒送服二钱，一天最多三次。

虫蚀肛门：青蛙一枚，鸡骨一分，烧成灰，吹入肛门，用过几次很有疗效。

瘑疮如眼：把生井蛙皮，烧存性为末，掺入疮口，或用蜜水调敷于患处。

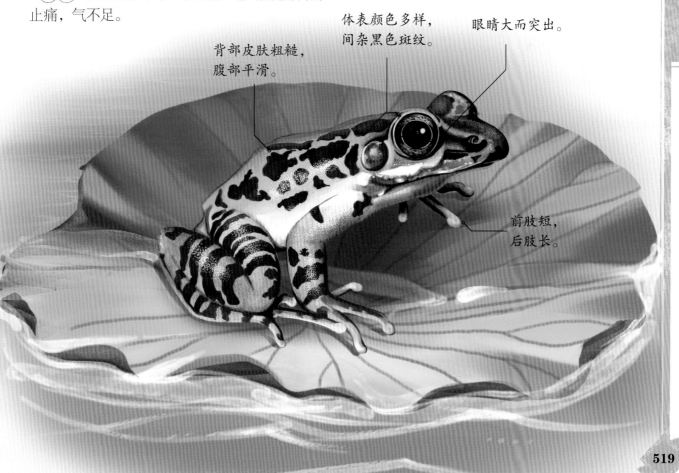

体表颜色多样，间杂黑色斑纹。

眼睛大而突出。

背部皮肤粗糙，腹部平滑。

前肢短，后肢长。

虫部

湿生类

蜈蚣

释名 蒺藜、蝍蛆、天龙。

陶弘景：《淮南子》云，腾蛇游雾而殆于蝍蛆。蝍蛆，蜈蚣也，性能制蛇。

集解 《名医别录》：蜈蚣常见于大吴川谷及江南一带。头、足颜色为红色的质量好。

寇宗奭：蜈蚣背部发光，呈黑绿色，红脚黄腹。如果被蜈蚣咬伤，可用乌鸡屎或大蒜涂患处，很有效。

李时珍：蜈蚣在西南极为常见。春出冬伏，每一节都有脚，双须歧尾，性畏蜘蛛。

修治 雷敩：凡使勿用千足虫。蜈蚣和千足虫很像，但千足虫头上有白肉，面并嘴尖，如果入药时错用了千足虫，会导致腥臭气入顶，严重者可致死。凡治用蜈蚣时，先把蜈蚣、木末在土器中同炒，炒至木末焦黑，去掉木末，用竹刀刮去蜈蚣的足和甲后再用。

气味 味辛，性温，有毒。

主治 《神农本草经》：鬼疰蛊毒，啖诸蛇、虫、鱼毒，杀鬼物老精温疟，去三虫。

《名医别录》：疗心腹寒热积聚，堕胎，去恶血。

大明：治癥癖。

李时珍：小儿惊痫风搐，脐风口噤，丹毒秃疮瘰疬，便毒痔漏，蛇瘕蛇瘴蛇伤。

发明 李时珍：蜈蚣，厥阴经药，能除风攻毒。

附方 **破伤中风**：把蜈蚣研成末，擦牙，追去涎末，立即痊愈。

腹内蛇症：取红足蜈蚣一条，炙后研末，用酒服下。

丹毒瘤肿：选干蜈蚣一条，白矾一皂子大，雷丸一个，百部二钱，均研末，用醋调敷在患处。

瘰疬溃疮：茶、蜈蚣二味药，炙烤出香味，至熟等分，捣碎过筛研末。先用甘草汤洗净患处，然后敷药。

小儿秃疮：大蜈蚣一条，盐一分，在油内浸泡七日。取油搽摩患处，极有效。

便毒初起：黄脚蜈蚣一条，瓦焙存性，研细末。酒调服，取汗，症状能减轻。

痔疮疼痛：把赤足蜈蚣瓦焙为末，加少量片脑，用唾沫调敷。

口眼㖞斜：取蜈蚣三条，一条蜜炙，一条酒浸泡，一条用纸包起来煨，均去掉头足；把天南星一个，切成四片，一片用蜜炙，一片用酒浸泡，一片用纸包起来煨，一片生用；半夏、白芷各取五钱；以上均研为末。再加麝香少许。每次一钱，热下，一日一次。

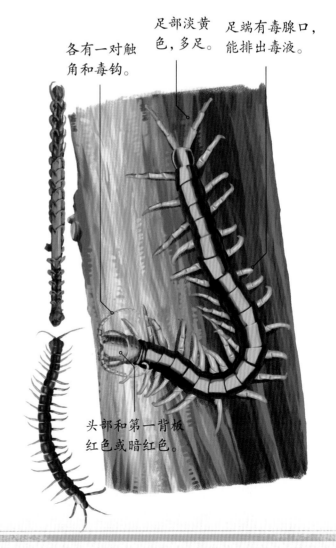

各有一对触角和毒钩。

足部淡黄色，多足。

足端有毒腺口，能排出毒液。

头部和第一背板红色或暗红色。

湿生类

蚯蚓

释名 蟺蟥、胸朐、坚蚕、蚄蟺、曲蟺、土蟺、土龙、地龙子。

李时珍：蚯蚓移动的方式是先收引，再伸展，收引时像一个土丘，所以叫蚯蚓。

集解 李时珍：蚯蚓在平原肥沃的土壤中随处可见。初夏始出，冬天的第二个月就入地蛰伏。下雨先钻出地面，天晴时就会夜鸣。

修治 陶弘景：若服干蚯蚓，须要熬成渣屑。

李时珍：入药时或者研末，或者化水，或者烧灰，根据需要而定。

附 白颈蚯蚓

气味 味咸，性寒，无毒。

主治 《神农本草经》：蛇痕，去三虫伏尸，鬼疰蛊毒，杀长虫。

苏颂：治脚风。

李时珍：伤寒疟疾，大热狂烦，大人、小儿小便不通，急慢惊风，历节风痛，肾脏风注，头风齿痛，风热赤眼，木舌喉痹，鼻瘜聤耳，秃疮瘰疬，卵肿脱肛，解蜘蛛毒，疗蚰蜒入耳。

发明 李时珍：蚯蚓，性寒且下行。性寒能解诸热之病症，下行能利小便，治足部的疾病，并有通经络的功效。

附方 伤寒热结：大蚯蚓半斤去泥洗净，以人尿煮汁饮用，或者把生蚯蚓绞成汁饮用。

阳毒结胸：生蚯蚓四条洗净，研成泥，加入少量生姜汁和薄荷汁，蜜一匙，用新汲水调服。

小便不通：把蚯蚓捣烂，泡在水中，滤取半碗浓汁服用。小便立通。

小儿急惊：把生蚯蚓一条研烂，与五福化毒丹一丸同研，用少量薄荷汤化开服下。

惊风闷乱：乳香丸，取乳香半钱，胡粉一钱，研匀，把去土的生白颈蚯蚓一起捣烂，制成麻子大的药丸。每次用葱白汤送服七至十五丸。

手足肿痛：蚯蚓三升，水五升，绞汁二升半，服下。

头风疼痛：把五月五日采取的蚯蚓，与片脑、麝香一起杵烂，制成麻子大的药丸。每次在鼻中放一丸，不论左右。先涂姜汁在鼻子上，神效。

风虫牙痛：将地龙用盐化成水，和面放于齿上。再把去皮的皂荚，研末涂上，虫自会爬出。或者同玄胡索、荜茇末一起塞耳。

白秃头疮：把干蚯蚓研末，加入轻粉，麻油调搽。

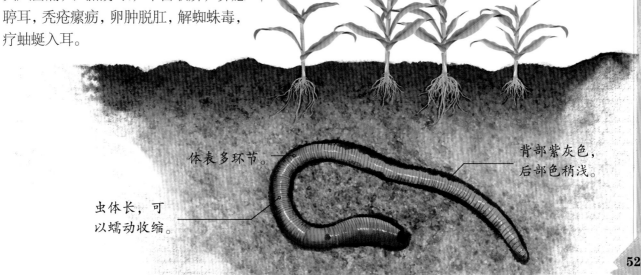

体表多环节。

虫体长，可以蠕动收缩。

背部紫灰色，后部色稍浅。

虫部

湿生类

蜗牛

释名 蠡牛、蚹蠃、蠡蝓、山蜗、蜗螺。

李时珍：蜗牛头偏扁如蜗，形体盘旋如涡，它的行动牵延收引，所以也叫蜒蚰。

集解 李时珍：蜗牛自带的涎，能对付蜈蚣、蝎子。涎枯则自死。

气味 味咸，性寒，有小毒。

主治 李时珍：治小儿脐风撮口，利小便，消喉痹，止鼻衄，通耳聋，治诸肿毒痔漏，制蜈蚣、蝎虿毒，研烂涂之。

发明 李时珍：蜗牛能治的各种病，都与它本身解毒消热的功效有关。

附 蜗壳

主治 李时珍：牙蜃，面上赤疮，鼻上酒齄，久利下脱肛。

附方 **大肠脱肛**：蜗牛壳去土研末，以羊脂熔化后调涂，能立即见效。

一切痔疾：用自然死亡的蜗牛的蜗壳（皮薄、色黄白）七枚，洗净、晒干，把酥蜜放在蜗壳里。再装入瓷盏，用纸封糊盏面，置炊饭上蒸。下锅蒸时即坐甄中，然后装饭蒸，饭熟后取山，研如水淀。·天内吃光，见效就停药。

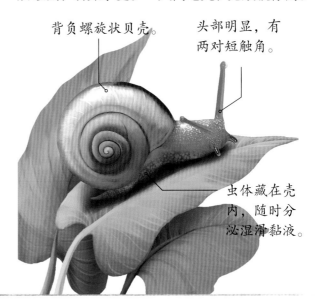

背负螺旋状贝壳。

头部明显，有两对短触角。

虫体藏在壳内，随时分泌湿滑黏液。

湿生类

溪鬼虫

释名 射工、射影、水弩、抱枪、含沙、短狐、水狐、蜮。

李时珍：溪鬼虫，足和角似弓弩，以气为矢，借水势含沙射向人，使其产生疾病，所以溪鬼虫有射工、水弩等名称。

集解 陈藏器：射工，出于南方有溪毒的山林间。

李时珍：射工长二三寸，宽一寸左右，扁形，前宽后窄，与蝉形似，所以《抱朴子》中说它的形状像鸣蜩。其腹软，背硬，如同鳖背负壳甲一样，色黑，所以陆玑说它的形状像鳖。

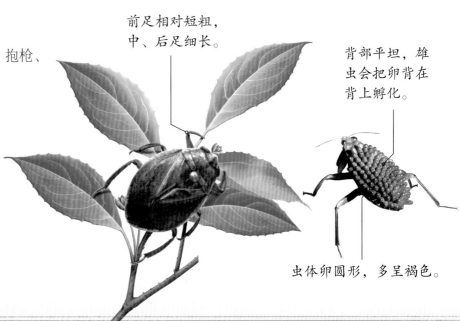

前足相对短粗，中、后足细长。

背部平坦，雄虫会把卵背在背上孵化。

虫体卵圆形，多呈褐色。

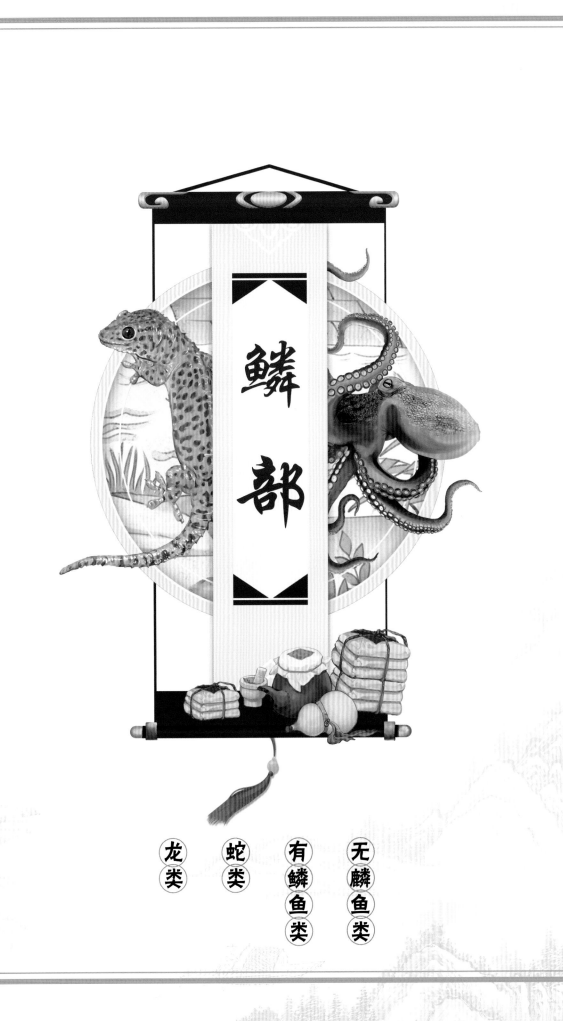

鱗部

龙类　蛇类　有鳞鱼类　无鳞鱼类

鲮鲤

释名 龙鲤、穿山甲、石鲮鱼。

李时珍：这种动物长得像鲤，穴陵而居，所以名鲮鲤，俗称穿山甲。

集解 李时珍：鲮鲤似鼍，但身材更小。背如鲤且宽，头似鼠无牙，腹无鳞有毛，嘴尖，身与尾相等。尾鳞尖而厚，尾有三角刺。胃容量大，而善以舌诱食蚂蚁。

附 鲮鲤甲

修治 李时珍：入方药，或炮、烧、酥炙、醋炙、童便炙，或油煎、土炒、蛤粉炒等，需按具体的方子而制。没有生用的。尾部鳞甲作用最大。

气味 味咸，性微寒，有毒。

主治 《名医别录》：五邪，惊啼悲伤，烧灰，酒服方寸匕。疗蚁瘘。

大明：小儿惊邪，妇人鬼魅悲泣，疗癣痔漏。

李时珍：除痰疟寒热，风痹强直疼痛，通经脉，下乳汁，消痈肿，排脓血，通窍杀虫。

发明 陶弘景：穿山甲吃蚁，所以治蚁瘘。

李时珍：穿山甲入厥阴、阳明经。古方很少用。近世治疗风疟、疮科、通经下乳，选其为要药。

附方 热疟不寒：一两穿山甲，十个干枣，同烧存性，研末。发作的当天，在五更时取井华水服二钱。

下痢里急：穿山甲、蛤粉等分，同炒研末。每次空腹用温酒送服一钱。

鼠痔成疮：穿山甲尾尖一两（炙存性），鳖甲（酒炙酥）一两，加半钱麝香，共研末。每

次用真茶汤服一钱半，取效。

妇人阴癞：依据病位的左右，取穿山甲的左边或右边五钱，用沙炒至焦黄，研末。每次用酒送下二钱。

乳汁不通：涌泉散，穿山甲炮制，研末。每天用酒送服方寸匕，每天二次。外用油梳梳乳，即通。

痘疮变黑：穿山甲、蛤粉炒为末。加少许麝香，用温酒送服五分。能立刻变红，神效。

肿毒初起：穿山甲（插入谷芒热灰中，炮焦研末）二两，加少许麝香。每次用温酒送服二钱半。

马疔肿毒：穿山甲（烧存性）、贝母等分研末。用酒调服三四次。之后，使用下药，快速除去恶物，即痊愈。

便毒便痈：穿山甲半两，猪苓三钱，醋炙后研末。取二钱用酒送服。外用穿山甲末和合麻油、轻粉，涂摩。或只用穿山甲末涂摩亦可。

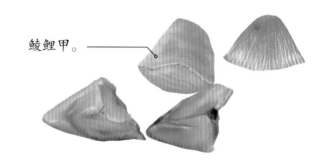

鲮鲤甲。

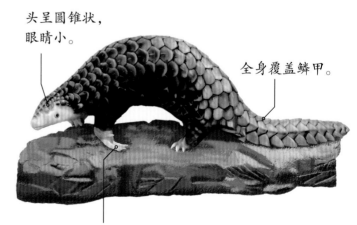

头呈圆锥状，眼睛小。

全身覆盖鳞甲。

前肢发达，后肢短。

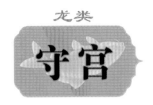

龙类

守宫

释名 壁宫、壁虎、蝎虎、蝘蜓。

陶弘景：蝘蜓喜欢在篱壁上攀爬。用朱砂饲养到三斤，杀掉后晒干研末，涂于女子身上，如有性生活会自行脱落，不然就如赤痣在身，所以称为守宫。

苏恭：以其常在屋壁，故名守宫。饲朱砂点妇人，谬说。

李时珍：守宫能捕蝎、蝇，所以名虎。

集解 李时珍：守宫，在许多住宅的墙壁上都能看见，色黑灰，似蛇医，头扁颈长，细鳞四足。南人有一种十二时虫，即守宫中五色的。

附 十二时虫

集解 李时珍：十二时虫，又叫避役。在容州、交州等处常见。喜栖于篱笆、墙壁、树木间，属于守宫之类。如指头一样大小，状同守宫，但脑与背有冠帻样的肉鬛相连，颈和足都很长，青色，体大者长一尺左右，尾巴等身。石龙五色的是蜥蜴，能随十二时变易，所以得名。

气味 味咸，性寒，有小毒。

主治 李时珍：中风瘫痪，手足不举，或历节风痛，风痓惊痫，小儿疳痢，血积成痞，疠风瘰疬，疗蝎螫。

发明 李时珍：守宫旧附于石龙下，说其不能入药，近代方术中多用守宫。杨仁斋说，心血不足引发惊痫病，守宫血与心血类似，所以能治惊痫。但实际上不是这样。守宫，以蝎蛊为食。蝎蛊，是治风证的要药。所以守宫能治风痓及惊痫诸病，就像蜈蚣、蝎子，能通经活络一样。且守宫又能入血分，所以又能治血病，疮疡。守宫祛风，石龙利水，功用自然就分开了。

附方 小儿脐风：取壁虎的后半截焙干为末，男孩用女孩母乳，女孩用男孩母乳，调匀，入少量稀鸡矢，掺入舌根及牙关，用手蘸着给小儿涂摩，取汗。疗效很好。

心虚惊痫：取褐色壁虎一枚，连血研烂，入朱砂、麝香末少许，用薄荷汤调服。再服二陈汤，有神效。

破伤中风：守宫七枚（炙干去足），取天南星（酒浸三天后晒干）一两，腻粉半钱，均为末，加薄面做成绿豆大小的药丸。每次取七丸用酒灌服，一会就出汗。汗落后再服一次，再出汗，就能痊愈。

瘰疬初起：把壁虎一枚，焙研，每天用酒送服半分。

小儿疳积：干雄蝎虎一个（微炙），蜗牛壳、兰香根、靛花、雄黄、麝香各取一分，龙脑半分，各研为末，用米醋煮糊成黍子大的药丸。每次以脂麻汤送服十丸，一日二次。

反胃膈气：壁虎七枚（砂锅炒焦），取木香、人参、朱砂各一钱半，乳香一钱，为末，制成梧桐子大的蜜丸。每次用木香汤服七丸，早晚各一次。

痈疮大痛：把壁虎焙干研末，用油调敷在患处，能立即止痛。

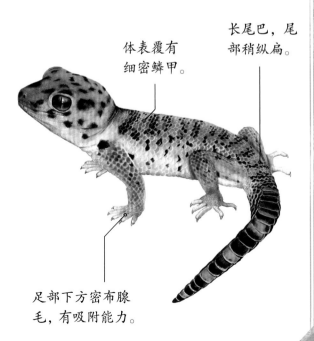

体表覆有细密鳞甲。

长尾巴，尾部稍纵扁。

足部下方密布腺毛，有吸附能力。

蛤蚧

释名 蛤蟹、仙蟾。

李时珍：蛤蚧，以其所发的声音而命名。因体形得名仙蟾。岭南人把蛙称作蛤，是因为它的头又像蛙、又像蟾。雷敩把雄性称为蛤，把雌性称为蚧，也讲得通。

集解 雷敩：雄是蛤，皮粗口大，身小尾粗。雌为蚧，细皮尖口，身大尾小。

李时珍：据段工路《北户录》所言，蛤蚧头像蟾蜍，背是浅绿色，带土黄色的斑点，类似古锦纹，一尺左右长，尾短，叫声响亮，常以古木窍间为居。属守宫、蜥蜴一类。

修治 雷敩：蛤蚧的眼睛有毒。用前，需要去除眼及甲上、尾上、腹上的肉毛，用酒泡透，隔两层纸缓焙干燥，装入瓷器中，在屋子东角上悬挂一晚，能使药力增加十倍，不要伤到它的尾部。

气味 味咸，性平，有小毒。

主治 《开宝本草》：久咳嗽，肺痨传尸，杀鬼物邪气，下淋沥，通水道。

大明：下石淋，通月经，治肺气，疗咳血。

李时珍：补肺气，益精血，定喘止嗽，疗肺痈消渴，助阳道。

发明 李时珍：古人说补可去弱，是人参、羊肉之属。蛤蚧能补肺气，止渴定喘，与人参同功。益阴血，助精扶赢，与羊肉同功。近世治劳损瘘弱，许叔微治消渴，都用蛤蚧，正是取其滋补功效。

附方 久嗽肺痈：取蛤蚧、阿胶、鹿角胶、生犀角、羚羊角各二钱半，加河水三升，放在银石器内用小火熬取半升，滤汁。时时仰卧细咽一小口，每日一剂。

喘嗽面浮：头尾全的雌雄蛤蚧各一只，用法酒和蜜涂摩、炙熟，用似人形的紫团人参半两研末，化蜡四两，和作六饼。每次煮一盏糯米粥，放入一饼，搅化，细细热呷之。

背部砖灰色，密布橘黄色与蓝灰色斑纹。

体表覆有细小粒鳞。

尾巴近乎与身体等长。

蛇蜕

释名 蛇皮、蛇壳、龙退、龙子衣、龙子皮、弓皮、蛇符、蛇筋。

李时珍：蛇字，是象形字，取其宛转盘曲之形。蜕，取脱退之义。龙、弓、符、筋，皆为后世隐藏之名称。

集解《名医别录》：蛇，常在荆州山谷及田野里生长。五月五日、十五日能采集蛇蜕，质量好。

苏颂：南中的木石上，及住宅墙屋间大多有蛇。蛇蜕皮没有固定的时间，如果吃得过饱或碰到了不干净的东西就会脱皮。

修治 李时珍：使用蛇蜕，先用皂荚水洗干净缠竹上，用酒、醋或蜜浸泡，炙黄再用。或烧存性，或用盐泥固煅，随使用的方法而定。

气味 味咸、甘，性平，无毒。

主治《神农本草经》：小儿百二十种惊痫蛇痫，癫疾瘛疭，弄舌摇头，寒热肠痔，蛊毒。

《名医别录》：大人五邪，言语僻越，止呕逆，明目。烧之疗诸恶疮。

甄权：喉痹，百鬼魅。

孟诜：安胎。

陈藏器：止疟。

李时珍：辟恶祛风杀虫。烧末服，治妇人吹奶，大人喉风，退目翳，消木舌。敷小儿重舌重腭，唇紧解颅，面疮月蚀，天疱疮，大人疔肿，漏疮肿毒。煮汤，洗诸恶虫伤。

发明 李时珍：蛇蜕入药有四种作用。一能辟恶，取其变化灵性；二能祛风，属异性走窜；三能杀虫，而从其类病，取其毒性；四能消翳膜，

取其"蜕"义。治胎产、皮肤各种病变，都是会意从类。

附方 **小儿木舌**：把蛇蜕烧成灰，以乳和少量调服。

小儿月蚀：把蛇蜕烧灰，用腊猪脂调和，外敷在患处。

小便不通：全蛇蜕一条，烧存性研碎，用温酒送服。

胎痛欲产：全蛇蜕一条，装在绢袋里，围在腰上。

石痈无脓：把蛇蜕皮贴敷在患处，过一宿即愈。

疔肿鱼脐：取鸡子大小的蛇蜕，加水四升，煮三四沸，服汁立即能愈。

恶疮似癞：全蛇蜕一条，烧成灰，用猪脂调和，敷在患处。再烧一条，温酒送服，能治长久不愈者。

癜风白驳：把蛇蜕烧灰，用醋调涂。

陷甲入肉：把蛇皮一具，烧成灰，取雄黄一弹丸大，一起研末。先用温汤把疮口洗净，用针挑破，将灰贴敷于患处。

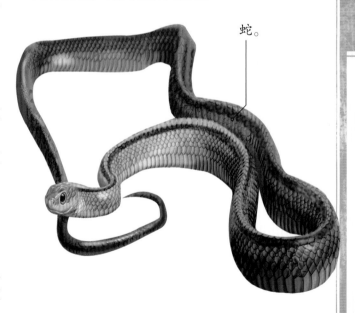

蛇。

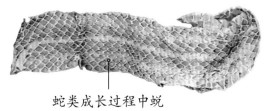

蛇类成长过程中蜕下的干燥皮表膜。

蚦蛇

释名 南蛇、埋头蛇。

李时珍：蛇行动时曲折向前，这种蛇身形庞大，行动时更显曲折缓慢，有冉冉之态，所以被称为蚦蛇。产于岭南，以不举首为真。所以南人称南蛇、埋头蛇。

集解 李时珍：刘恂在《岭表录异》中提到，蚦蛇能长到五六丈长，四五尺粗，体小者也不会少于三四丈长。身上有斑纹，像锦纹。春夏时常在山林中捕鹿吞食，蛇羸瘦，待食消才肥壮。通常以其胆小的为佳。

附 蚦蛇胆

气味 味甘、苦，性寒，有小毒。

主治《名医别录》：目肿痛，心腹䘌痛，下部䘌疮。

李珣：小儿八痫。

孟诜：杀五疳。水化灌鼻中，除小儿脑热，疳疮䘌漏。灌下部，治小儿疳痢。同麝香，敷齿疳宣露。

陈藏器：破血，止血痢，虫蛊下血。

李时珍：明目，去翳膜，疗大风。

发明 李时珍：蚦蛇禀赋己土之气，其胆受甲乙风木，所以它的味苦中有甜，所主皆治厥阴、太阴之病，能凉血明目，除疳杀虫。

附方 小儿急疳疮：水调蚦蛇胆，外敷患处。

小儿疳痢：取小豆大的蚦蛇胆二枚,煮通草汁研化,随意饮用。并敷涂五心、及下部。

齿䘌宣露：蚦蛇胆三钱，枯白矾一钱，杏仁四十七枚，以上药研匀。用布擦牙龈，擦令血净。每天三次，痊愈即止。

痔疮肿痛：把蚦蛇胆研，用香油调涂，立即见效。

附 蚦蛇肉

气味 味甘，性温，有小毒。

发明 李时珍：柳宗元在《捕蛇者说》中提到，永州的野外产异蛇，黑底白纹，凡被它接触的草木全会死亡，还会趁人不备咬伤人。把这些蛇抓到后，可以作为药饵，祛风止惊，去死肌，杀三虫。

附方 蚦蛇酒：治诸风引起的四肢瘫软，痉挛骨痛，痹木瘙痒，能杀虫辟瘴，疗风疥癣恶疮。取一斤蚦蛇肉，一两羌活，放在绢袋里。用二斗糯米蒸熟，把曲铺在缸底，蛇放在曲上，下面放饭，然后盖上，等熟后取酒。以蛇焙研和药。每随量温饮数杯。忌风及欲事。也可以用袋盛泡酒饮用。

狂犬啮人：蛇脯为末，用水服五分。每天服三次。没有蚦，其他蛇亦可。

体表有大小不一的斑纹。

全身覆有鳞片。

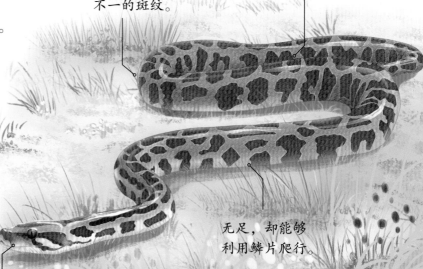

无足，却能够利用鳞片爬行。

头小，吻部相对平扁。

白花蛇

释名 蕲蛇、褰鼻蛇。

寇宗奭：所有蛇的鼻子都是朝下的，只有白花蛇的鼻子朝上，背部有方格花纹，因此得名。

集解 马志：白花蛇生在南部地区及四川的山中。九、十月采捕，火干。

李时珍：原来湖南、湖北、四川都有白花蛇，现在只有蕲地以蕲蛇擅名。但在蕲州也很少能看到了。

修治 李时珍：一条大白花蛇，去头尾后，只能取四两净肉。留存久了容易生虫，但将其肉密封收藏，十年也不会坏。

附 白花蛇肉

气味 味甘、咸，性温，有毒。

主治 《开宝本草》：中风湿痹不仁，筋脉拘急，口面㖞斜，半身不遂，骨节疼痛，脚弱不能久立，暴风瘙痒，大风疥癞。

甄权：治肺风鼻塞，浮风瘾疹，身生白癜风，疬疡斑点。

李时珍：通治诸风，破伤风，小儿风热，急慢性惊风搐搦，瘰疬漏疾，杨梅疮，痘疮倒陷。

发明 李时珍：风善行数变，蛇善行数蜕。且白花蛇又食石南，所以能透骨搜风，截惊定搐，是治风痹惊搐、癫癣恶疮的要药。凡服用蛇酒、蛇药，切忌见风。

附方 驱风膏：治风瘫疬风，全身疥癣。酒炙的白花蛇肉四两，天麻七钱半，薄荷、荆芥各二钱半，均为末。用好酒二升，蜜四两，放

在石器里熬成膏。每次用温汤服一小杯，每天服三次。在温暖的地方快速出汗，十天就会见效。

瑞竹白花蛇酒：治诸风引起的疬癣。白花蛇一条泡入酒中，去掉皮和骨，只取肉，放在绢袋里。蒸糯米一斗，把酒曲放在锅底，上面放蛇，蛇上放饭，用东西盖严。三七天后取酒。把蛇肉晒干研成末。每次用温酒服三五分。再用浊酒与糟制成饼吃，效果特别好。

鸡峰白花蛇膏：治疗营卫不和，阳少阴多，手足举动困难。用白花蛇煮酒（去皮、骨瓦焙），取一两肉，天麻、狗脊各二两，研成细末。用银盂盛（无灰酒浸泡）一升，重汤煮稠如膏，用银匙搅拌，加生姜汁半杯，一起煮匀，用瓶子装好。每次用好酒或白汤化服半勺，一日二次，效果非常好。

治癫白花蛇膏：取白花蛇五寸（浸酒，去皮骨，炙干），加雄黄一两，水飞研匀，加白沙蜜、杏仁各一斤，去皮研烂，炼制为膏。每次用温酒服一钱，一天三次。服此药前，先服通天再造散，泻下虫物，再服此，能去病根。

俗传白花蛇丸：治杨梅疮。白花蛇肉一钱，银朱二钱，铅二钱，汞二钱，全制成末，做九条纸捻。每次取一条，在灯内浸香油，点燃灯放于烘炉里，再放入被中，盖卧熏，不要透风。每天三次。

托痘花蛇散：治痘疮黑陷。取白花蛇三钱（连骨炙，不要烧焦），加大丁香七枚，研末。每次用水和淡酒服五分。过段时间，痘疮红活。神效。

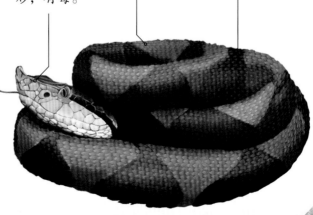

头大，呈三角形，有毒。

全身覆有鳞片。

体色多呈棕黑色，有方格花纹。

蛇类
乌蛇

释名 乌梢蛇、黑花蛇。

集解 马志：乌蛇生在商洛山。背部有三棱，色黑如漆。性格温顺，不噬物。

李时珍：乌蛇有两种，一种剑脊细尾，药效上等。另一种长大，无剑脊，尾巴稍粗，名风梢蛇，也可以治疗风病，但药力较弱。

附 乌蛇肉
气味 味甘，性平，无毒。

主治 《开宝本草》：诸风顽痹，皮肤不仁，风瘙瘾疹，疥癣。

甄权：热毒风，皮肌生癞，眉髭脱落，瘑疥等疮。

附方 **大风**：把乌蛇三条蒸熟，取肉焙研末，蒸饼制成米粒大小的药丸，用来喂乌鸡。喂完后把鸡杀掉，蒸熟，取肉焙研末，用酒送服一钱。或蒸饼丸服用。服用不超过三五只鸡就能痊愈。

紫白癜风：取乌蛇肉（酒炙）六两，枳壳（麸炒）、羌活、牛膝、天麻各三两，熟地黄四两，炒白蒺藜、五加皮、防风、桂心各二两，剉片，装在绢袋里，放入无灰酒二斗浸泡，密封七天。每天三次，温服一小杯。忌食鸡、鹅、鱼、发物。

面疮鼾疱：取二两乌蛇肉，烧灰，用腊猪脂调敷患处。

婴儿撮口：乌蛇（酒浸过，去皮骨，炙制），取半两，加麝香一分，研末。每次用荆芥煎汤灌服半分。

破伤中风：取白花蛇、乌蛇项后二寸，用酒洗润取肉，再取完整的蜈蚣一条，一起用酒炙，上述药均制成末。每次用温酒调服三钱。

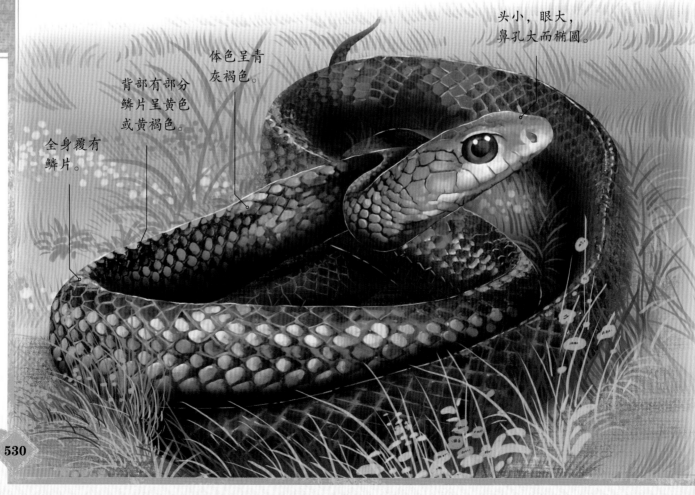

头小，眼大，鼻孔大而椭圆。

体色呈青灰褐色。

背部有部分鳞片呈黄色或黄褐色。

全身覆有鳞片。

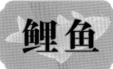

有鳞鱼类

鲤鱼

释名 李时珍：鲤鱼鳞有十字纹理，所以称为鲤。鲤鱼死后，鳞不反白。

集解 《名医别录》：鲤鱼，生九江池泽。捕捞没有固定的时间。

陶弘景：鲤鱼是诸鱼之长。外貌可爱，又能神变，甚至能飞越江湖。山上水中鲤鱼，不能食用。

附 鲤鱼肉

气味 味甘，性平，无毒。

主治 《名医别录》：煮食，治咳逆上气，黄疸，止渴。生者，治水肿脚满，下气。

大明：治怀妊身肿及胎气不安。

李时珍：烧末，能发汗，定气喘咳嗽，下乳汁，消肿。米饮调服，治大人小儿暴痢。用童便浸煨，止反胃及恶风入腹。

发明 李时珍：鲤鱼，属阴中之阳，功效长于利小便，所以可消肿胀、黄疸，除脚气、喘咳、湿热之病。熟食性温，能解疬结冷气之病。烧之能散风寒，平肺通乳，解肠胃及肿毒的邪气。

附方 水肿：取大鲤鱼一条，赤小豆一升，水二斗，煮熟食肉饮汁，一顿服尽，则水肿会顺小便排出。

恶风入腹：选鲤鱼一尺五寸长，用尿浸泡一宿，第二天一早用木篦从头贯至尾，用文火炙熟，去皮，空腹一顿吃掉。不要加盐和醋。

附 鲤鱼鳞

主治 苏颂：治产妇滞血腹痛，烧灰酒服。亦治血气。

李时珍：烧灰，治吐血，崩中漏下，带下痔瘘，鱼鲠。

发明 李时珍：古方中多以皮、鳞烧灰，加入治崩漏及痔瘘病的药中，取其行滞血的功用。

附方 痔漏疼痛：取鲤鱼鳞二三片，用绵裹成枣的形状，放入肛中，能马上止疼。

诸鱼骨鲠：取鲤脊三十六鳞，焙干研末，用凉水送服，鱼刺能马上吐出。

鼻衄不止：把鲤鱼鳞烧成灰，每次取二钱用冷水服下。

鳞部

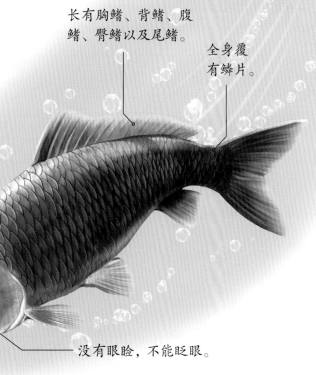

长有胸鳍、背鳍、腹鳍、臀鳍以及尾鳍。

全身覆有鳞片。

上腭两侧有须。

没有眼睑，不能眨眼。

有鳞鱼类
鲩鱼

释名 鳎鱼、草鱼。

李时珍：其性舒缓，故称鲩、缓。这种鱼食草，所以叫草鱼。江、闽一带的渔民，多用草饲养这种鱼。

集解 陈藏器：这种鱼长得像鲤，生活在江湖之中。

李时珍：这种鱼形长且圆，肉厚而松，形与青鱼相似。有青鲩、白鲩两种颜色，白色的味道美。

附　鲩鱼肉

气味 味甘，性温，无毒。

主治 李时珍：暖胃和中。

附　鲩鱼胆（腊月收取阴干）

气味 味苦，性寒，无毒。

主治 陈藏器：喉痹飞尸，暖水和搅服。

李时珍：一切骨鲠、竹木刺在喉中，以酒化二枚，温呷小口取吐。

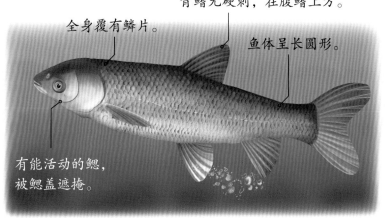

背鳍无硬刺，在腹鳍上方。

全身覆有鳞片。

鱼体呈长圆形。

有能活动的鳃，被鳃盖遮掩。

附　青鱼肉

气味 味甘，性平，无毒。

有鳞鱼类
青鱼

释名 李时珍：青鱼以颜色得名。青也作"鲭"。

集解 苏颂：青鱼生长在江湖里，背色青，南方较常见，北方有时也能见到。南方多用它做鱼鲊，古人所谓"五侯鲭鲊"指的就是它。把它头中的枕骨，蒸后晒干，会变得像琥珀一样。荆楚人常用来制作酒器、梳子等物。

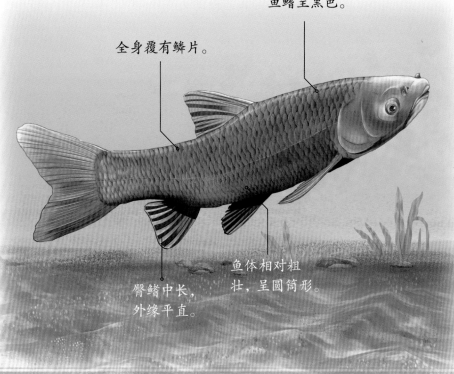

鱼体青灰色，鱼鳍呈黑色。

全身覆有鳞片。

鱼体相对粗壮，呈圆筒形。

臀鳍中长，外缘平直。

（主治）《开宝本草》：脚气湿痹。

张鼎：同韭白煮食，治脚气脚弱烦闷，益气力。

附 青鱼鱼胆（腊月收取阴干）

（气味）味苦，性寒，无毒。

（主治）《开宝本草》：点暗目，涂热疮。

李时珍：消赤目肿痛，吐喉痹痰涎及鱼骨鲠，疗恶疮。

（发明）李时珍：青色入肝胆，开窍于目，所以取青鱼胆治眼疾。治喉痹鱼鲠取其酸苦涌泄之义。

（附方）乳蛾喉痹：取青鱼胆含咽。

赤目障翳：青鱼胆，频繁点眼。

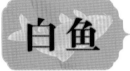

有鳞鱼类

白鱼

（释名）鲌鱼。

李时珍：白亦作"鲌"。白是鱼的颜色。鲌是指白鱼的头和尾都向上翘。

（集解）刘翰：这种鱼长在江湖之中，体色白，头上昂，大鱼能长到六七尺长。

李时珍：白鱼狭窄，扁腹，细鳞，头和尾都向上翘，肉中有细刺。诗句"武王白鱼入舟中"的白鱼指的就是它。

附 白鱼肉

（气味）味甘，性平，无毒。

（主治）《开宝本草》：开胃下食，去水气，令人肥健。

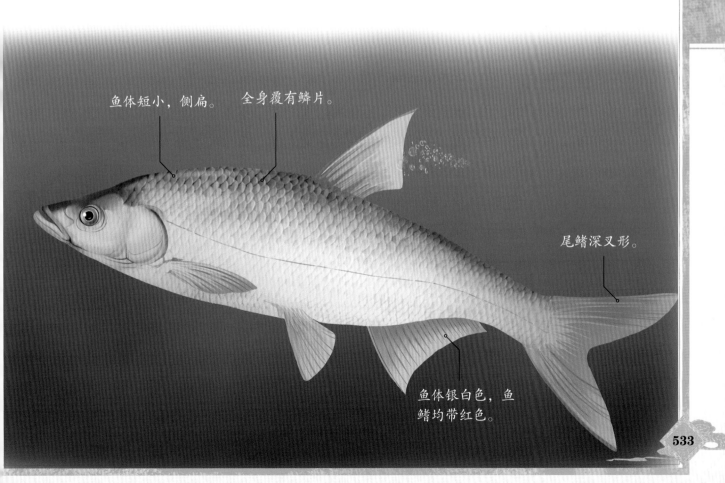

鱼体短小，侧扁。

全身覆有鳞片。

尾鳍深叉形。

鱼体银白色，鱼鳍均带红色。

有鳞鱼类
石首鱼

释名 石头鱼、江鱼、黄花鱼、干者名鲞鱼。

集解 马志：石首鱼，出水会鸣叫，夜视有光，头中有如棋子大的石头。

李时珍：石首鱼，生长在东南海中。形象似白鱼，弱骨身扁，细鳞黄色如金。头内有两枚像玉一样的白石。传说秋天会变成野鸭。腹中的白鳔能作胶。

附　石首鱼肉

气味 味甘，性平，无毒。

主治《开宝本草》：合莼菜做羹，开胃益气。

附　头中石魫

主治《开宝本草》：下石淋，水磨服，亦烧灰饮服，每日三次。

李时珍：研末或烧研水服，主淋沥，小便不通。煮汁服，解砒霜毒、野菌毒、蛊毒。

附方 石淋诸淋：石首鱼头石十四个、当归，等分，研末，加水二升，煮取一升。一口气喝尽，即痊愈。

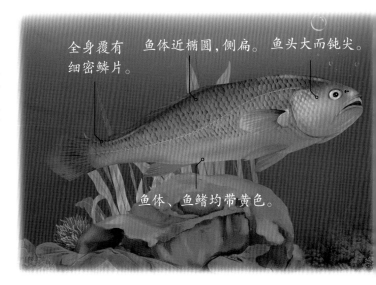

全身覆有细密鳞片。

鱼体近椭圆，侧扁。

鱼头大而钝尖。

鱼体、鱼鳍均带黄色。

有鳞鱼类
鲳鱼

释名 鲌鱼、昌鼠。

李时珍：昌，意为美，以其味道命名。有人说，鱼在水中游，一群鱼跟着它，吃它的涎沫，与娼一样，所以得名。闽人讹误为鲌鱼。广人连骨头一起煮食，称为狗瞌睡鱼。

集解 陈藏器：鲳鱼，生在南海。状似鲫，但身正圆，没有硬骨，炙食味道鲜美。

李时珍：四、五月的闽、浙、广南海中，会出现鲳鱼。《岭表录异》中提到，鲳鱼腔上有突起，连背骨而圆，肉厚，白如凝脂，只有一根脊骨。以葱、姜，和粳米蒸，能使骨软而能食。

附　鲳鱼肉

气味 味甘，性平，无毒。

主治 陈藏器：令人肥健，益气力。

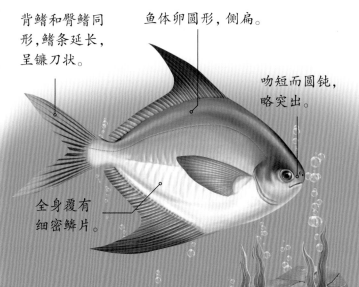

背鳍和臀鳍同形，鳍条延长，呈镰刀状。

鱼体卵圆形，侧扁。

吻短而圆钝，略突出。

全身覆有细密鳞片。

鳞部

鲫鱼

有鳞鱼类

释名 鲋鱼。

李时珍：陆佃《埤雅》中说，鲫鱼相互跟随着游动，所以称鲫。因互相依附，所以称鲋。

集解 李时珍：鲫鱼喜泥，不吃杂物，所以能补胃。冬季食用，肉厚子多，味道特别美。郦道元的《水经注》中说，蕲州、广济、青林湖中都有鲫鱼，大的有二尺，食之肉味肥美，可以辟寒暑。

附 鲫鱼肉

气味 味甘，性温，无毒。

主治 陈藏器：合五味煮食，主虚羸。

大明：温中下气。

韩保昇：止下痢肠痔。

孟诜：合莼做羹，主胃弱不下食，调中益五脏。合茭首做羹，主丹石发热。

苏恭：生捣，涂恶核肿毒不散及痛疮。同小豆捣，涂丹毒。烧灰，和酱汁，涂诸疮十年不瘥者。以猪脂煎灰服，治肠痈。

发明 朱震亨：所有的鱼都属火，唯独鲫鱼属土，能调理脾胃，实肠。但多食也会动火。

附方 卒病水肿：把鲫鱼三条，去肠留鳞，商陆、赤小豆等分，填满鱼腹扎定，以水三升，煮糜去鱼，食豆饮汁。二天作食一次，不出三次，小便利，就会痊愈。

消渴饮水：把一条鲫鱼，去肠留鳞，在鱼腹内填满茶叶，包于纸内煨熟食用。不过几次就能痊愈。

肠风血痔：取活鲫鱼，在翅侧穿孔，去肠留鳞，加白矾末二钱，用棕包纸裹后煨存性，研末。每次米饮服二钱，一日二次。

妊娠感寒：把大鲫鱼一条烧灰，用酒服方寸匕。若有轻微腹疼且无汗者，可以用醋送服，出汗即愈。

小儿舌肿：把鲜鲫鱼切片贴敷，频繁换贴。

走马牙疳：鲫鱼（去肠）一条，加砒一分，生地黄一两，纸包后烧存性，加枯白矾、麝香少许，为末掺入牙中。

诸疮肿毒：鲫鱼一斤（去肠），在鱼腹内填满柏叶，纸裹泥包煅存性，加轻粉二钱，为末。用麻油调搽。

手足瘰疬：取大鲫鱼长三四寸，乱发一撮如鸡子大，猪脂一升，一起煎成膏，边涂边按摩。

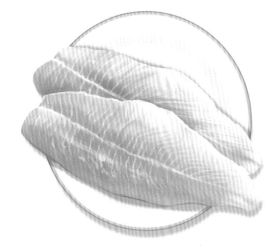

鳞部

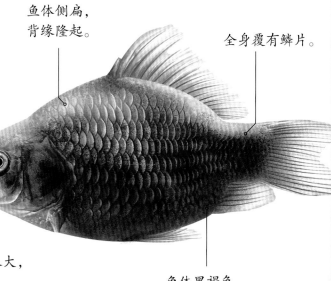

鱼体侧扁，背缘隆起。

全身覆有鳞片。

头短小，眼大，吻钝圆。

鱼体黑褐色。

有鳞鱼类

鲈鱼

主治 《嘉祐补注本草》：补五脏，益筋骨，和肠胃，治水气。多食宜人，作鲊尤良。曝干甚香美。

寇宗奭：补肝益肾。

孟诜：安胎补中。作鲙尤佳。

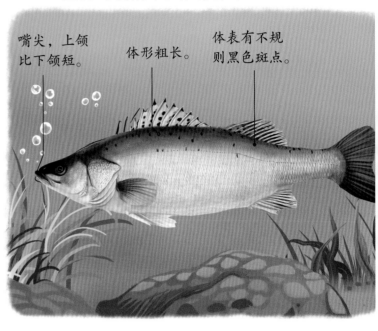

嘴尖，上颌比下颌短。

体形粗长。

体表有不规则黑色斑点。

释名 四鳃鱼。

李时珍：黑色曰卢。这种鱼白底带黑纹，因此得名。淞人称之为四鳃鱼。

集解 李时珍：鲈鱼，主要产自吴中，特别是淞江尤为盛产。四、五月方出。仅有数寸长，形状略似鳜鱼，色白带黑点，口大鳞细，有四个鳃。

附 鲈鱼肉

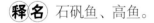

气味 味甘，性平，有小毒。

有鳞鱼类

石斑鱼

附 石斑鱼子及肠

气味 有毒，会令人吐泻。

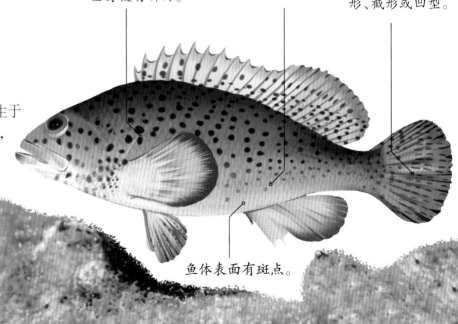

全身覆有鳞片。

鱼体侧扁，多呈椭圆形。

尾鳍常见有圆形、截形或凹型。

鱼体表面有斑点。

释名 石矶鱼、高鱼。

集解 李时珍：石斑鱼多生于南方的溪涧水石处。数寸长，黑斑白鳞。浮游在水面上，听见人的声音会迅速进入水底。《临海水土记》中提到，石斑鱼有一尺多长，身上长着虎纹一样的斑，性淫，春月交配，其子有毒。

鳗鲡鱼

释名 白鳝、蛇鱼、干者名风鳗。

集解 李时珍：鳗鲡，状如蛇，背有肉鬣连尾，有舌无鳞，白腹。大的能有数尺长，脂膏最多。背部有黄脉者，名叫金丝鳗鲡。这种鱼善于穿深洞。

附 鳗鲡鱼肉

气味 味甘，性平，有毒。

主治 《名医别录》：五痔疮瘘，杀诸虫。

大明：治恶疮，女人阴疮虫痒，传尸疰气劳损，暖腰膝，起阳。

孟诜：疗湿脚气，腰肾间湿风痹，常如水洗，以五味煮食，甚补益。患诸疮瘘疬疡风者，宜长食之。

张鼎：治妇人带下，疗一切风瘙如虫行，又压诸草石药毒，不能为害。

李时珍：治小儿疳劳及虫心痛。

发明 李时珍：鳗鲡的主要功用在于杀虫祛风。因与蛇类同，所以主治也相似。《稽神录》记载，曾有人得劳瘵，传染数人。人们无法医治，就把病人装进棺材，弃入江中，以绝后患。棺材流到金山，被一个渔人打捞上岸。打开一看，里面竟是个女子，而且还活着。渔人带她回家，每以鳗鲡做成菜给她吃，不久劳瘵痊愈，女子也嫁给了渔人。

附方 诸虫心痛：多吐淡水。鳗鲡淡煮，饱食三五次，就能痊愈。

骨蒸劳瘦，肠风下虫：取二斤鳗鲡洗净，加两三盏酒煮熟，放盐、醋食用。

鳞部

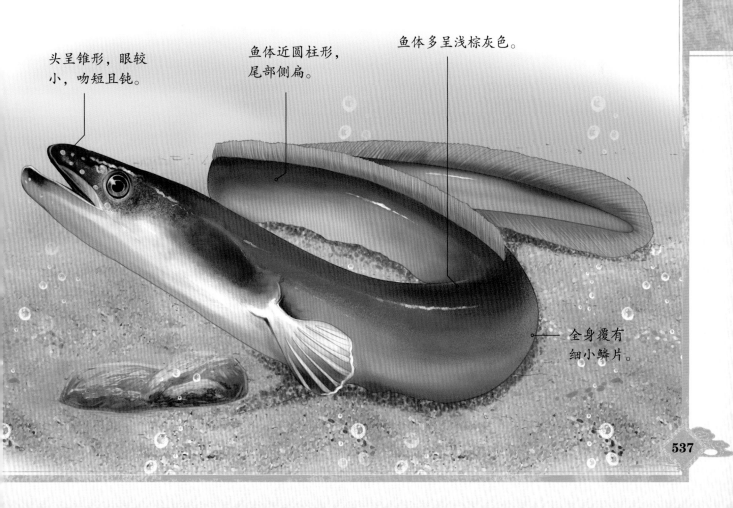

头呈锥形，眼较小，吻短且钝。

鱼体近圆柱形，尾部侧扁。

鱼体多呈浅棕灰色。

全身覆有细小鳞片。

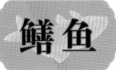

无鳞鱼类

鳝鱼

释名 黄䱇。

寇宗奭：鳝鱼，腹部是黄色的，所以也被称为黄鳝。

集解 韩保昇：鳝鱼在水岸泥窟中生长。像鳗鲡鱼而细长，无鳞。分青、黄两种颜色。

李时珍：鳝鱼，黄质黑章，体多涎沫，大的约有二三尺长，冬蛰夏出。有一种由蛇变的名为蛇鳝，不仅有毒还会伤人。南人有养鳝鱼的，以缸贮水，可以养数百条。

附 鳝鱼肉

气味 味甘，性大温，无毒。

主治《名医别录》：补中益血，疗沈唇。

陈藏器：补虚损，女人产后恶露淋沥，血气不调，羸瘦，止血，除腹中冷气肠鸣，及体内的湿痹气。

李时珍：专贴一切冷漏、痔瘘、臁疮引虫。

附方 肉痔出血：鳝鱼煮食，性凉。

臁疮蛀烂：取数条黄鳝鱼打死，在鱼腹上涂香油，盘起来在疮上系定，过一会儿则疼痛难忍，取下鳝鱼看，腹部如果有针眼，内部全是虫了，可重复做，至虫净后，用人胫骨灰调油搽上。

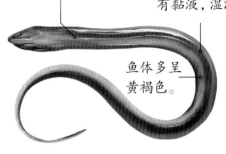

鱼体细长，外形似蛇。

鱼体裸露无鳞，有黏液，湿滑。

鱼体多呈黄褐色。

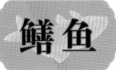

无鳞鱼类

鳅鱼

释名 泥鳅、鳛鱼。

李时珍：陆佃称，鳅性酋健，好动善挑，由此得名。体形较小的叫鳜鱼。鳛鱼，习惯于泥土中。

集解 李时珍：海鳅，生于海中，非常大。江鳅，生于江中，体长七八寸。泥鳅，生于湖池中，体形最小，三四寸长，常沉于泥中，与

鳝鱼微像但小，头锐身圆，色青黑，无鳞，以涎自染，体滑难握。

气味 味甘，性平，无毒。

主治 李时珍：暖中益气，醒酒，解消渴。

吴球：同米粉煮羹食用，调中收痔。

附方 牛狗羸瘦：取鳅鱼一二枚，从口鼻送入，立肥。

阳事不起：泥鳅煮食。

消渴饮水：用泥鳅（阴干，去头尾，烧灰）、干薄荷等分为末。每次服两钱，用新汲井水调下，一天三次。名沃焦散。

头小，吻尖，有多对须。

鱼体细长，呈圆柱形。

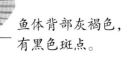

鱼体背部灰褐色，有黑色斑点。

喉中物哽：用线牢牢系住生鳝鱼的头，以尾先入喉中，再牵拽而出。

指牙乌髭：泥鳅鱼一条，槐蕊、狼把草各取一两，雄燕子一个，酸石榴皮半两，捣成团，放于瓦罐内，用盐泥封固，先文火后武火，烧炭十斤，取出研末，日用。一月以后，白发都能变黑。

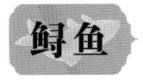

无鳞鱼类

鲟鱼

释名 鳣鱼、鲔鱼、王鲔、碧鱼。

李时珍：此鱼延长，故从寻从覃，皆取延长之义。《月令》提到，季春，天子荐鲔于寝庙，所以被称为王鲔。

集解 李时珍：鲟鱼，常见于江淮、黄河、辽海深水处，亦是鳣鱼属。居住在岫岩中，体长的有丈余，春季始出而浮阳，见到太阳会目眩。其状如鳣，背上无甲，其鼻长与身等，口在颌下，颊下有青斑纹。

附　鲟鱼肉

气味 味甘，性平，无毒。

孟诜：有毒。味虽美而发诸药毒，动风气，发一切疥疮，不益人。

主治 陈藏器：补虚益气，使人肥健。

孟诜：煮汁饮，治血淋。

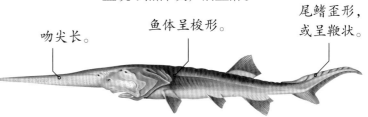

吻尖长。

鱼体呈梭形。

尾鳍歪形，或呈鞭状。

无鳞鱼类

河豚

释名 鯸鲐、鲘鲐、鲵鱼、嗔鱼、吹肚鱼、气包鱼。

李时珍：豚，就是味美的意思。侯夷，指鱼形态丑。鲵，说的是其体圆。吹肚、气包，则像其嗔胀。《北山经》称其为鲐鱼。

集解 李时珍：河豚，现在吴越一带最为常见。状似蝌蚪，大的有一尺长，背色青黑，有黄缕文，无鳞，无鳃，无胆，腹下白而无光。春月里当地人很重视河豚，认为它非常珍贵，尤其看重它的肚腹丰腴，称之为西施乳。

气味 味甘，性温，无毒。

寇宗奭：河豚有大毒，而云无毒何也？味虽珍美，修治失法，食之杀人。

陈藏器：海中的河豚大毒，江中次之。

主治 《开宝本草》：补虚，祛湿气，理脚腰，去痔疾，杀虫。

附　河豚肝及子

气味 有大毒。

陈藏器：入口烂舌，入腹烂肠，无药可解。

李时珍：吴人说其血有毒。

主治 李时珍：治疥癣虫疮，用子与蜈蚣烧研，香油调搽患处。

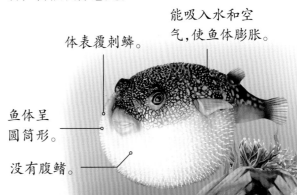

能吸入水和空气，使鱼体膨胀。

体表覆刺鳞。

鱼体呈圆筒形。

没有腹鳍。

无鳞鱼类

乌贼鱼

释名 乌鲗、墨鱼、缆鱼、干者名鲞、骨名海螵蛸。

李时珍：罗愿的《尔雅翼》提到，九月天寒，乌入水中，化为此鱼。有文墨可为法则，故名乌鲗。鲗，则的意思。其骨名叫海螵蛸，是象形。

集解 李时珍：乌鲗，没有鳞有须，皮黑肉白，大的像蒲扇。炸熟后配姜、醋吃，又脆又美味。其背骨名为海螵蛸，形似樗蒲子而长，两头尖，色白，像通草一般脆，重重有纹。用指甲能刮成末。人亦镂之为钿饰。

附 乌贼骨（又名海螵蛸）

修治 雷敩：真海螵蛸上有顺纹，假的是横纹。取真的用血卤作水浸，并煮一伏时沥出，挖一个坑，烧红后放入鱼骨，次日取出入药，效果能加倍。

气味 味咸，性微温，无毒。

主治 《神农本草经》：女子赤白漏下，经汁血闭，阴蚀肿痛，寒热癥瘕，无子。

《名医别录》：惊气入腹，腹痛环脐，男人阴中寒肿，令人有子，又止疮多脓汁不燥。

大明：疗血崩，杀虫。

陈藏器：炙研饮服，治妇人血瘕，大人小儿下痢，杀小虫。

李时珍：主女子血枯病，伤肝唾血下血，治疟消瘿。研末，敷小儿疳疮，痘疮臭烂，男人阴疮，汤火伤，跌伤出血。烧存性，酒服，治妇人小户嫁痛。同鸡子黄，涂小儿重舌鹅口。同白矾末吹鼻，治蝎螫疼痛。同麝香吹耳，治聤耳有脓及耳聋。

发明 李时珍：乌鲗骨，是厥阴经的血分之药，其味咸而能走血。所以治血枯血瘕，闭经崩漏带下，下痢疳疾，都是厥阴本病。寒热疟疾，聋、瘿，少腹痛，阴痛皆为厥阴经病。目翳流泪，为厥阴窍病。厥阴经属肝，肝主血，所以各种血病都能用乌鲗治疗。

附方 阴囊湿痒：把乌贼骨、蒲黄，扑于患处。

血风赤眼：女人多之。乌贼鱼骨二钱，铜青一钱，为末。每次取一钱，用热汤泡洗。

灸疮不瘥：乌贼骨、白矾等分研末。每天涂抹。

底耳出脓：海螵蛸半钱，麝香一字，研末。用绵杖缴净，吹入耳中。

疳眼流泪：乌贼骨、牡蛎等分为末，再糊丸皂子大。每次用一丸，同猪子肝一具，米泔煮熟吃。

舌肿出血：乌贼骨、蒲黄等分，炒为细末。用时涂抹患处。

小便血淋：海螵蛸末一钱，用生地黄汁调服。

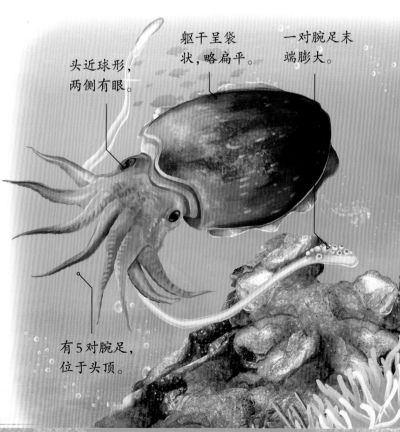

头近球形，两侧有眼。

躯干呈袋状，略扁平。

一对腕足末端膨大。

有5对腕足，位于头顶。

无鳞鱼类
章鱼

释名 章举、𩼇鱼。

集解 苏颂：章鱼、石距两种动物，似乌贼鱼而相差较大，味道更珍美，食品中的重品，不入药用。

李时珍：章鱼生于南海。外貌与乌贼相似，但个头更大，八只足，身上有肉。闽、粤人常采鲜活的，搭配姜、醋吃，味如水母。石距也是其中一类，足长身小，加盐烧着吃味道极香。

气味 味甘、咸，性寒，无毒。

主治 李时珍：养血益气。

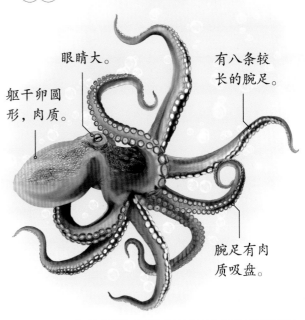

眼睛大。

躯干卵圆形，肉质。

有八条较长的腕足。

腕足有肉质吸盘。

无鳞鱼类
虾

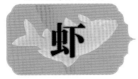

释名 李时珍：鰕音霞（俗称虾），入汤会变得色红如霞。

集解 李时珍：江湖中的虾，通常色白且大。溪池中的虾，色青且小。但须子都是四边张开，直越鼻端。背有断节，尾有硬鳞。足多善跃，虾肠属脑，虾子在腹外。虾有许多种类：按精粗分为米虾、糠虾。以色分为青虾、白虾。梅雨季节时有梅虾。据出产而分的有泥虾、海虾。虾之大者，蒸曝去壳，称之为虾米，佐以姜醋食用，是食品中的珍品。

气味 味甘，性温，有小毒。

孟诜：生水田及沟渠的有毒。

主治 孟诜：五野鸡病，小儿赤白游肿，捣碎敷之。

李时珍：做羹，治鳖瘕，托痘疮，下乳汁。法制，壮阳道。煮汁，吐风痰。捣膏，敷虫疽。

附方 血风臁疮：把生虾、黄丹捣和，贴敷患处。一天一换。

鳖瘕疼痛：把鲜虾做成羹食用，下腹未久，痛即止。

补肾兴阳：虾米一斤，蛤蚧二枚，茴香、蜀椒各四两，并用青盐化酒炙炒，木香粗末一两和匀，趁热放在新瓶中密封。每次服一匙，空腹用盐酒嚼下，非常有效。

宣吐风痰：连壳虾半斤，加入葱、姜、酱煮汁。先吃虾，后喝汁，紧束肚腹，用翎探吐风痰。

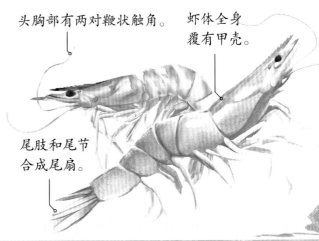

头胸部有两对鞭状触角。

虾体全身覆有甲壳。

尾肢和尾节合成尾扇。

鳞部

海蛇

气味 味咸，性温，无毒。

主治 陈藏器：妇人劳损，积血带下，小儿风疾丹毒，汤火伤。

李时珍：疗河鱼之疾。

释名 水母、樗蒲鱼、石镜。

李时珍：蛇，作、宅二音。南人讹为海蜇，或作蜡、鲊，都不对。刘恂说，闽人叫蛇，广人叫水母。《异苑》中叫石镜。

集解 李时珍：水母形体浑然凝结，红紫色，没有嘴、眼睛和腹。下面有悬絮一样的东西，群虾跟随其后，呷其涎沫，浮水如飞。潮水涌来，虾能游回去，但海蛇不行，人们趁机取其肉，泡在石灰、矾水中，去掉血汁，它的颜色就变成了白色。最厚的地方是它的头。无论生食还是熟食味道都特别鲜美。用茄柴灰、盐水腌制比较好。

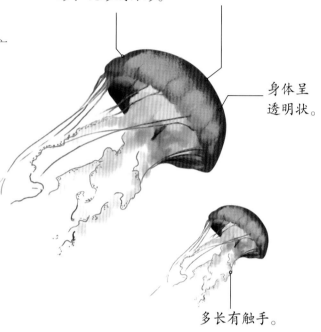

体形多样，多呈伞形、碗形或铃形。

颜色多变，有的还会发光。

身体呈透明状。

多长有触手。

海马

释名 水马。

陶弘景：属鱼虾一类，形状似马而得名。

集解 陈藏器：海马，出自南海一带。形如马，长五六寸，属于虾类。

李时珍：按《圣济总录》所言，海马，雌者色黄，雄者色青。《南方异物志》云，海中有鱼，状如马头，其喙垂下，或黄或黑。

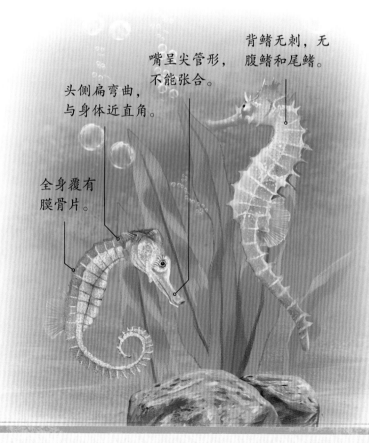

嘴呈尖管形，不能张合。

背鳍无刺，无腹鳍和尾鳍。

头侧扁弯曲，与身体近直角。

全身覆有膜骨片。

鳞部

（气味）味甘，性温、平，无毒。

（主治）陈藏器：妇人难产，带之于身，甚验。临时烧末饮服，并手握之，即易产。

苏颂：主难产及血气痛。

李时珍：暖水脏，壮阳道，消瘕块，治疗疮肿毒。

（发明）李时珍：海马，总是雌雄成对出现。其性温暖，有交感之义，故难产及房中术多用此药，与蛤蚧、郎君子功效相同。虾也壮阳，性应相同。

（附方）**海马拔毒散**：治疗疮发背恶疮有奇效。取海马（炙黄）一对，穿山甲（黄土炒）、朱砂、水银各一钱，雄黄三钱，龙脑、麝香少许，为末，放水银研至看不见星。每次取少量点之，一天一次，毒自出。

海马汤：治多年虚实积聚癥块。海马雌雄一对，木香一两，大黄（炒）、白牵牛（炒）各二两，巴豆四十九粒，青皮二两，用童子小便浸软，包巴豆扎定，放入小便内再浸泡七天，取出麸炒至黄色，去豆，取皮同众药研末。每服二钱，用一盏水，煎三五沸，临睡前温服。

无鳞鱼类

鱼鲙

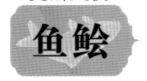

（释名）鱼生。

李时珍：剖切而成，所以称鲙。凡所有的鲜活鱼，都可以切成薄薄的片，洗净去血腥，放蒜、姜、醋、五味食用。

（气味）味甘，性温，无毒。

陈藏器：近夜勿食，不消化易成积病。勿饮冷水，生虫。时病后食之，病胃弱。

李时珍：鲜肉尚未冷，动性犹存，旋烹不熟，食犹伤人。

（主治）陈藏器：温补，去冷气湿痹，除膀胱水，腹内伏梁气块，冷痃结癖疝气，喉中气结，心下酸水，开胃口，利大小肠，补腰脚，起阳道。

孙思邈：宜脚气风气人，治上气喘咳。

孟诜：主久痢肠澼痔疾，大人小儿丹毒风眩。

（发明）汪颖：鱼鲙辛辣，有劫病之功。我在苍梧看见一个妇人病吞酸，吃了很多药无效。偶然吃了鱼鲙就好了。

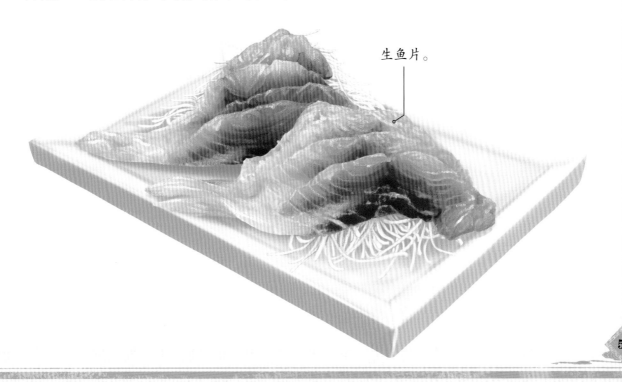

生鱼片。

无鳞鱼类

鱼脂

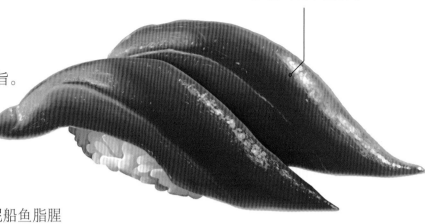

鱼类的肉和脂肪。

释名 鱼油。

李时珍：脂是旨的意思，其味甘旨。

气味 味甘，性温，有小毒。

李时珍：鱼脂点灯，盲人目。

主治 陈藏器：瘰疾，用和石灰泥船鱼脂腥臭者二斤，安铜器内，燃火炷令暖，隔纸熨癥上，昼夜勿息火。又涂牛狗疥，立愈。

李时珍：南番用鱼油和石灰捻船，也用江豚油。

无鳞鱼类

鱼子

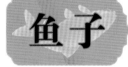

释名 鯸、鳃。

集解 李时珍：凡鱼都是在冬月孕子，春末夏初会在湍水草边生子。有牡鱼跟随，洒白盖鱼子。几天后就能长成鱼苗，长得很快。

主治 李时珍：目中障翳。

发明 李时珍：古方中没有见到用鱼子的。只有《圣济总录》记载的治目决明散中有鱼子，也没说是什么鱼之子。大概应当用青鱼、鲤鱼、鲫鱼之类的。

附方 决明散：治诸种年久障翳，眦生胬肉，赤肿疼痛。取鱼子（活水中生下的）半两（用硫黄水温洗净），石决明、草决明、青葙子、谷精草、枸杞子、黄连、炙甘草、枳实（麸炒）、牡蛎粉、蛇蜕（烧灰）、白芷、龙骨、黄柏各一两，白附子（炮制）、白蒺藜（炒）、蝉蜕、黄芩（炒）、羌活各半两，虎睛一只（切成七片，用文武火炙干，每一料用一片），上通为末。每次服三钱，在五更时茶服，午夜再服。赤白翳膜，七日减去。胬肉赤肿痛不可忍的，三五日见效。忌猪、鱼、酒、面、辛辣、色欲。凡遇恼怒酒色风热即疼者，是活眼，还可以医治。如不疼，是死眼，就不必医治了。

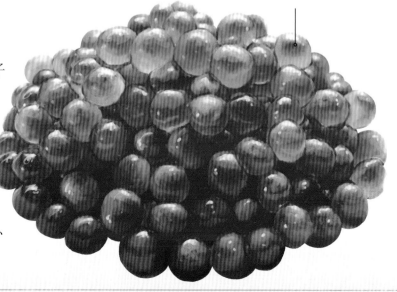

雌鱼还未受精的卵子，可食用。

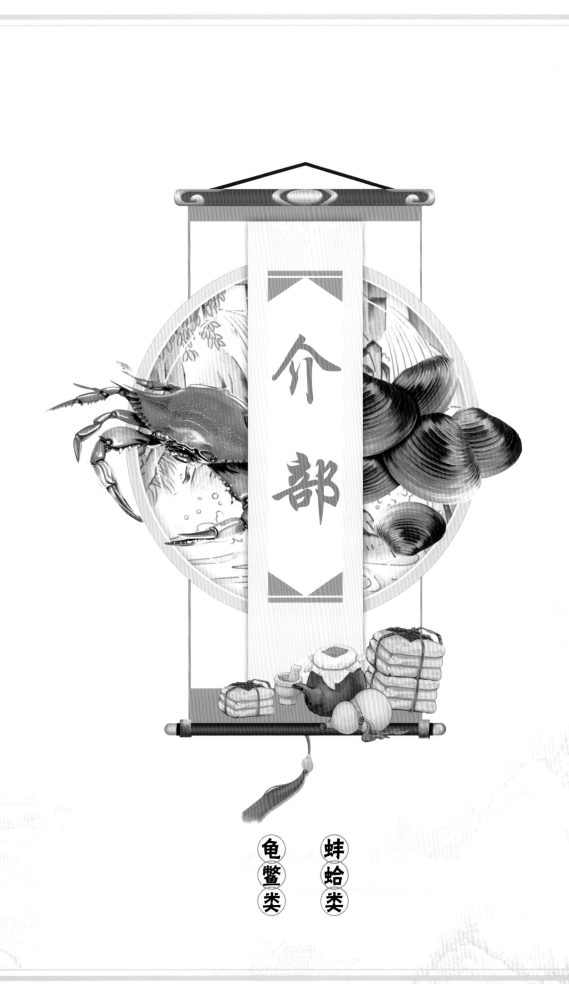

介部

蚌蛤类
龟鳖类

水龟

释名 玄衣督邮。

李时珍：据许慎《说文解字》所言，龟头与蛇头相似，"它"，古蛇字，所以字上从它，下如甲、足、尾的形状。《尔雅》中说，龟有十种。郭璞随文附会，依据生活地域和习性的不同而命名，后人不能分辨。《神农本草经》中记载龟甲，只言水中的龟，入药用。

集解 李时珍：甲虫有三百六十种，神龟为之长。《南越志》中记载，神龟大如拳头，其色如金，上甲两边像锯齿，爪利，能上树捉蝉。《抱朴子》中记载，千年的灵龟，五色俱全，如同玉石，变化莫测，或大或小。龟以春夏出蛰而脱甲，秋冬穴藏导引气息，所以灵而多寿。

附 龟甲

释名 神屋、败龟版、败将、漏天机。

集解 韩保昇：湖州、江州、交州的龟甲，骨白质厚，颜色分明，占卜、入药最好。

李时珍：古人秋天取龟，春天攻龟。今人采捕龟，生锯取甲，分食其肉。《大明》云，用卜龟小甲入药，即龟板。陶言壳可入药，所以龟之上下甲皆可用。

修治 把龟甲锯去四边，在石上磨净，用灰火炮制，酥涂炙黄用。也有酒炙、醋炙、猪脂炙、烧灰用的。

气味 味甘，性平，有毒。

主治 《神农本草经》：龟甲，治漏下赤白，破癥瘕痎疟，五痔阴蚀，湿痹四肢重弱，小儿

囟门不合。久服，轻身不饥。

《名医别录》：惊恚气，心腹痛，不可久立，骨中寒热，伤寒劳复，或饥体寒热欲死，以做汤，良。久服，益气资智，使人能食。烧灰，治小儿头疮难燥，女子阴疮。

李时珍：治腰脚酸痛，补心肾，益大肠，止久痢久泻。主难产，消痈肿。烧灰，敷臁疮。

发明 李时珍：龟、鹿皆有灵气且寿命长。龟头常藏于腹内，能通任脉，所以取甲补心、肾、血，皆因它有养阴的功效。鹿鼻常反向尾，能通督脉，所以用鹿角补命、精、气，这是因为它有养阳的作用。上二者，是物理之玄微，神工之能事。总观龟甲所主治病症，都是阴虚血弱所致。

附方 猪咬成疮：龟甲烧研，用香油调搽患处。

小儿头疮：把龟甲烧灰，敷之。

肿毒初起：败龟板一枚，烧研，用酒服四钱。

难产催生：干龟壳一个（酥炙），妇人头发一握（烧灰），川芎、当归各一两。每服秤七钱，水煎服。过人走五里路的时间，再一服，活胎、死胎都会下来。

补阴丸：龟下甲（酒炙）、熟地黄（九蒸九晒）各六两，黄柏（盐水浸炒）、知母（酒炒）各四两，用石器研末，以猪脊髓和，丸成梧桐子大。每服百丸，空腹时用温酒送下。

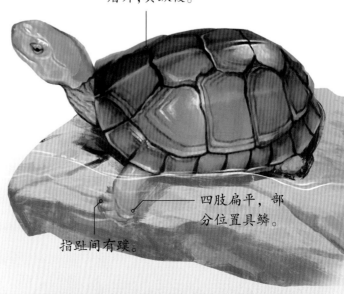

背甲平扁，有盾片，具纵棱。

四肢扁平，部分位置具鳞。

指趾间有蹼。

胎产下痢：龟甲一枚，醋炙为末。米汤服一钱，一日两次。

人咬伤疮：龟板骨、鳖肚骨各一片，烧研，用油调搽。

抑结不散：龟下甲（酒炙）五两，侧柏叶（炒）一两半，香附（童便浸，再炒）三两，为末，用酒糊成梧桐子大的药丸。每次空腹温服一百丸。

疟疾不止：龟板烧存性，研末。酒服方寸匕。

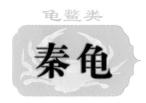

秦龟

龟鳖类

释名 山龟。

寇宗奭：这种龟四处都有。但秦地山中老龟很多，又大寿命又长，所以取用这些龟时，以产地而区别命名。

集解 李时珍：山中常龟，鹿喜欢吃。大的能用来占卜，叫灵龟。年长有百岁且能变化的叫筮龟。它喜欢伏于蓍草之下，或在卷耳、芩叶之上游走。秦龟是山龟。

附 秦龟甲

修治 李珣：曾被用来占卜的更好。用酥或酒炙黄用。

气味 味苦，性温，无毒。

主治 《名医别录》：除湿痹气，身重，四肢关节不可动摇。

李珣：顽风冷痹，关节气壅，妇人赤白带下，破积癥。

寇宗奭：补心。

李时珍：治鼠瘘。

发明 寇宗奭：大龟是灵慧之物，所以方家用来补心，非常灵验。

附方 鼠瘘：刘涓子，用山龟壳（炙）、狸骨（炙）、甘草（炙）、雄黄、桂心、干姜等分研末，饮服方寸匕，每天三次。再用艾炙疮上，加少量蜜调，入疮中，效果很好。

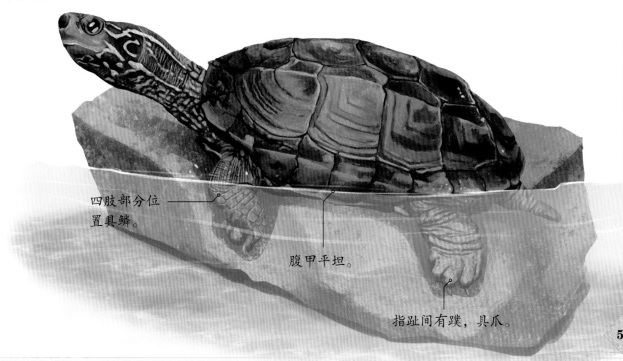

四肢部分位置具鳞。

腹甲平坦。

指趾间有蹼，具爪。

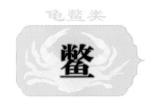

龟鳖类

鳖

释名 团鱼、神守。

李时珍：鳖行动迟缓，有蹩躠之状，故称之鳖。《淮南子》中说，鳖无耳能守神。神守之名由此而来。

集解 李时珍：鳖，是一种水居陆生的甲虫。其穿脊连胁，与龟同类。四周有肉裙，是甲裹着肉故叫龟。而鳖恰与之相反，意思是肉裹甲。它没有耳朵，以目为听。纯雌无雄，与蛇及鼋为匹配。

附　鳖甲

修治 雷敩：凡使，绿色的鳖甲较好。九胁、多裙、重七两的是上品。用六一泥封固瓶底，待干，安放鳖甲于瓶中，以物支起。若治癥块定心药，以头醋入瓶，大火煎，尽三升，再去裙、肋骨，炙干入药。若治劳去热药，用童子小便煎，至一斗二升，去裙留骨，石臼捣粉，以鸡胵皮包裹，取东流水三斗盆盛，搁在盆上，放一夜再用，药力万倍。

李时珍：《卫生宝鉴》记载，鳖甲，用煅灶灰一斗，酒五升，泡一夜，煮烂如胶漆再用，更佳。取桑紫灰更妙。

气味 味咸，性平，无毒。

主治 《神农本草经》：心腹癥瘕，坚积寒热，去痞疾息肉，阴蚀痔核恶肉。

甄权：宿食，癥块痃癖，冷瘕劳瘦，除骨热，骨节间劳热，结实壅塞，下气，妇人漏下五色，下瘀血。

大明：去血气，破癥结恶血，堕胎，消

疮肿肠痛，并扑损瘀血。

朱震亨：补阴补气。

李时珍：除老疟疟母，阴毒腹痛，劳复食复，斑痘烦喘，小儿惊痫，妇人经脉不通，难产，产后阴脱，丈夫阴疮石淋，敛溃痈。

发明 李时珍：鳖甲，是厥阴肝经血分之药，而肝主血。龟、鳖这一类动物，治病的功效各有所长。鳖色青入肝，所以能治疟劳寒热、痃瘕惊痫、经水痈肿阴疮等，皆是厥阴血分的病。玳瑁，色红入心，所以能去心风惊热、伤寒狂乱、痘毒肿毒等，属少阴血分之病。秦龟，色黄入脾，主治顽风湿痹身重，属太阴血分之病。水龟，色黑入肾，所以主治阴虚精弱等，属少阴血分病。介类属阴，主阴经血分病，从属其类。

附方 痃癖癥积：把鳖甲（用醋炙黄，研末），加牛乳一合，每次调一匙。天天早晨服用。

妇人难产：把鳖甲烧存性，研末，用酒送服方寸匕，婴儿立即产出。

老疟劳疟：把鳖甲（醋炙，研末），酒服方寸匕。隔夜一服，清早一服，发作前一服。加雄黄少许，效果更好。

沙石淋痛：选九胁鳖甲（醋炙研末），酒服方寸匕，每天三服。石出则愈。

吐血不止：取鳖甲、蛤粉各一两（同炒至黄色），熟地黄一两半（晒干），研末，每次服两钱，食后用茶下。

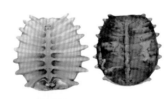

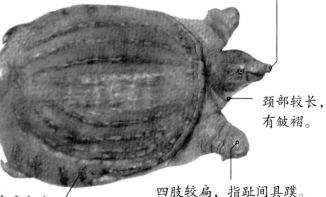

吻部长，形成了肉质吻突。

颈部较长，有皱褶。

四肢较扁，指趾间具蹼。

背部没有盾片，而是革质皮肤。

小儿痫疾：鳖甲炙研，用乳服一钱，每天两次。制成蜜丸服亦可。

附　鳖肉

气味　味甘，性平，无毒。

主治　《名医别录》：伤中益气，补不足。

陈藏器：热气湿痹，腹中激热，五味煮食，当微泻。

孟诜：妇人漏下五色，羸瘦，宜常食之。

大明：妇人带下，血瘕腰痛。

苏颂：去血热，补虚。久食，性冷。

李时珍：做臛食，治久痢，长髭须。做丸服，治虚劳痃癖脚气。

附方　**骨蒸咳嗽**：团鱼丸，团鱼一只，柴胡、前胡、贝母、知母、杏仁各五钱，一起煮，熟后去骨、甲、裙，再煮。食肉饮汁，再将药焙研为末，仍旧用骨、甲、裙煮汁和，调制成梧桐子大的药丸。每次空腹用黄芪汤下三十丸，一日二次，服尽，再用参、芪药调之。

痃癖气块：大鳖一只，蚕砂、桑柴灰各一斗，淋汁五次，同煮为泥，除去骨壳，再煮成膏，捣成梧桐子大的药丸。每次服十丸，一日三次。

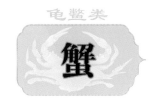

龟鳖类

蟹

释名　螃蟹、郭索、横行介士、无肠公子。

李时珍：傅肱在《蟹谱》中提到，蟹是水虫，所以字从虫。也是鱼类，所以古字从鱼。因其横行，所以称为螃蟹。因其发出的声响，命名郭索。因其外骨，称为介士。因其内空，才叫无肠。

集解　李时珍：蟹是横行的甲虫。内柔外刚，如卦象离。骨眼蜩腹，蛈脑鲎足，八个脚两个螯。尖爪利钳，壳又脆又坚，有十二个星点。雄性脐长，雌性脐团。腹中的黄，随月亮的盈亏消长而变化。蟹性多躁，引声吐沫，至死方止。

寇宗奭：八、九月蟹浪之时捕蟹，等它出水时抓取。夜里用火照明抓捕，这时的蟹大多满黄。

修治　李时珍：蟹不论是生烹、盐藏糟收，用酒或酱汁浸，都是佳品。但留的时间太长容易发干，见灯易发干。与椒同用易发黏，与皂荚、蒜及韶粉，可使蟹不干、不发黏。得白芷黄不散。与葱及五味子同煮，会使其色不变。

附　蟹

气味　味咸，性寒，有小毒。

李时珍：不可同柿及荆芥食，发霍乱动风。木香汁可解。

主治　《神农本草经》：胸中邪气，热结痛，㖞僻面肿。能败漆，烧之致鼠。

《名医别录》：解结散血，愈漆疮，养筋益气。

孟诜：散诸热，治胃气，理经脉，消食。以醋食之，利肢节，去五脏中烦闷气，益人。

大明：产后腹痛血不下者，以酒食之。筋骨折伤者，生捣炒罨之。

寇宗奭：小儿解颅不合，以螯同白及末捣涂，以合为度。

李时珍：杀莨菪毒，解鳝鱼毒、漆毒，治疟及黄疸。外用治疔疮、癣疮、耳聋。

身体覆有甲壳。

体形多呈扁平状。

有一对发达的螯足。

复眼有柄。

鲨鱼

释名 李时珍：罗愿在《尔雅翼》中提到，鲨是候的意思。鲨善于候风，所以叫鲨。

集解 李时珍：鲨鱼，形似熨斗，一尺多宽。甲色青黑有光泽，眼睛长在背上，嘴长在腹下，腹两旁有十二只脚，长五六寸。尾长一二尺，有三棱。

附 鲨肉

气味 味辛、咸，性平，微毒。

孟诜：多食发嗽及疮癣。

主治 孟诜：治痔杀虫。

附 鲨胆

主治 李时珍：大风癞疾，杀虫。

附方 鲨胆散：治大风癞疾。鲨鱼胆、生白矾、生绿矾、腻粉、水银、麝香各取半两，研至不见星。每次服一钱，用井华水下。

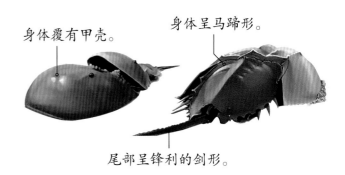

身体覆有甲壳。

身体呈马蹄形。

尾部呈锋利的剑形。

牡蛎

释名 牡蛤、蛎蛤、古贲、蠔。

李时珍：蛤蚌之属，有胎生、卵生之分。但牡蛎却是化生的，只有雄性，没有雌性，所以称"牡"。又因其粗大，所以称"蛎"或"蠔"。

集解 《名医别录》：牡蛎生长在东海的池沼中。没有固定的采捕时间。

李时珍：南海人用蛎房砌墙，或烧成灰用来粉刷墙壁。把牡蛎肉称为蛎黄。

修治 李时珍：按照温隐居的说法，牡蛎在童尿中浸泡四十九天（五日一换），再取出，在上面涂硫黄和米醋，再用黄泥固定，煅烧过再用。

气味 味咸，性平、微寒，无毒。

主治 《神农本草经》：伤寒寒热，温疟洒洒，惊恚怒气，除拘缓鼠瘘，女子带下赤白。久服，强骨节，杀邪鬼，延年。

《名医别录》：除留热在关节营卫，虚热去来不定，烦满心痛气结，止汗止渴，除老血，疗泄精，涩大小肠，止大小便，治喉痹咳嗽，心胁下痞热。

甄权：治女子崩中，止痛，除风热温疟，鬼交精出。

王好古：去胁下坚满，瘰疬，各种疮肿。

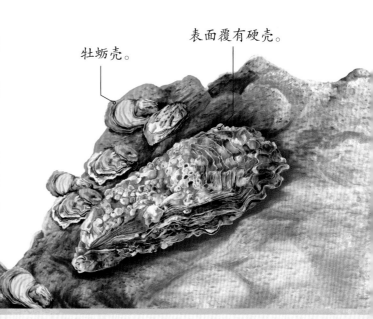

表面覆有硬壳。

牡蛎壳。

李时珍：化痰软坚,清热除湿,止心脾气痛,痢下赤白浊,消疝瘕积块,瘰疬结核。

发明 王好古：牡蛎入足少阴经,是软坚之剂。以柴胡引经,能除胁下硬满。用茶引之,能消项上结核。用大黄引之,能消股间肿痛。以地黄为使,能益精收涩,止小便。

附方 月水不止：牡蛎煅研,米醋搜成团,再煅研为细末,用米醋调艾叶末,熬成膏,制成梧桐子大的药丸。每次用醋艾汤送服四五十丸。

小便淋闭：服血药没有效者。牡蛎粉、黄柏（炒）等分为末。每次服一钱,用小茴香汤送下。有效。

破伤湿气：口噤强直。牡蛎粉,酒调服二钱。再外敷,效果好。

心脾气痛：气盛而有痰者。把牡蛎煅烧成粉末,用酒送服二钱。

男女瘰疬：牡蛎（煅,研）细末取四两,玄参末三两,与面调制成梧桐子大小的药丸。每次服三十丸,用酒送下,一日服三次。吃完全部药后,能除病根。

面色黧黑：牡蛎粉研末,与蜜制成梧桐子大的药丸。每次服三十丸。用水送下,一日一次。还可以烧牡蛎肉吃。

蚌

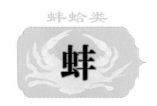

释名 李时珍：蚌与蛤是同类,只是外形不同。长的称作蚌,圆的叫作蛤。所以蚌从丰,蛤从合,都是象形。

集解 李时珍：蚌的种类多,现在几乎所有的江湖中都有,特别是洞庭湖、汉沔湖最多。体大的能长到七寸,如同牡蛎,小的也有三四寸,像石决明。蚌肉能吃,外壳可以研粉。

附 **蚌肉**

气味 味甘、咸,性冷,无毒。

主治 孟诜：止渴除热,解酒毒,去眼赤。

陈藏器：明目除湿,主妇女劳损下血。

大明：除烦,解热毒,血崩带下,痔瘘,压丹石药毒。以黄连末纳入取汁,点赤眼、眼暗。

附 **蚌粉**

气味 味咸,性寒,无毒。

主治 大明：诸疳,止痢并呕逆。醋调,涂痈肿。

陈藏器：烂壳粉,治反胃,心胸痰饮,用米饮服。

李时珍：解热燥湿,化痰消积,止白浊带下痢疾。除湿肿水嗽,明目,搽阴疮湿疮痹痒。

发明 李时珍：蚌粉与海蛤粉同产于水,所以功效也差不多。它们治病的关键是清热行湿。《日华诸家本草》记载,其能治疳积。有一小儿患疳积,专门吃这种粉,不再吃其他食物。

附方 雀目夜盲：用建昌军螺儿蚌粉三钱（研末,水飞过后）,纳入一叶雄猪肝中扎定。将猪肝用第二米泔水煮至七分熟,取出后蘸蚌粉吃下,以汤送服。一日一次。

反胃吐食：取真正的蚌粉二钱,捣生姜汁一盏,加米醋调匀送服。

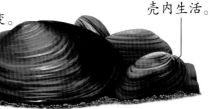

两壳大小相等,形状多变。

肉体缩在壳内生活。

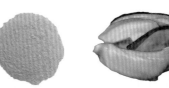

蚌壳洗净,刮去黑皮,研成粉末或煅灰。

蚌肉。

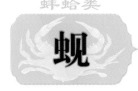

蚬

蚌蛤类

释名 扁螺。

李时珍：蚬，觇也。壳内光芒闪耀，如同初升的太阳一般。

集解 陈藏器：处处都有，小如蚌，色黑。

李时珍：常见于溪湖之中。种类繁多，大小薄厚不同。渔民常食。

附 蚬肉

气味 味甘、咸，性冷，无毒。

主治 苏恭：治时疫，开胃，压丹石药毒及疗疮，下湿气，通乳，糟煮食良。生浸取汁，洗疗疮。

大明：去暴热，明目，利小便，下热气脚气湿毒，解酒毒目黄。浸汁服，治消渴。

李时珍：生蚬浸水，洗痘痈，无瘢痕。

附 蚬烂壳

气味 味咸，性温，无毒。

主治 陶弘景：止痢。

苏恭：治阴疮。

大明：疗失精反胃。

陈藏器：烧灰饮服，治反胃吐食，除心胸痰水。

李时珍：化痰止呕，治吞酸心痛及暴嗽。烧灰，涂一切湿疮，与蚌粉有相同功效。

附方 卒嗽不止：白蚬壳捣成细末，用熟米汤调服，每次一钱，一日三次。

痰喘咳嗽：多年的白蚬壳，烧存性，研成极细的末。每次用米汤调服一钱，每日三次。

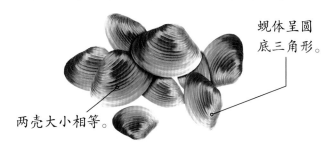

蚬体呈圆底三角形。

两壳大小相等。

真珠

蚌蛤类

释名 珍珠、蚌珠、蠙珠。

集解 苏颂：真珠，生于珠牡（珠母），蚌类也。古有珠池，珠户入池采老蚌，剖开取珠以充贡。当地人采小蚌，可得细珠如米。

李时珍：《廉州志》记载，合浦县海中有三个池，分别叫梅、青、婴。当地的采珠人每次会在腰间系一条长绳，带上篮子入水，捡到蚌放进篮中后就摇动绳子，让船上的人立即收绳。如果看见水面上有一线血丝自下浮现，则说明采珠人已葬身鱼腹中。今南珠色红，北海珠色微青，西洋珠色白，随各方色有不同。蚌珠在口，专一于阴精之物。

修治 李时珍：凡入药，不用首饰及死人用过的珍珠。用人乳浸泡三日，煮过后再按法捣研服用。

气味 味咸、甘，性寒，无毒。

主治 《开宝本草》：镇心。点目，去肤翳障膜。涂面，令人润泽好颜色。涂手足，去皮肤逆胪。绵裹塞耳，主聋。

甄权：磨翳坠痰。

寇宗奭：除小儿惊热。

李时珍：安魂魄，止遗精白浊，解痘疗毒，

主难产，下死胎胞衣。

发明 李时珍：珍珠，入厥阴肝经，所以能安魂定魄、明目治聋。

附方 目生顽翳：珍珠一两，地榆二两，加两大碗水煮干。把珍珠在醋中浸泡五天，用热水洗去醋气，研成细末。每次取少许点眼，直到痊愈。

安魂定魄：取珍珠末一粒豆大小，蜜一蚬壳，和服，每日三次。

卒忤不言：珍珠末，用鸡冠血和，制成小豆大的药丸。每次在口中含三四粒。

斑痘不发：珠子七枚，研为细末，用新汲水调服。

小儿中风：手足拘急。珍珠末（水飞）一两，

石膏末一钱。每次取一钱，加七分水，煎至四分，温服，一日三次。

肝虚目暗：茫茫不见。珍珠末一两，白蜜二合，鲤鱼胆二枚，和合，铜器煎至一半，用新棉过滤到瓶中，用此药频繁点眼，直到病愈。

妇人难产：珍珠末一两，用酒冲服，胎儿立即产出。

胞衣不下：珍珠一两，研末，用苦酒服。

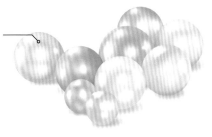

蚌类体内受刺激后形成的产物。

蚌蛤类

海蛤

释名 李时珍：海蛤，是海中各种蛤壳的总称，不是单指一种蛤。古书中说，魁蛤，指的其实是另一个物类。系是误书。

集解 李时珍：据沈存中《梦溪笔谈》记载，海蛤，在海边的泥沙中可找到。有的像棋子一样大，还有的像油麻籽一样小。黄白色、红黄色的都有。蛤类种类很多，不可分别，所以通称海蛤。

修治 韩保昇：需要用半天河煮五十刻，再加枸杞汁拌匀，盛入篝竹筒，蒸一伏时，捣烂后再用。

气味 味苦、咸，性平，无毒。

主治 《神农本草经》：咳逆上气，喘息烦满，胸痛寒热。

《名医别录》：疗阴痿。

《唐本草》：主十二水满急痛，利膀胱大小肠。

甄权：治水气浮肿，下小便，治嗽逆上气，项下瘤瘿。

李时珍：清热利湿，化痰饮，消积聚，除血痢，妇人血结胸，伤寒反汗搐搦，中风瘫痪。

附方 气肿湿肿：用海蛤、海带、海藻、海螵蛸、海昆布、凫茨、荔枝壳等分，流水煎服，每日二次。

血痢内热：海蛤研末，用蜜水调服二钱，一天两次。

衄血不止：蛤粉（筛七遍）一两，槐花半两（炒焦），研匀。每服一钱，用新汲水下。

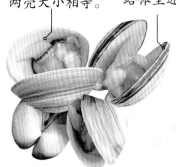

两壳大小相等。 蛤体呈近圆形。

海蛤粉。

介部

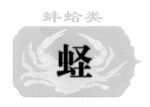

蛏蛤类

蛏

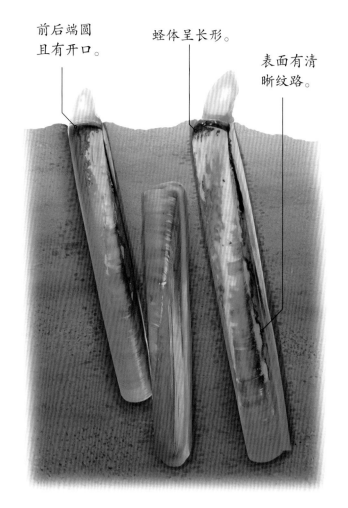

前后端圆且有开口。

蛏体呈长形。

表面有清晰纹路。

集解 陈藏器：蛏生海泥中，长二三寸，大如指，两头开。

李时珍：蛏就是海里的一种小蚌。形状、长短都不相同，与江湖中的马刀、蚬相似，种类也很多。闽、粤人在田里养殖，等湖水中的泥沙壅沃在上面，就叫作蛏田。人们把它的肉叫作蛏肠。

附 蛏肉

气味 味甘，性温，无毒。

主治《嘉祐补注本草》：补虚，主冷痢，煮食之。去胸中邪热烦闷，饭后食之，与服丹石人相宜。治妇人产后虚损。

蛏蛤类

贝子

释名 贝齿、白贝、海肥。

李时珍：贝，是象形字。古字作"貝"，两横像贝的牙齿，两点像贝的垂尾。

集解《名医别录》：贝子，长在东海的池泽之中。采集没有固定的时间。

李时珍：贝子，就是小白贝。大的像拇指顶，长寸许，背部腹部均为白色。各种贝的背部都像龟背一样隆起，腹下两边相向打开，有齿刻如鱼齿。肉像蜗蚪，有头有尾。所以魏子才《六书精蕴》中说，贝属于介虫。

修治 李珣：凡入药都需要先将贝烧过再用。

气味 味咸，性平，有毒。

主治《神农本草经》：目翳，五癃，利水道，鬼疰蛊毒，腹痛下血。

《名医别录》：温疰寒热，解肌，散结热。

陶弘景：烧研，点目去翳。

甄权：止伤寒狂热。

李珣：下水气浮肿，小儿疳蚀吐乳。

李时珍：治鼻渊出脓血，下痢，男子阴疮。解漏脯、面臛诸毒，射罔毒，药箭毒。

附方 食物中毒：贝子一枚，含之自吐。

目花翳痛：贝子一两，烧研成面，加少许龙脑点眼。若有息肉，再加珍珠粉等分。

鼻渊脓血：贝子烧研，每次用生酒服二钱，

每天三次。

小便不通：白贝一对（生一个，烧一个），为末，温酒服。

下疳阴疮：把三个白贝，煅红研末，搽涂患处。

药箭镞毒：贝齿，烧后研末，用水调服三钱，每日三次。

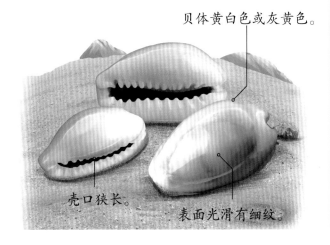

贝体黄白色或灰黄色。

壳口狭长。

表面光滑有细纹。

蚌蛤类

紫贝

释名 文贝、砑螺。

李时珍：《南州异物志》中讲，文贝很大，质白纹紫，天姿自然，不用修饰就很有光彩，因而得此名。

集解 苏颂：贝类非常多，古人以为是宝物，特别是紫贝，更加贵重。后人因为见得多就不珍惜紫贝了，入药也很少。

李时珍：紫贝质白如玉，纹理带紫点，行列相当。大的直径有一尺七八寸。

修治 与贝子相同。

气味 味咸，性平，无毒。

主治 《唐本草》：明目，去热毒。

李时珍：治小儿痘疹目翳。

附方 **痘疹入目：**紫贝一个，生研细末，把羊肝切片，掺上药末扎定，米泔煮熟，放在瓶中置一夜，空腹嚼吃。

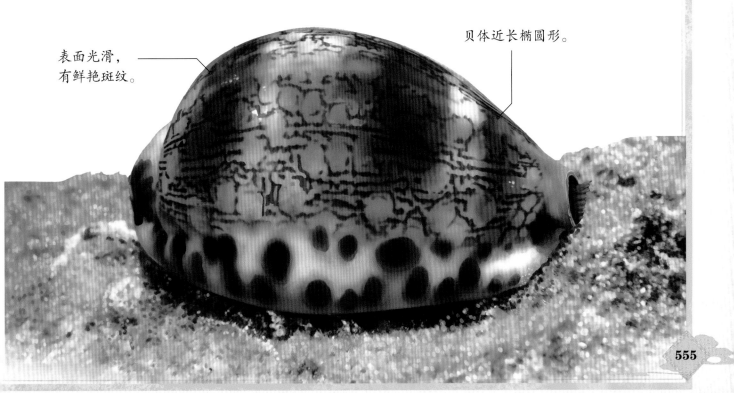

表面光滑，有鲜艳斑纹。

贝体近长椭圆形。

海螺

释名 流螺、假猪螺、厣名甲香。

李时珍：赢与螺相同，也作蠡。赢从虫，赢省文，盖虫之赢形者也。厣音掩，闭藏之貌。

集解 李时珍：螺，属于蚌的一类。大的像斗一样，多产于日南涨海中。可杂甲香的是香螺厣、光彩异常的是老钿螺、颜色微红的是红螺、色如翡翠的是青螺、味辛如蓼的是蓼螺。

附 海螺肉

气味 味甘，性冷，无毒。

主治 孙思邈：合菜煮食，治心痛。

陈藏器：目痛累年，或三四十年。生螺，取汁洗之。或入黄连末在内，取汁点之。

附 海螺甲香

修治 雷敩：凡使，需与生茅香、皂角同煮半日，用石臼捣烂筛用。

气味 味咸，性平，无毒。

主治 《唐本草》：心腹满痛，气急，止痢下淋。

李珣：和气清神，主肠风痔瘘。

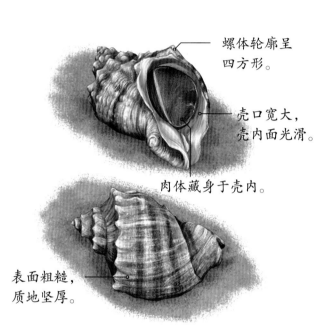

螺体轮廓呈四方形。

壳口宽大，壳内面光滑。

肉体藏身于壳内。

表面粗糙，质地坚厚。

田螺

集解 陶弘景：田螺，长在水田中和湖渎岸边。圆形，大的像梨或橘子，小的像桃子、李子，人可以煮食。

李时珍：螺，属于蚌类的一种。壳上有旋文，肉随月的盈亏而变多变少。所以王充说，月毁于天，螺消于渊。

附 田螺肉

气味 味甘，性大寒，无毒。

主治 《名医别录》：目热赤痛，止渴。

陶弘景：煮汁，疗热醒酒。用珍珠、黄连末内入，良久，取汁注目中，止目痛。

孟诜：压丹石毒。

陈藏器：煮食，利大小便，去腹中结热，目下黄，脚气冲上，小腹急硬，小便赤涩，手足浮肿。生浸取汁饮之，止消渴。捣肉，敷热疮。

李时珍：利湿热，治黄疸。止噤口痢，下水气淋闭。取水，搽痔疮狐臭。烧研，治瘰疬癣疮。

附方 小便不通：腹胀如鼓。田螺一枚，加盐半匕，生捣，敷在脐下一寸三分的部位。小便即通利。

肝热目赤：大田螺七枚洗净，用新汲水养，去掉泥秽，换一升水浸洗取出。放在干净的器

介部

皿中，在甲中加少许盐，承取自然汁点眼，用完后将田螺放生。

消渴饮水：取田螺五升，加水一斗，浸泡一夜，渴了就喝。每天换一次水及螺，或煮食饮汁也有效。

噤口痢疾：大田螺两枚捣烂，加入麝香三分制成饼，烘热贴敷在脐部。半天之后，热气下行，就会想吃东西了，效果显著。

酒醉不醒：取水中的螺、蚌，加葱、豉，煮食饮汁，即解。

瘰疬溃破：把田螺连肉烧存性，用香油调搽。

水气浮肿：大田螺、大蒜、车前子等分，捣成膏摊贴在脐上。水会从小便排出。

肠风下血：取大田螺五个，烧到壳变白、肉干，研末。用热酒一次饮服完。

痔漏疼痛：田螺一个，在里面加一分片脑，取水搽涂。使用前，先用冬瓜汤洗净患处。

疔疮恶肿：田螺加冰片，化成水后点在疮处。

附 田螺壳

气味 味甘，性平，无毒。

主治《名医别录》：烧研，主尸疰心腹痛，失精。水渍饮汁，止泻。

陈藏器：烂壳烧研水服，止反胃，去卒心痛。

李时珍：烂壳研细末服之，止下血，小儿惊风有痰，疮疡脓水。

附方 **小儿头疮**：把田螺壳烧存性，用清油调和，掺之。

小儿急惊：把陈年田螺壳烧成灰，加少量麝香，用水调灌喝下。

心脾痛：不止者，水甲散主之。取田螺壳，用松柴片一层层叠在上面，烧后吹去松灰，把壳研成末。用乌沉汤、宽中散之类的调服二钱。

介部

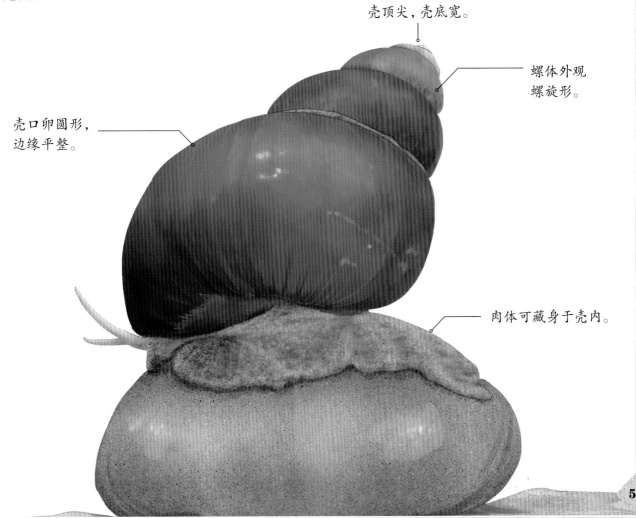

壳顶尖，壳底宽。

螺体外观螺旋形。

壳口卵圆形，边缘平整。

肉体可藏身于壳内。

蜗螺

蚌蛤类

释名 螺蛳。烂壳名鬼眼睛。

李时珍：师，众多之义。它的形状与蜗牛相似，种类也很多，所以有螺蛳、蜗螺两个名字。

附　蜗螺肉

气味 味甘，性寒，无毒。

主治 《名医别录》：烛馆，明目下水。

陈藏器：止渴。

李时珍：醒酒解热，利大小便，消黄疸水肿，治反胃痢疾，脱肛痔漏。

附方 白游风肿：取螺蛳肉，加少量盐，捣泥贴敷。神效。

五淋白浊：螺蛳一碗，带壳炒热，加三碗白酒，煮取一碗，挑肉吃，以此酒饮下，几次就会有效。

黄疸酒疸：把小螺蛳养去泥土，每天煮食饮汁，有效。

黄疸吐血：病后身面俱黄，吐血成盆，诸药不效。取螺蛳十个，水漂去泥，捣烂暴露一夜，五更时取清汁服。二三次，血止即愈。

小儿脱肛：螺蛳二三升，铺在桶里，小儿坐在桶内，一会就好。

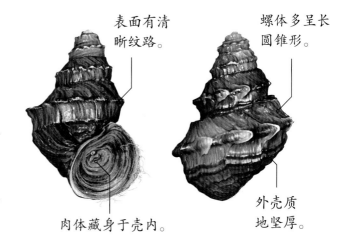

表面有清晰纹路。

螺体多呈长圆锥形。

肉体藏身于壳内。

外壳质地坚厚。

海燕

蚌蛤类

集解 李时珍：海燕，出自东海。大的有一寸。状扁而圆，背上青黑，腹下白脆，似海螺蛸，有纹如簧茵。腹下有嘴，以细沙为食。口旁有五路正勾，就是其足。《临海水土记》提到，阳遂足，生海中。背青黑，腹白，有五足，长短大小都相同，不分首尾。生时体软，死即干脆，即是此物。

气味 味咸，性温，无毒。

主治 李时珍：阴雨发损痛，煮汁饮服。取汗即解。亦入滋阳药。

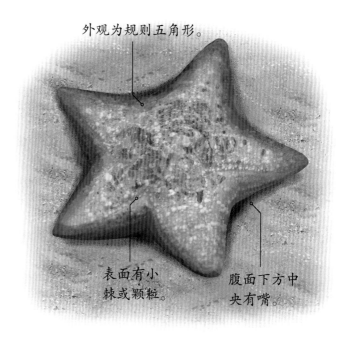

外观为规则五角形。

表面有小棘或颗粒。

腹面下方中央有嘴。

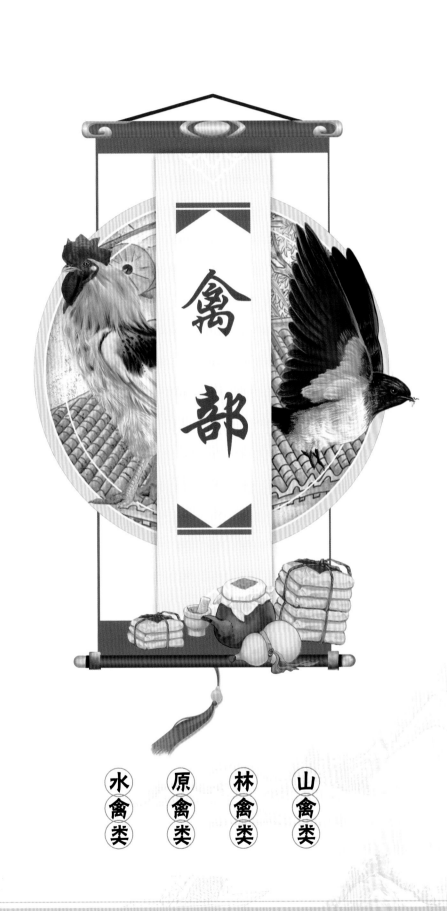

禽部

山禽类　林禽类　原禽类　水禽类

水禽类

鹤

释名 仙禽、胎禽。

李时珍：鹤字，在篆文中像头翘尾短的形象。也有人说因为它的色白才得名。

集解 李时珍：鹤比鹄大，长和高均有三尺，喙长四寸。头顶有丹色，眼睛和颊也都呈赤红色。脚色青，长颈尾短，膝部粗大但爪指纤细。白羽黑翎，也有纯灰和灰白色的。

附 白鹤血

气味 味咸，性平，无毒。

主治 《嘉祐补注本草》：益气力，补虚乏，祛风益肺。

发明 掌禹锡：《穆天子传》中提过，天子到了巨蒐氏居住的地方，巨蒐之人贡献了白鹤血，说是能补益人的气力。

附 鹤卵

气味 味甘、咸，性平，无毒。

主治 李时珍：《活幼全书》记载，预解痘毒，可以使多者变少，少者不发。每次煮一枚，给小儿食用。

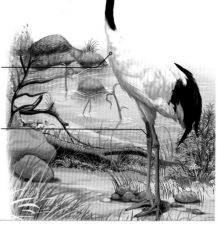

头顶鲜红色。

喙嘴长，呈淡绿灰色。

除颈、尾、脚外，全身大多白色。

腿纤细修长。

水禽类

鹈鹕

释名 犁鹕、䴔鸹、逃河、淘鹅。

李时珍：鹈鹕，是民间俚语。《山海经》记载，沙水中多犁鹕，其名自呼。后人误传为鹈鹕。

集解 李时珍：鹈鹕，是一种很常见的水鸟。似鹗，但体形更大，色灰像苍鹅。喙有一尺左右长，又直又宽。口中正红色，颌下有一个能装很多东西的囊。这种鸟爱群飞，能潜入水里捉鱼，也会把水洼里的积水弄干来捉鱼。人们常吃它的肉，用它的脂油入药。

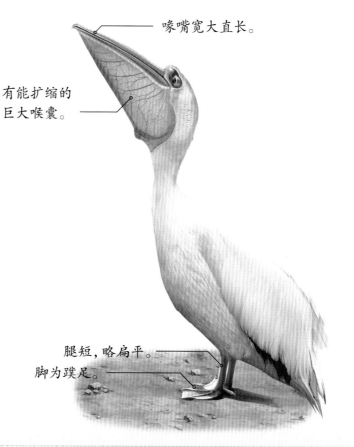

喙嘴宽大直长。

有能扩缩的巨大喉囊。

腿短，略扁平。脚为蹼足。

附　鹅鹕脂油

修治 李时珍：剥取其脂，熬化掠取，就用它的嗉囊盛装，这样可以保证不会渗漏。如果用其他东西盛则会透走。

气味 味咸，性温、滑，无毒。

主治 李时珍：涂痈肿，治风痹，透经络，通耳聋。

发明 李时珍：淘鹅油性走，能引导各种药进入病所拔毒。因此可以治聋、痹、肿毒等各种病症。

附方 **耳聋**：淘鹅油半匙，慈石一小豆，麝香少许，调匀后用绵布包裹，塞进耳内。同时嘴里少含一些生铁，用三五次就能见效。

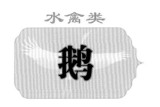

水禽类

鹅

释名 家雁、舒雁。
　李时珍：鹅的名字来源于它的鸣叫声。江东称为舒雁，是因为鹅像雁，但更舒缓。

集解 李时珍：江淮以南饲养鹅的人家很多。大体有苍、白两种颜色，都是绿眼、黄喙、红掌。鹅善斗，夜里鸣叫的时间与更鼓声相吻合。

附　白鹅膏（腊月炼收）
气味 味甘，性微寒，无毒。

主治 《名医别录》：灌耳，治卒聋。
　大明：润皮肤，可合面脂。
　李时珍：涂面急，令人悦白。唇渖，手足皴裂，消痈肿，解礜石毒。

附　鹅肉
气味 味甘，性平，无毒。

主治 《名医别录》：利五脏。
　孟诜：解五脏热，服丹石人宜之。
　陈藏器：煮汁，止消渴。

发明 李时珍：鹅气味俱厚，会发风发疮，用火熏后作用更毒。

附　鹅胆
气味 味苦，性寒，无毒。

主治 李时珍：解热毒及痔疮初起，频涂抹之，自消。

附方 **痔疮有核**：选白鹅胆二三枚，取汁，加入熊胆二分，片脑半分，研匀，用瓷器密封，勿使其漏气。用时以手指涂抹，立即见效。

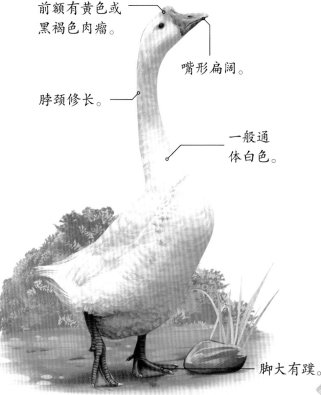

前额有黄色或黑褐色肉瘤。

嘴形扁阔。

脖颈修长。

一般通体白色。

脚大有蹼。

禽部

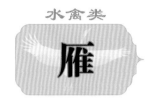

水禽类
雁

释名 鸿。

李时珍：《禽经》提到，鹅以水言，自北而南；鹅以山言，自南而北。张华解释，鹅鹅并音为雁。冬季到南方生活，汇集于水干，故字中从干。春天回到北方生活，汇集于山岸，故字形从厈。小者称为雁，大者称为鸿。

集解 李时珍：雁的外形与鹅相似，颜色也分为苍和白。现在人们常把色白且小的称为雁，体形大的叫作鸿，色苍者为野鹅。雁有四德：天冷时从北方飞到湖南的衡阳，天暖时则会回到北方的山西雁门，非常守信；飞行过程中也很有秩序，前雁鸣叫时，后雁即相和，很有礼节；失偶后不再交配，这是它的气节；夜晚群居会留一雁巡逻。白天会口衔芦以躲避射击，这是它的智慧。

附 雁肪

气味 味甘，性平，无毒。

主治 《神农本草经》：风挛拘急偏枯，血气不通利。久服益气不饥，轻身耐老。
《名医别录》：长毛发须眉。
《吴普本草》：杀诸石药毒。
人明：治耳聋。和豆黄做丸，补劳瘦，肥白人。

附方 生发：雁肪每日涂之。

附 雁肉

气味 味甘，性平，无毒。

主治 大明：风麻痹。久食助气，壮筋骨。
李时珍：利脏腑，解丹石毒。

发明 寇宗奭：人不食雁。这是说它了解阴阳的升降，能分辨少长的行序。道家称之为天厌，也是一种说法。食之可治诸风。

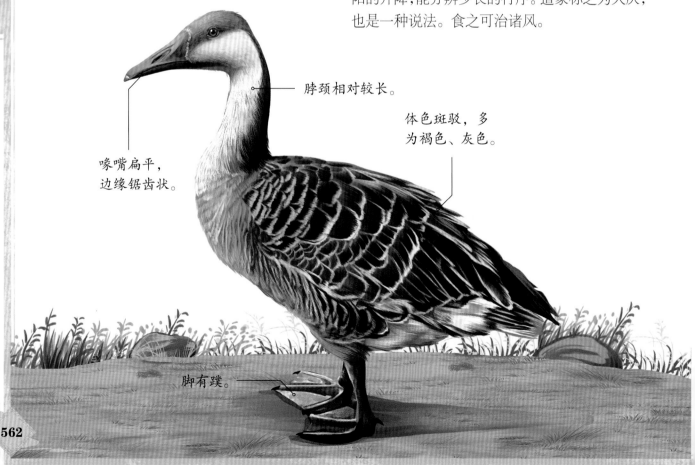

脖颈相对较长。

体色斑驳，多为褐色、灰色。

喙嘴扁平，边缘锯齿状。

脚有蹼。

禽部

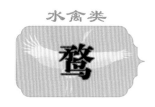

鹜

释名 鸭、舒凫、家凫。

李时珍：鹜，通作木。鹜性质木而无他心。鸭鸣呷呷，其名自呼。

集解 李时珍：《格物论》中提到，雄鸭绿头文翅，雌鸭黄斑色。也有纯黑和纯白的，也有毛色白骨乌的，入药食用都好。重阳节后，体肥味美。清明后产卵，肉会内陷不满。孵卵时如果听到磨砺之声，就会失败。

附 鹜肉

气味 味甘，性冷，微毒。

主治 《名医别录》：补虚除客热，和脏腑，利水道，治小儿惊痫。

大明：解丹毒，止热痢。

孟诜：头生疮肿。和葱、豉煮汁饮之，去卒然烦热。

发明 李时珍：鸭，是一种水禽，治水病，利水道，通小便，宜选用青头雄鸭，取其水木生发之象。治虚劳热毒，宜选乌骨白鸭，取金水寒肃之象。

附方 大腹水病：治十种水病垂死。取青头鸭一只，如常治切，和米并五味煮为粥食。

白凤膏：葛可久说，治疗久虚发热，咳嗽吐痰，咳血，火乘金位之病。选黑嘴白鸭一只，取血，入温酒，适量饮用，能润补肺经。拨去鸭毛，胁下开窍去肠拭净，加入大枣肉二升，参苓平胃散末一升，固缚。将鸭放进沙瓮里，用炭火慢慢煨之。把陈酒分三次兑入，以酒干为度。取出，食鸭及枣。频作取愈。

附 白鸭通（即鸭屎）

气味 性冷，无毒。

主治 《名医别录》：杀石药毒，解结缚，散畜热。

孟诜：主热毒、毒痢。又和鸡子白，涂热疮肿毒，即消。涂蚯蚓咬，亦效。

李时珍：绞汁服，能解金、银、铜、铁之毒。

附方 热疮肿痛：家鸭粪与鸡蛋清调敷，即消。

石药过剂：把白鸭屎制成末，水服二钱，有效。

乳石发动：烦热。白鸭通一合，用汤一盏浸渍，澄清后冷服。

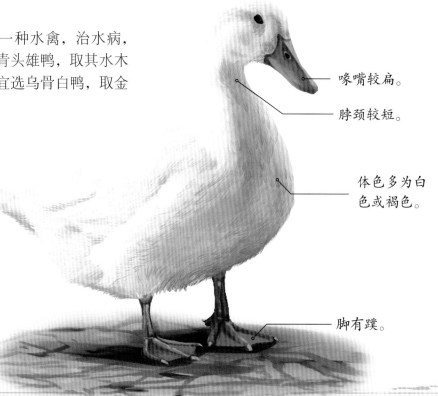

喙嘴较扁。

脖颈较短。

体色多为白色或褐色。

脚有蹼。

水禽类

凫

释名 野鸭、野鹜、鸼、沉凫。

李时珍：凫性好出没，俗作晨凫，常以晨飞。

集解 李时珍：在东南的江海湖泊中都能发现凫。它们会数百只结成群飞行，能遮天蔽日，声大如风雨。所到之处稻粱皆空。陆玑在《诗疏》中说，凫与鸭相似但体形更小，毛色青白相杂，背上有纹，喙短尾长，低脚红掌，体肥耐寒，凫谨慎诚实自守，是水鸟中的谨愿之士。有人说绿头者是食用的上品，尾尖状者次之。海中有一种冠凫，其头上有冠，乃为石首鱼所化生。在冬季取用为好。

附 凫肉

气味 味甘，性凉，无毒。

主治 孟诜：补中益气，平胃消食，除十二种虫。身上有诸小热疮，年久不愈者，但多食之，即瘥。

大明：治热毒风及恶疮疖，杀腹脏一切虫，治水肿。

附 凫血

主治 李时珍：解挑生蛊毒，热饮探吐。

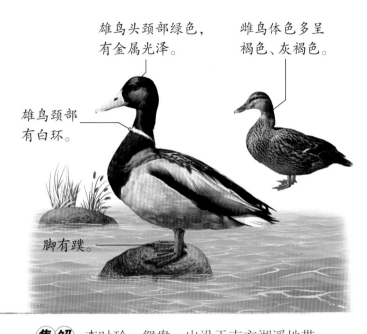

雄鸟头颈部绿色，有金属光泽。

雌鸟体色多呈褐色、灰褐色。

雄鸟颈部有白环。

脚有蹼。

水禽类

鸳鸯

释名 黄鸭、匹鸟。

李时珍：鸳鸯，整日相伴而游，有常在水中央嬉戏的寓意。有人说，雄鸣称鸳，雌鸣称鸯。崔豹在《古今注》中讲，鸳鸯雌雄不能分离，若其中之一被捕获，另一只会相思而亡。所以也叫匹鸟。

集解 李时珍：鸳鸯，出没于南方湖溪地带。它栖息于土穴中，大小如小鸭，杏黄色，身上有纹，头红颈翠，翅和尾都是黑色的，红掌，头上有白长毛垂之至尾部。鸳鸯交颈而卧，其交不再。

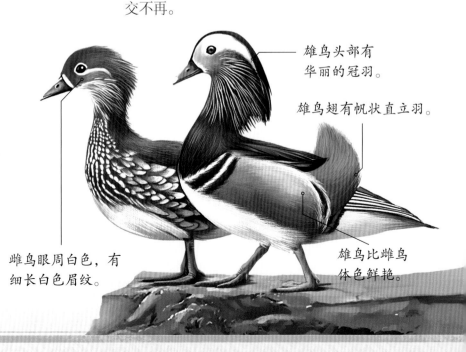

雄鸟头部有华丽的冠羽。

雄鸟翅有帆状直立羽。

雄鸟比雌鸟体色鲜艳。

雌鸟眼周白色，有细长白色眉纹。

附　鸳鸯肉

气味 味咸，性平，有小毒。

主治 孙思邈：炙食，治梦寐思慕者。

《嘉祐补注本草》：诸瘘疥癣，以酒浸，炙令热，敷贴疮上，冷即易。

附方 **血痔不止**：鸳鸯一只，洗净切片，用五味、椒、盐腌炙，空腹食之。

五痔瘘疮：鸳鸯一只，依常法修治，炙熟细切，调和五味，加醋后食用，做肉羹也行。

鸬鹚

释名 鷀、水老鸦。

李时珍：《韵书》中说，卢与兹都是黑色。这种鸟颜色深黑，所以得此名。鷀是它叫的声音。

集解 李时珍：水乡处处有这种鸟。与鹢鸟相像但体形略小，色黑。与鸦类似，喙长微曲，擅长入水取鱼。白天在水中的小岛上聚集，夜晚会在林木之中栖息。但时间久了，它粪便中的毒性会使树木枯死。在南方的渔船上，常会有人畜养数十只，用其来捕鱼。

附　鸬鹚肉

气味 味酸、咸，性冷，微毒。

主治 李时珍：大腹鼓胀，利水道。

发明 李时珍：鸬鹚，在《名医别录》中未见其功用，只有雷氏的《雷公药对》序中提到，它体寒腹大，全赖鸬鹚。注文云，治疗腹大如鼓体寒者，把鸬鹚烧存性研末，用米汤冲服，能立即见效。我自认为各种腹大如鼓疾病，都是属于热，卫气并循于血脉则体寒。这种鸟是水鸟，其气寒能利水。寒能胜热，利水能祛湿。

附　蜀水花（即鸬鹚屎）

气味 性冷，微毒。

主治 《名医别录》：去面上黑黔黡痣。

大明：疗面瘢疵，及汤火疮痕。和脂油，敷疔疮。

苏颂：南人治小儿疳蛔，干研为末，炙猪肉蘸食，云有奇效。

李时珍：杀虫。

附方 **断酒**：鸬鹚屎烧后研末，水服方寸匕，每日一次。

鼻面酒齄：鸬鹚屎一合研末，用腊月猪脂调和，每日夜涂晨洗。

鱼骨哽咽：鸬鹚屎研末，水服方寸匕，并用水调和，涂在喉的外部。

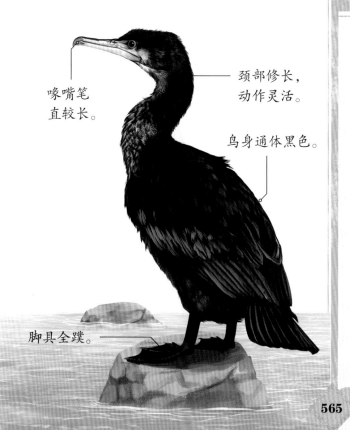

喙嘴笔直较长。

颈部修长，动作灵活。

鸟身通体黑色。

脚具全蹼。

水禽类

鱼狗

释名 鴗、天狗、水狗、鱼虎、鱼师、翠碧鸟。

李时珍：狗、虎、师，都是能咬伤其他动物的兽类。这种鸟会害鱼，所以得此名。

集解 李时珍：鱼狗，常在水涯之处见到。大小如燕，喙又尖又长，短足色红，背部的羽毛呈翠碧之色，翅膀上的毛黑色泛青，能饰女人的首饰等物件。

附 鱼狗肉

气味 味咸，性平，无毒。

主治 陈藏器：鱼鲠，及鱼骨入肉不出，痛甚者，烧研饮服，或煮汁饮，亦佳。

发明 李时珍：现在人治鱼骨鲠，用鱼狗肉，一般去掉其肠，用阴阳瓦泥固定后煅烧存性，入药使用。大概是取其相制之意。

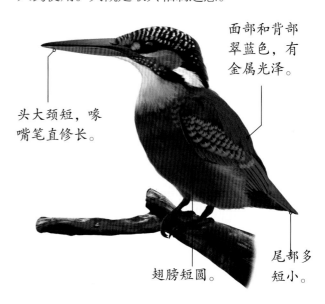

面部和背部翠蓝色，有金属光泽。

头大颈短，喙嘴笔直修长。

尾部多短小。

翅膀短圆。

原禽类

鸡

释名 烛夜。

集解 李时珍：各个地方都产鸡，种类繁多，大小形色也不相同。鸡在卦属巽，在星应昴。其鸣啼而知时刻，其栖能知阴晴。

附 诸鸡肉

发明 苏颂：虽有小毒，但补虚羸是最主要。

朱震亨：鸡性补，能助湿中之火。

李时珍：鸡，属风木，是阳中之阴。

附 鸡屎白

气味 性微寒，无毒。

主治《神农本草经》：消渴，伤寒寒热。

《名医别录》：破石淋及转筋，利小便，止遗尿，灭瘢痕。

陈藏器：治贼风、风痹、破血，和黑豆炒，浸酒服之。炒服之，亦治虫咬毒。

李时珍：下气，通利大小便，治心腹鼓胀，消癥痕，疗破伤中风，小儿惊啼。以水淋汁服，解金银毒。以醋和，涂蜈蚣、蚯蚓咬毒。

发明 李时珍：鼓胀生于湿热或积滞。鸡屎能消积下气，利小便，通大便，所以在治鼓胀方面有特殊功效，这是岐伯的神方。

附方 **小儿心痛**：取白乌鸡屎（晒研）、松脂各五钱，研末，葱头汁和，制成梧桐子大小的药丸，以黄丹做衣。每次用醋汤服五丸。忌生冷、硬物。三四天就有效果。

中风寒痉：口噤，不知人。鸡矢白一升炒黄，加酒三升搅拌，澄清再饮。

小儿血淋：取尖白如粉的鸡矢，炒研，制成绿豆大的药丸。每次服三五丸，用酒下。四五次后就能见效。

小儿腹胀：黄瘦。干鸡矢一两，丁香一钱，研末，蒸饼制成小豆大的药丸。每次用米汤下十丸，每日三次。

破伤中风：用鸡矢白一升，大豆五升，和合炒黄，趁热用酒润过，微微烹煮后使豆澄于下。随意取饮，出汗避风。

牙齿疼痛：把鸡矢白烧成末，裹在绵中放于痛处咬住，可立即痊愈。

面目黄疸：鸡矢白、小豆和秫米各二分，均研为末，分作三服，用水送下，会有黄汁流出。

头疮白秃：取雄鸡屎末，调和陈酱、苦酒外洗。

附 鸡子（鸡卵）

气味 味甘，性平，无毒。

主治《神农本草经》：除热火灼烂疮、痫痉，可作虎魄神物。

陈藏器：益气。以浊水煮一枚，连水服之，主产后痢。和蜡煎，止小儿痢。

孟诜：大人及小儿发热，以白蜜一合，和三颗搅服，立瘥。

发明 李时珍：蛋清如天，其气清，性微寒。蛋黄似地，气浑，性温。卵兼有蛋清和蛋黄的功效，性平。精不足者补之以气，蛋清能清气，治伏热、目赤和咽痛等诸疾。形不足者补之以味，蛋黄能补血，治下痢、胎产等诸疾。

附方 **身面肿满**：把蛋清和蛋黄调匀后涂在肿处。干后重复涂之。

小儿疳痢：肚胀。在鸡蛋上开一个小孔，放入去皮巴豆一粒，轻粉一钱，用纸裹五十层。在饭锅上蒸三次，放冷后去壳研末，加少许麝香，制成米粒大的药丸。在饭后用温水服二至三丸。

胎动下血：鸡蛋两枚打破，加白粉和成粥，一次吃完。

乳石发渴：用水浸蛋，取蛋清生服。效果特别好。

身体发热：不拘大人、小儿。用鸡蛋三枚，白蜜一合和服。立瘥。

预解痘毒：鸡蛋一枚，放入一条活地龙，上饭锅上蒸熟，去掉地龙给小儿吃。每年立春的时候吃一枚，可以终身不出痘。

妇人白带：用酒和艾叶煮蛋，每天吃。

年久哮喘：把鸡蛋微微打破，放在尿缸中泡三四天，煮食，能祛风痰。

伤寒发狂：烦躁热极。吞一枚生鸡蛋，即有效。

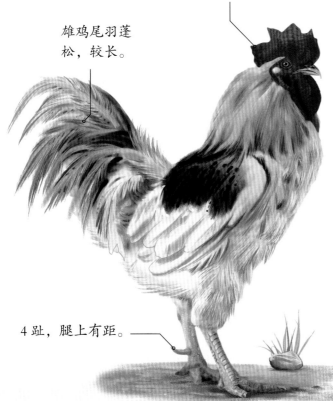

头顶有红色肉质隆起。

雄鸡尾羽蓬松，较长。

4趾，腿上有距。

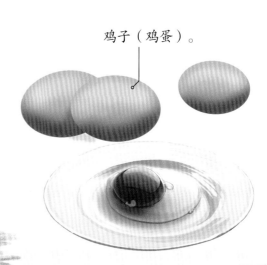

鸡子（鸡蛋）。

雉

禽部

释名 野鸡。

李时珍：雉，理也，指其有纹理。《尚书》称其为华虫，《曲礼》称其为疏趾。雉有很多种类，大多以外形和毛色来辨别。

集解 李时珍：南、北方都有雉。大小与鸡相似，斑纹美丽好看。雄雉尾长纹亮，雌雉尾短纹暗。雉卵呈深褐色，将要产卵时，雌性会避开雄性潜伏起来，否则雄雉会将卵吃掉。

附 雉肉

气味 味酸，性微寒，无毒。

【正误】李时珍：雉属离火，鸡属巽木。春夏不可食，因其食虫蚁，变化有毒。

主治 《名医别录》：补中，益气力，止泄痢，除蚁瘘。

发明 李时珍：诸家言说食雉肉会发痔，不

适宜下痢的人食用。但《名医别录》却记载它能治痢、疗瘘，可能是雉在禽类中对应胃土，所以能补中。雉又食虫蚁，所以能治蚁瘘，取其制伏之义。如果长期食用，或者吃的时候不当，会生虫有毒，故不宜。

附方 心腹胀满：取野鸡一只（不分雄雌）。茴香（炒）、马芹子（炒）、川椒（炒）、陈皮、生姜等分，和醋以一夜蒸饼和雉肉做馅料，外用面皮包做馄饨，煮熟后食用。仍早服嘉禾散，辰时服此，中午服导气枳壳丸。

脾虚下痢：日夜不止。野鸡一只，如常法制作。加入橘皮、葱、椒、五味，调和做成馄饨煮熟，空腹食用。

产后下痢：用野鸡一只，做馄饨食用。

消渴饮水：小便数。用野鸡一只，加五味煮汁饮用，肉也能吃，效果很好。

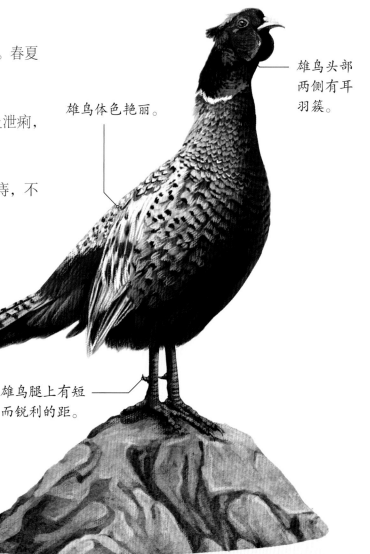

雄鸟头部两侧有耳羽簇。

雄鸟体色艳丽。

雄鸟尾羽长，有黑褐相间的横纹。

雄鸟腿上有短而锐利的距。

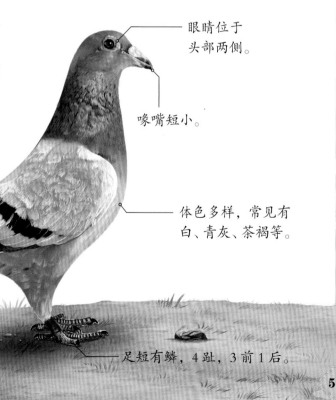

鸽

释名 鹁鸽、飞奴。

李时珍：鸽性淫爱交合，故得此名。鹁，为其叫声。张九龄以鸽传书，故称为飞奴。

集解 寇宗奭：惟白鸽入药。

李时珍：现在很多人都会畜养鸽，也有野鸽。虽然有很多名称和品种，但大多羽毛为青、白、皂、绿、鹊斑等几种颜色。眼睛有大小之分，有黄、红、绿几色。常与鸠为配偶。

附 白鸽肉

气味 味咸，性平，无毒。

主治《嘉祐补注本草》：解诸药毒，人、马久患疥，食之立愈。

孟诜：调精益气，治恶疮疥癣，风瘙白癜，疬疡风，炒熟酒服。虽益人，食多恐减药力。

附方 预解痘毒：每至除夜，用白鸽煮炙后喂给小儿。再用鸽毛煎汤洗浴，则出痘稀少。

消渴饮水：取白花鸽一只，切成小片，用土苏煎之，含咽。

附 鸽屎（名左盘龙）

李时珍：以野鸽为好。其屎皆向左盘，故《宣明论方》称之为左盘龙。

气味 味辛，性温，微毒。

主治《嘉祐补注本草》：人、马疥疮，炒研敷之。驴、马，和草饲之。

汪颖：消肿及腹中痞块。

李时珍：消瘰疬诸疮，治破伤风及阴毒垂死者，杀虫。

附方 头痒生疮：白鸽屎五合，用醋煮三沸，杵捣烂外敷。每日三次。

带下排脓：寇宗奭说，用野鸽粪一两（炒至微焦），白术、麝香各一分，赤芍药、青木香各取半两，一两延胡索（炒赤），柴胡三分，以上皆研为末。空腹时用温无灰酒调服一钱。待脓尽即止，后服补子脏之药。

破伤中风：用左盘龙、江鳔、白僵蚕（炒）各半钱，雄黄一钱，研末，蒸饼制成梧桐子大的药丸。每次用温酒服十五丸，效果好。

冷气心痛：鸽屎烧存性，酒服一钱，即止。

鹅掌风：鸽屎白、雄鸡屎，炒后研末。每天煎水洗。

阴证腹痛：面青甚者。鸽子粪一大抄，研末，极热酒一盅，和匀澄清，顿服，即可痊愈。

眼睛位于头部两侧。

喙嘴短小。

体色多样，常见有白、青灰、茶褐等。

足短有鳞，4趾，3前1后。

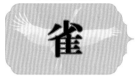

原禽类

雀

释名 瓦雀、宾雀。

李时珍：雀，是一种短尾的小鸟。故字从小，从隹。在屋檐和瓦之间栖宿，如宾客、嘉客常至阶前。一般都将年老而有斑者称为麻雀，雀小而口黄者称为黄雀。

集解 李时珍：雀，处处都有。毛色褐有斑，颔嘴皆为黑色。头大小如蒜，目如擘椒。尾长约二寸，爪色黄白，善跳跃，从不行走，其目夜盲。

附 雀肉

气味 味甘，性温，无毒。

主治 陈藏器：冬三月食之，起阳道，令人有子。

大明：壮阳益气，暖腰膝，缩小便，治血崩带下。

孟诜：益精髓，续五脏不足气。宜常食之，不可停辍。

发明 李时珍：《圣济总录》中有治虚寒的雀附丸，取肥雀肉三四十枚，与附子熬膏制成丸药。

附方 **赤白痢下**：腊月取雀儿，去肠肚皮毛，在其肚内放一枚巴豆仁，用瓶固定，煅存性，研末。用好酒煮黄蜡百沸，取蜡调制成梧桐子大的药丸。每次取一二十丸。红痢，以甘草汤送服。白痢，以干姜汤送服。

补益老人：治老人脏腑虚损羸瘦，阳气乏弱。雀儿五只（如常修治），粟米一合，葱白三茎。先把雀炒熟，入酒一合，稍煮一时，加入水二盏半，下葱、米做粥食用。

小肠疝气：把一只带毛雀儿去肠，加入金丝矾末五钱缝合，用桑柴火煨成炭，研为末。空腹用无灰酒送服。发病年久者，二服可愈。

心气劳伤：朱雀汤，雄雀一只（取肉炙），加赤小豆一合，人参、赤茯苓、大枣肉、紫石英、小麦各一两，紫苑、远志肉、丹参各半两，甘草（炙）二钱半，细剉拌匀。每次取三钱，用水一盏，煎为六分，去滓，食远温服。

附 雄雀屎

释名 白丁香、青丹、雀苏。

修治 雷敩：雄雀屎底坐尖在上，雌者两头圆。阴人用雄，阳人用雌。在腊月采得后，去掉两边的附着物，在钵中研细，并于甘草水中浸泡一夜，去水焙干后用。

李时珍：《名医别录》只用雄雀屎。

气味 味苦，性温，微毒。

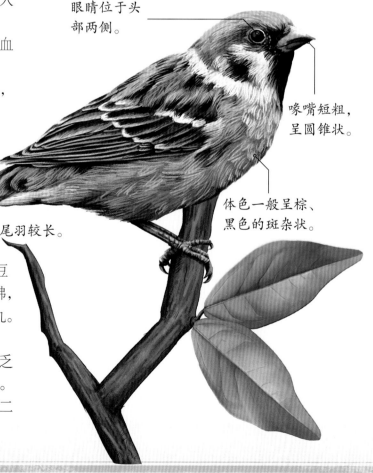

眼睛位于头部两侧。

喙嘴短粗，呈圆锥状。

体色一般呈棕、黑色的斑杂状。

尾羽较长。

禽部

主治 《名医别录》：疗目痛，决痈疖，女子带下，溺不利，除疝瘕。

陶弘景：治龋齿。

陈藏器：痈苦不溃者，点涂即溃。急黄欲死者，汤化服之立苏。腹中疙癖、诸块、伏梁者，和干姜、桂心、艾叶为丸服之，能令消烂。

孟诜：和天雄、干姜丸服，能强阴。

李时珍：消积除胀，通咽塞口噤，女人乳肿，疮疡中风，风虫牙痛。

发明 李时珍：雀，食诸种谷类，易致消化，所以能治疝瘕积胀疙癖，目翳胬肉，痈疽疮疖，咽噤齿龋诸症。

附方 **喉痹乳蛾**：白丁香二十个，用砂糖调制成三丸。每次用绵裹一丸含于咽部，即愈。严重的不过两丸，有奇效。

破决痈疖：诸痈已成脓，惧针者。取雀屎涂于疮头，即易决。

霍乱不通：胀闷欲死，因伤饱取凉者。取雄雀粪二十一粒，炒后研末。用半盏温酒调服。无效再服。

风虫牙痛：雄雀屎，用绵裹塞在孔中，每日换二次，有效。

瘭疮作痛：把雀屎、燕窠土研末，外敷。

原禽类

巧妇鸟

释名 鹪鹩、桃虫、蒙鸠、女匠、黄脰雀。

李时珍：按《尔雅》所说，桃虫，即为鹪。雌鸟为鴱。杨雄的《方言》中讲：桑飞，自关而东者，称为巧雀，或称为女匠。自关而西者，称为袜雀，有的称为巧女。燕人称为巧妇。江东称之为桃雀或布母。鸠性笨拙，鹪性灵巧，所以有现在的各种名称。

集解 李时珍：鹪鹩处处都有。在蒿木之间生活，在藩篱之上居住。似黄雀但身形略小，色灰有斑。声如吹嘘，喙利如锥。用茅苇细毛筑窠，大如鸡卵，系之以麻发，非常精密。

附 巧妇鸟肉

气味 味甘，性温，无毒。

主治 汪颖：炙食甚美，令人聪明。

附 巧妇鸟窠

主治 陈藏器：烧烟熏手，令妇人巧蚕。

李时珍：治膈气噎疾。以一枚烧灰酒服，或一服三钱，神验。

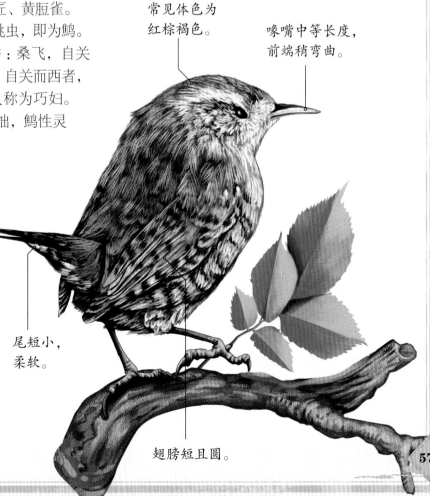

常见体色为红棕褐色。

喙嘴中等长度，前端稍弯曲。

尾短小，柔软。

翅膀短且圆。

原禽类

燕

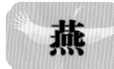

释名 乙鸟、玄鸟、鸷鸟、鹧鸰、游波、天女。

李时珍："燕"字为篆文象形字。乙鸟是依据它鸣叫的声音命名。玄鸟则指的是它的颜色。鹰鹎吃了燕后会死，能制海东青鹎，故燕有鸷鸟之称。燕还能兴波祈雨，故有游波之号。

集解 《名医别录》：燕生于高山平谷之中。

陶弘景：燕有两种。紫胸轻小者是越燕，不能入药。胸斑黑而声大者是胡燕，可入药。

李时珍：燕大如雀且身长，口形如钳而丰颔，布翅歧尾。

附　燕肉

气味 味酸，性平，有毒。

主治 《名医别录》：出痔虫、疮虫。

附　燕屎

气味 味辛，性平，有毒。

主治 《神农本草经》：蛊毒鬼疰，逐不详邪气，破五癃，利小便。

苏恭：疗痔，杀虫，去目翳。

孙思邈：治口疮、疟疾。

陶弘景：做汤，浴小儿惊痫。

附方 **小儿卒惊**：似有痛处而不知。取燕窠中粪，煎汤洗浴。

通小便：取燕屎、豆豉各一合，糊成梧桐子大的药丸。每次用白汤下三丸，一日三次。

解蛊毒：取燕屎三合炒，独头蒜（去皮）十枚和捣，制成如梧桐子大的药丸。每次服三丸，蛊可随利而出。

厌疟疾：取燕屎方寸匕，疟疾发作之日的早晨，与一升酒调和，让病人两手捧住吸气。慎勿入口，害人。

下石淋：用燕屎末，以冷水服五钱。早晨服后到中午时，当有尿石排出。

止牙痛：把燕屎制成如梧桐子大的药丸。在疼处咬之，丸化疼即止。

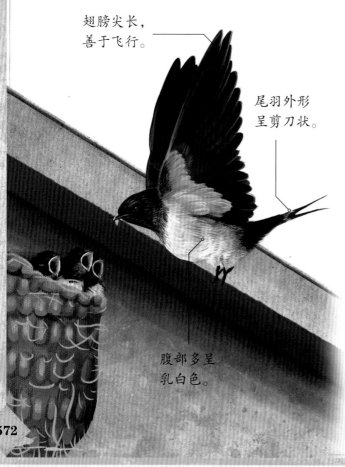

翅膀尖长，善于飞行。

尾羽外形呈剪刀状。

腹部多呈乳白色。

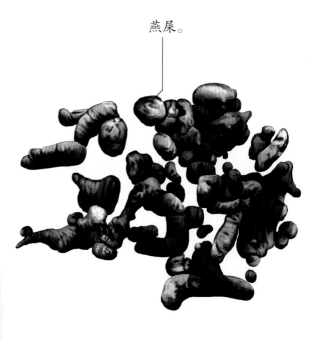

燕屎。

伏翼

释名 蝙蝠、天鼠、仙鼠、飞鼠、夜燕。

苏恭：伏翼，以其昼伏有翼得名。

李时珍：伏翼，在《尔雅》中被称为服翼，齐人呼为仙鼠，《仙经》列为肉芝。

集解 李时珍：伏翼长得像鼠，灰黑色。有薄肉翅，四足及尾连成一体。夏出冬蛰，日伏夜出，以蚊蚋为食。

修治 雷敩：凡使，取重一斤的为好。先去毛、爪、肠，只留肉、翅膀和嘴、脚。用好酒浸泡一晚，取出后用黄精自然汁五两，涂炙完全，炙干后使用。

气味 味咸，性平，无毒。

主治 《神农本草经》：目暝痒痛，明目，夜视有精光。久服令人喜乐媚好无忧。

《名医别录》：疗五淋，利水道。

苏恭：主女人生子余疾，带下病，无子。

李时珍：久咳上气，久疟瘰疬，金疮内漏，小儿魅病惊风。

发明 李时珍：蝙蝠，性能使人泻。用治金疮的方子，会引发病人下利，由此可知其毒性。《神农本草经》说其无毒，久服蝙蝠能解人忧愁，这是贻误后世的说法。蝙蝠只能入药治病，不可服食。

附方 小儿惊痫：取入蛰蝙蝠一只，在腹内

加入三钱成块朱砂，用新瓦相合，煅存性，冷却后研末。空腹分四服（小儿可分五服），用白水服下。

仙乳丸：治上焦热，昼夜不醒。取伏翼（五两重）一枚（连肠胃炙燥),云实（微炒）五两，威灵仙三两，牵牛（炒）、苋实各二两，丹砂、雌黄、铅丹各一两，腻粉半两，均研为末，制成如绿豆大的蜜丸。每次服七丸，饭后用木通汤下，以知为度。

金疮出血：不止，成内漏。蝙蝠二枚，烧为末。水服方寸匕，下水后血即消。

久咳上气：久咳一二十年，诸药不效。把蝙蝠除去翅、足，烧焦后研末。用米汤饮服之。

多年瘰疬：取蝙蝠、猫头各一个，均撒上黑豆，烧至骨化，研为末（干即加油调敷），内服连翘汤。

妇人断产：蝙蝠一只烧后研末，用五朝酒浮调下。

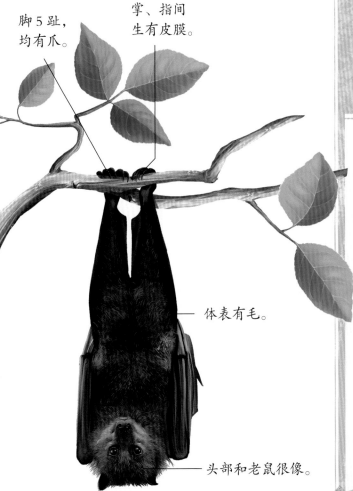

脚5趾，均有爪。

掌、指间生有皮膜。

体表有毛。

头部和老鼠很像。

寒号虫

释名 鹖鴠、独春，屎名五灵脂。

李时珍：杨氏的《丹铅录》中说，寒号虫就是鹖鴠。《诗经》作盍旦，《礼记》作曷旦，《说文解字》作鹖鴠，《广志》作侃旦，都是按其义取名。

集解 李时珍：曷旦是候时之鸟，五台诸山中有许多。与小鸡很像，四足间有肉翅。夏季毛有五色。到了冬天，毛会脱落像鸟雏，忍寒而号叫。其屎常集于一处，气味十分臊恶，粒大如豆。采集时有的如糊，有的像黏糖。人们常掺入沙石售卖。凡糖心润泽者才是真品。

附 五灵脂

修治 苏颂：此物大多夹杂沙石，很难修治。用时研成细末，以酒飞去沙石，晒干后备用。

气味 味甘，性温，无毒。恶人参，损人。

主治 《开宝本草》：心腹冷气，小儿五疳，辟疫，治肠风，通利气脉，女子血闭。

苏颂：疗伤冷积聚。

朱震亨：凡血崩过多者，半炒半生为末，酒服，能行血止血。治血气刺痛甚效。

李时珍：止妇人经水过多，赤带不绝，胎前产后诸种血气痛。男女各种心腹、胁肋、少腹诸痛，疝痛，血痢肠风腹痛。身体血痹刺痛，肝疟发寒热，反胃消渴，及痰涎挟血成窠，血贯瞳子，血凝齿痛，重舌，小儿惊风，五痫癫疾。杀虫，解药毒，及蛇、蝎、蜈蚣伤。

发明 李时珍：五灵脂，是足厥阴肝经之药。气味俱厚，是阴中之阴，故入血分。肝主血，

诸痛都属于木，诸虫都生于风。所以此药能治血病，和血、散血而止诸痛。治惊痫，除疟痢，化痰消积，杀虫疗疳，治血痹、血眼诸症，也就是肝经之病。失笑散，不单独治妇人的心痛血痛，男女老幼各种心腹、胁肋、少腹痛，疝气，以及胎前产后血气痛和血崩经溢，百药无效者，都能起效。

附方 吐血呕血：五灵脂一两，芦荟二钱，研末，滴为水丸如茨子大，捏做饼子。每次用龙脑浆水化服二饼。又治血妄行入胃，吐血不止。用五灵脂一两，黄芪半两，研为末，用新汲水送服二钱。

骨折肿痛：五灵脂、白及各一两，乳香、没药各三钱，研为末，用热水、香油调和，涂于患处。

吐逆不止：不论男女，连日粥饮汤药不能下者，即效。五灵脂洗净研末，与狗胆汁调制成如茨子大的药丸。每次煎生姜酒磨化一丸，

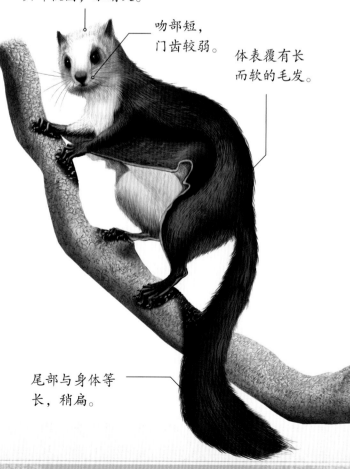

头部较圆，眼睛大。

吻部短，门齿较弱。

体表覆有长而软的毛发。

尾部与身体等长，稍扁。

猛一口趁热吞服，不能漱口，随后急用温粥少许压之。

手足冷麻：风冷，气血闭，手足身体疼痛冷麻。取五灵脂二两，没药一两，乳香半两，川乌头一两半（炮去皮），为末，滴水制丸如弹子大。每次一丸，用生姜温酒磨服。

恶血齿痛：五灵脂研末，用米醋煎汁含咽。

血气刺痛：五灵脂（生研）取三钱，加酒一盏煎沸，热服。

酒积黄肿：五灵脂末一两，加麝香少许，

饭丸如小豆大。每次用米汤饮下一丸。

五疳潮热：肚胀发焦，不可用大黄、黄芩，损伤胃气，恐生别症。五灵脂（水飞）一两，胡黄连五钱，研为末，用雄猪胆汁调制成黍米大的药丸。每次服一二十丸，用米汤饮下。

中风瘫缓：追魂散，取五灵脂三两杵碎，用水飞去上面的黑浊、下面的沙石，挹干研末。每次用热酒调服二钱，每日一服。继服小续命汤。

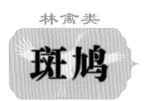

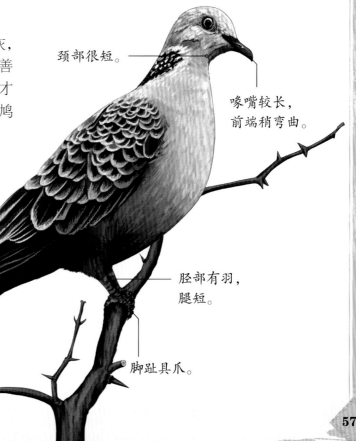

林禽类

斑鸠

释名 斑佳、锦鸠、鹁鸠、祝鸠。

李时珍：以其鸣叫时发出的声音命名为鸠、鹁。又因为色彩多样，而称为斑、锦。它的尾巴很短，所以叫佳。鸠大而有斑，佳小无斑。古者庖人以尸祝登尊俎，称为祝鸠。

集解 李时珍：现在的斑鸠体形小且毛色灰，偶尔有体积大、羽毛带梨花状斑点的，却不善于鸣叫。只有颈项下部有珍珠样斑点的鸠，才能鸣叫，且声大，会招来其他的斑鸠。这种鸠入药最好。斑鸠的性情温顺严谨，不善筑巢。

附 斑鸠肉

气味 味甘，性平，无毒。

主治 《嘉祐补注本草》：明目。多食，益气，助阴阳。

寇宗奭：久病虚损人食之，补气。

李时珍：食之，令人不噎。

发明 李时珍：《圣济总录》中有治疗眼疾的锦鸠丸。倪惟德说，斑鸠能补肾，所以明目。我认为斑鸠能益气，亦能明目，不单是因为能补肾。

附 斑鸠血

主治 李时珍：热饮，解蛊毒，良。

附 斑鸠屎

主治 李时珍：治聤耳出脓疼痛，及耳中生耵聍。同夜明砂末等分，吹之。

颈部很短。

喙嘴较长，前端稍弯曲。

胫部有羽，腿短。

脚趾具爪。

林禽类
伯劳

释名 伯鹩、博劳、伯赵、䳏、鵙。

李时珍：曹植的《令禽恶鸟论》中说，䳏鸟鸣叫时会发"嗅嗅"的声音，故称䳏。这种鸟会在夜晚阴气盛时开始活动，性情凶残。

集解 李时珍：伯劳就是䳏。夏季开始鸣叫，冬天停止，是月令候时之鸟。《神农本草经》中对其没有记载，后人几乎不认识这种鸟。

附 伯劳毛
气味 性平，有毒。

主治《嘉祐补注本草》：小儿继病，取毛带之。继病者，母有娠乳儿，儿病如疟痢，他日相继腹大，或瘥或发。他人有娠，相近亦能相继也。北人未识此病。

发明 李时珍：《淮南子》中说："男子种出的兰花，看似艳丽却无芳香；继母养的孩子，看似壮实，却无神采，这是因为双方都缺乏内在天生的情分沟通和培育滋润。"因此继病发作大概是因为母亲情系腹中之子的原因。继病也叫作魅病，魅是小鬼的名字，用来形容小儿腹大羸瘦如同魅鬼。

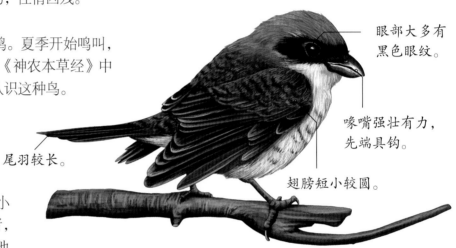

眼部大多有黑色眼纹。

喙嘴强壮有力，先端具钩。

翅膀短小较圆。

尾羽较长。

林禽类
鸲鹆

释名 鸲鹆、哵哵鸟、八哥、寒皋。

李时珍：鸲鹆鸟爱浴水，它的眼睛总会惊恐地观望四周，因此得名鸲鹆。天气寒冷欲雪之时，它们会群飞如同告白天下，所以得名寒皋。

集解 苏恭：鸲鹆，虽与䳏鸟有些相似，但它头上长有像头巾样的羽毛。

李时珍：鸲鹆会在喜鹊巢或树洞里住，还会住进人们家中的屋脊处。头身都是黑色，两

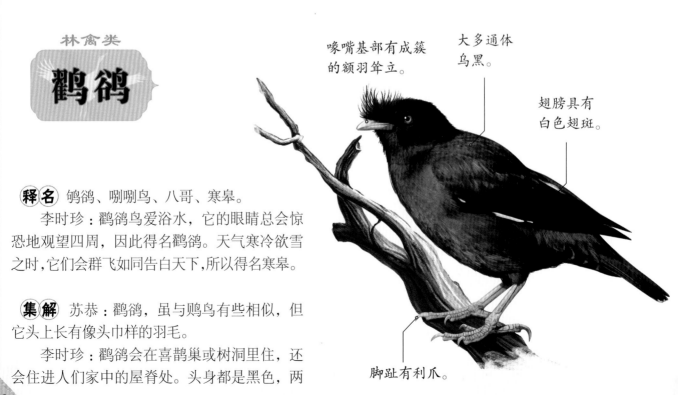

喙嘴基部有成簇的额羽耸立。

大多通体乌黑。

翅膀具有白色翅斑。

脚趾有利爪。

个翅膀下各有白点。舌如人，剪剔后能模仿人说话。雏鹦鹆的嘴是黄色的，年长的为白色，头上有头巾样的羽毛，也有没有的。

附　鹦鹆肉

气味　味甘，性平，无毒。

主治　《唐本草》：五痔止血。炙食，或为散饮服。

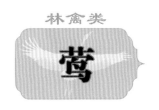

林禽类

莺

释名　黄鸟、离黄、鹂黄、仓庚、青鸟、黄伯劳。
李时珍：《禽经》中称，鹦鸟叫时发嘤嘤音，故称之为莺。

集解　李时珍：莺在各处都很常见。比鹦鹆大，雌雄并飞。身体上有黄色的羽毛，翅膀和尾部的毛黑黄相间。黑眉尖喙，脚青色。立春后开始鸣叫，等麦子黄、桑椹熟的时候会叫得更厉害。其叫声婉转动听，是应时令、节气的农时之鸟。

附　莺肉

气味　味甘，性温，无毒。

主治　汪颖：补益阳气，助脾。
李时珍：食之不妒。

发明　汪颖：莺最先感受春天的阳光而鸣叫，所以与人有益。

李时珍：据《山海经》记载，吃黄莺能使人不妒。杨孚的《止妒论》中曾提到，梁武帝郗后，生性善妒。有人说以仓庚鸟为膳疗忌妒，郗后吃了之后，果然妒意就少了一半。

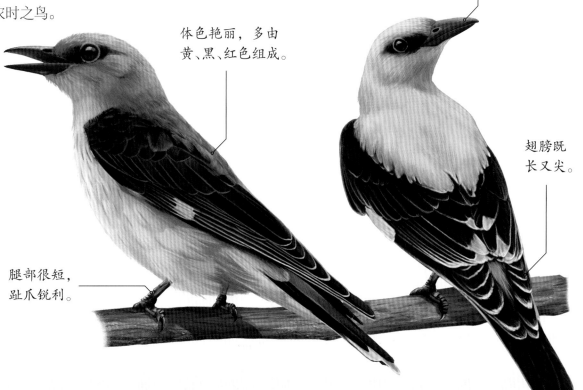

体色艳丽，多由黄、黑、红色组成。

腿部很短，趾爪锐利。

喙嘴较长且粗壮，前端微弯。

翅膀既长又尖。

啄木鸟

禽部

释名 斫木、鴷。

李时珍：啄木鸟能啄裂树木，取食树中的蛀虫，所以叫啄木鸟。

集解 李时珍：小的啄木鸟像麻雀，大的像乌鸦。面如桃花，喙和爪皆青色，喙利像锥子，长几寸。舌头比嘴长，尖端有针刺，能钩住蛀虫吃掉。

附 啄木鸟肉

气味 味甘、酸，性平，无毒。

主治 《嘉祐补注本草》：痔瘘，及牙齿疳䘌虫牙。烧存性，研末，纳孔子中，不过三次。

李时珍：追劳虫，治风痫。

发明 掌禹锡《淮南子》云，啄木鸟能治虫牙、龋齿。大概是蛀虫都害怕它的缘故。

李时珍：追劳虫，治痫、瘘，都是取自啄木鸟制虫之义。

附方 **多年痫病**：腊月啄木鸟一只，无灰酒三升，先在瓦罐里铺寸厚的荆芥穗，把鸟放在上面，再盖一寸厚荆芥穗，倒酒于内，用盐泥封住罐口，火煅制到酒干，冷却后取出研细末；加入石膏二两，铁粉、炮附子各一两，朱砂、麝香各一分，龙脑一钱，共研习。每次服一钱。服药前先喝二三口温水，再用一盏温酒调服即卧。待病症发作时，再服一次。隔一日再服一次，不过十次就能痊愈。

瘘疮脓水：啄木鸟一只（或用火老鸦），盐泥固济，煅存性，研成细末。每次用酒送服二钱匕。

追劳取虫：啄木鸟一只，朱砂四两，精猪肉四两。啄木鸟饿一天一夜，将二味调匀让啄木鸟吃光。然后用盐泥封固啄木鸟，火煅一夜。五更时取出，再埋进二尺深的土里，第二天取出去泥，放在银器或石器中研成细末。在无灰酒中加入少量麝香，一次服用。服后密切观察，看到虫出，迅速用钳子将虫放入油锅煎死。然后服局方嘉禾散一剂。

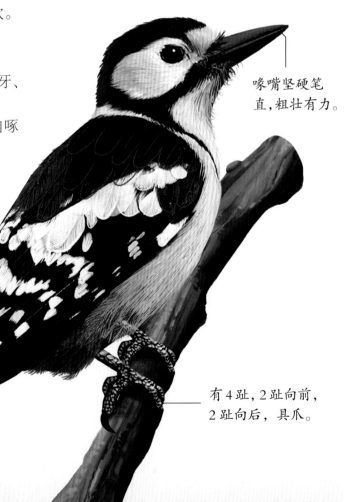

喙嘴坚硬笔直，粗壮有力。

尾部呈楔形或平直。

有4趾，2趾向前，2趾向后，具爪。

乌鸦

释名 鸦乌、老雅、楚乌、大觜乌。

集解 李时珍：乌鸦嘴大、性贪婪凶残。爱鸣叫，能躲避射鸟器具。北方人喜欢乌鸦，不喜欢喜鹊，南方人则讨厌乌鸦，喜欢喜鹊。

附 乌鸦肉

气味 味酸，性平，涩，无毒。

主治 《嘉祐补注本草》：瘦病咳嗽，骨蒸劳疾。又治小儿痫疾及鬼魅。

李时珍：暗风痫疾，五劳七伤，吐血咳嗽，杀虫。

发明 李时珍：《圣济总录》中记载，治破伤中风，牙关紧闭，四肢强直。有金乌散，把乌鸦火煅后入药。

附方 虚劳瘵疾：乌鸦一只，绞死去毛除肠，加入人参片、花椒各五钱，缝合切口处。用水煮熟，把汤肉都吃掉。再把乌鸦骨、参片、花椒焙干，研成细末，入大枣捣烂做成丸剂服用。

五劳七伤：吐血咳嗽。乌鸦一只，栝楼瓤一枚，白矾少量，都放进乌鸦的肚中，缝扎煮熟，分四次服用。

经脉不通：积血不散，用乌鸦散主之。乌鸦（去皮毛，炙）三分，当归（焙）、好墨各三分，延胡索（炒）、蒲黄（炒）、水蛭（用糯米炒过）各半两，芫青（用糯米炒过）一分，均研成细末。每次服一钱，用酒下。

附 乌鸦胆

主治 李时珍：点风眼红烂。

附 乌鸦翅羽

主治 李时珍：治针刺入肉，取三五枚，炙焦研末，醋调敷之，数次即出，甚效。又治小儿痘疮不出复入。

附方 痘疮复陷：十二月份取老乌鸦左侧的翅膀，辰日烧成灰，用獭猪的血调制成茨子大的丸药。每次一丸，用獭猪尾血同温水化服，当出。

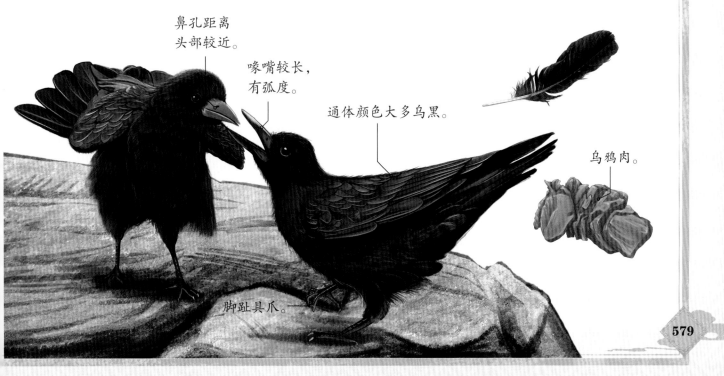

鼻孔距离头部较近。

喙嘴较长，有弧度。

通体颜色大多乌黑。

乌鸦肉。

脚趾具爪。

鹊

禽部

释名 飞驳乌、喜鹊、干鹊。

李时珍：鹊，古文作"舄"，是象形字。它的叫声如唶唶，所以叫鹊。又因为毛色混杂，而被称为驳。它是有灵性的鸟，会预报喜讯，因此又称为喜。

集解 李时珍：鹊大小与乌鸦相似，尾巴比乌鸦长，尖喙爪黑，背绿腹白。鹊在飞行中通过鸣叫来相互回应和感知。冬末月开始建巢穴，门户背对着太岁向太乙方向开。它们会预知来年的风量，如风多，会把巢穴建在地势较低的地方。鹊巢隐木如梁，使鸷鸟不见，人若见主富贵。

附 雄鹊肉

气味 味甘，性寒，无毒。

主治 《名医别录》：石淋，消结热。可烧做灰，以石投中解散者，是雄也。

苏颂：治消渴疾，祛风及大小肠涩，并四肢烦热，胸膈痰结。妇人不可食。

李时珍：冬至埋鹊于圊前，辟时疾温气。

发明 陶弘景：凡鸟难辨别雄雌，如果左侧的翅膀遮盖右侧翅膀的是雄鸟，雌鸟与之相反。或者把鸟的羽毛烧成细小的碎末，放在水中，能下沉的是雌鸟，浮者为雄鸟。

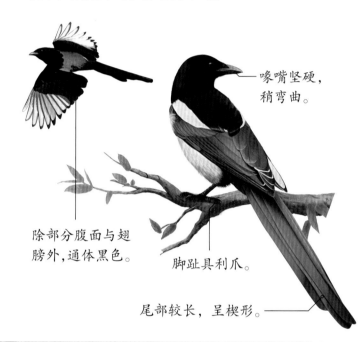

喙嘴坚硬，稍弯曲。

除部分腹面与翅膀外，通体黑色。

脚趾具利爪。

尾部较长，呈楔形。

杜鹃

释名 杜宇、子规、催归、怨鸟、周燕、阳雀。

李时珍：蜀人见到杜鹃就思念起杜宇，因此称之为杜鹃。杜鹃与子规、催归等名称都是因为其鸣叫的声音而得来，并且因为方音不同，称呼而有所不同。

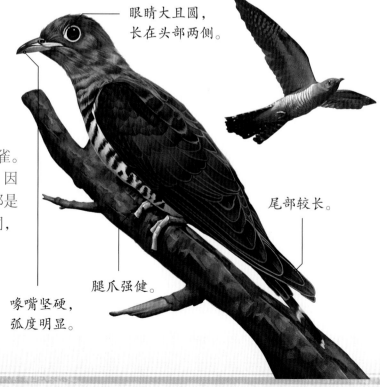

眼睛大且圆，长在头部两侧。

尾部较长。

腿爪强健。

喙嘴坚硬，弧度明显。

集解 李时珍：杜鹃是生活在蜀中的鸟，但现在南方也有了这种鸟。外形像麻雀、鹞鹰，毛色黑且暗淡，喙红，头上的毛像小帽一样。春季日落之后，它会整夜向着北方鸣叫，到了夏季更甚，声音凄切悲哀。农民根据它叫声的变化，开始农事活动。杜鹃鸟只吃蛀虫，不能自己建筑巢穴，侵占其他鸟的巢穴产卵、孵化。到了冬季的时候就隐藏冬眠。

附 杜鹃肉

气味 味甘，性平，无毒。

主治 李时珍：疮瘘有虫，薄切炙热贴之，虫尽乃已。

发明 李时珍：根据《吕氏春秋》的记载，杜鹃肉味鲜美，颜色青绿。

林禽类

鹦鹉

释名 鹦哥、干皋。
李时珍：鹦鹉就像婴儿学母亲说话，所以字从婴母，亦作鹦鹉，也称为鹦鹉。

集解 李时珍：鹦鹉有多种，陇蜀多出绿鹦鹉。滇南、交广靠近沿海地区也有很多。大如乌鸦、喜鹊，常常几百只鸟成群飞行。还有与之大小相同，呈紫红色的红鹦鹉。白鹦鹉，多见于西洋、南番诸地，大小如母鸡。五色鹦鹉，生活在海外国家，比绿鹦鹉大，比白鹦鹉小，它们都非常聪明伶俐。鹦鹉的喙都是红色呈钩形。

附 鹦鹉肉

气味 味甘、咸，性温，无毒。

主治 汪颖：食之，已虚嗽。

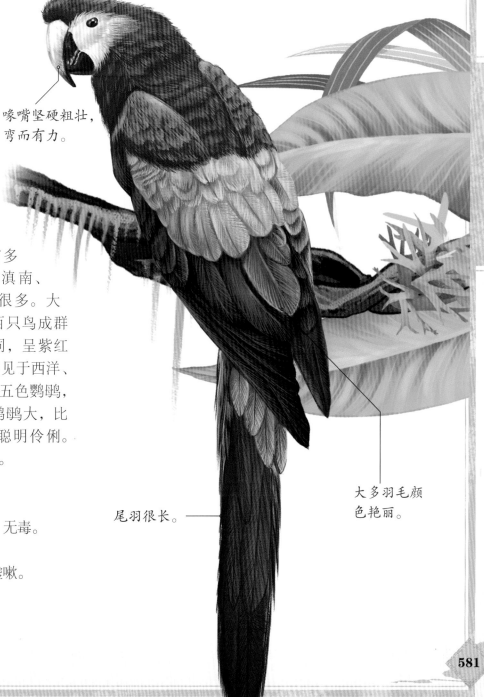

喙嘴坚硬粗壮，弯而有力。

大多羽毛颜色艳丽。

尾羽很长。

吃大麦，它的卵像瓮，名字叫鸵鸟。

山禽类
鸵鸟

释名 驼蹄鸡、食火鸡、骨托禽。

集解 陈藏器：鸵鸟如驼，生西戎。高宗永徽中，吐火罗献之。高七尺，足如橐驼，鼓动翅而行，日三百里。

李时珍：它也属于鸟类，能吃其他鸟类所不能吃的东西。据郭义恭《广志》记载，安息国进贡了一种大雀体像大雁，脚似骆驼蹄，灰白色，抬起头高约七至八尺，翅膀张开约有一丈左右，

附 鸵鸟屎

气味 无毒。

主治 陈藏器：人误吞铁石入腹，食之立消。

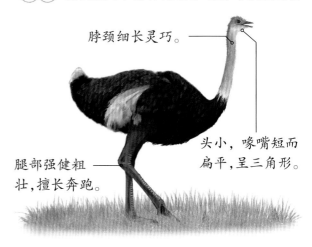

脖颈细长灵巧。

头小，喙嘴短而扁平，呈三角形。

腿部强健粗壮，擅长奔跑。

山禽类
鹰

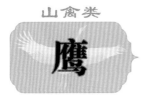

释名 角鹰、鹊鸠。

李时珍：鹰善用胸部攻击，胸又称"膺"，故称为鹰。它的头颈部有角样的毛，所以又被叫作角鹰。它的性格爽快凶猛，也被称为鹊鸠。

集解 李时珍：最好的鹰出生在辽海。北地及东北胡者稍差。北方人多喂养雏鹰，南方人在八至九月用诱饵捕捉。这些鸟都较为凶残，像雉鹰、兔鹰，这类鸟在季夏开始练习攻击，在初秋之月祭鸟。

附 鹰头

主治 《药性论》：五痔，烧灰饮服。

李时珍：治痔瘘，烧灰，入麝香少许，酥酒服之。治头风眩晕，一枚烧灰，酒服。

附方 头目虚晕：取鹰头一枚（除掉羽毛，焙干），与川芎一两，共研成细末。用酒送服三钱。

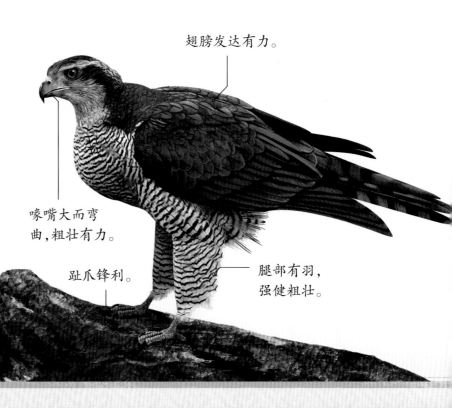

翅膀发达有力。

喙嘴大而弯曲，粗壮有力。

趾爪锋利。

腿部有羽，强健粗壮。

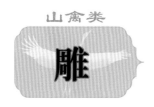

山禽类

雕

释名 鹫、鹒。

李时珍：《禽经》中记载，鹰靠其胸，鹘性情狡猾，隼善袭击，雕在高空盘旋，鹫靠其就近战术，鹒靠其扑抓力。以上说的都是不同鸟类的扑抓攻打方式。

集解 李时珍：雕比鹰大，短翅长尾，土黄色，非常凶猛有力。在空中盘旋时，能观察到任何物体。皂雕就是鹫，多生于北方，呈黑色。青雕出于辽东，最俊美的是海东青。雕这类鸟能搏击扑抓鸿鹄、獐鹿、犬豕。还有一种虎鹰，长着一丈长的大翅膀，能够扑抓老虎。虽然鹰和雕都是猛禽，但其害怕小燕子。雕的翮羽可作箭羽用。

附 雕骨

主治 李时珍：折伤断骨。烧灰，每服二钱，酒下。在上食后、在下食前，骨即接如初。

发明 李时珍：鹰、鹒、雕的骨，都能接骨。大概是因为鸷鸟的力量都集中在骨上，所以以骨治骨来顺应治疗。

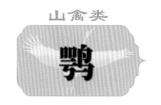

山禽类

鹗

释名 鱼鹰、雕鸡、雎鸠、王雎、沸波、下窟鸟。

李时珍：人常因鹗的外形而惊愕，故称其为鹗。它的视力非常好，所以称为雎。又因为能钻进洞内取食，被称为下窟鸟。它还能在水面翱翔，扇动翅膀引鱼跳出水面，因此又被称为沸波。

集解 李时珍：鹗，是雕类。与鹰相似，土黄色。眼窝深、好站立。雌雄鸟相处融洽，虽然都很凶猛但也有差别。鹗能够翱翔在水面上捉鱼吃，江表人称它为食鱼鹰，也吃蛇。《诗经》中提到"关关雎鸠，在河之洲"，指的就是鹗鸟。

附 鹗鸟骨

主治 李时珍：接骨。

附方 接骨：取鹗鸟骨烧存性，用古铜钱一枚（煅红醋淬七次），为未等分。每次用酒送服一钱，不能过量。骨折在下部者空腹服。骨折在上部饭后服。但必须先用夹板固定住骨折的部位，再服药。

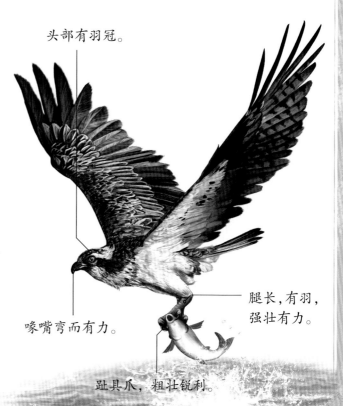

头部有羽冠。

喙嘴弯而有力。

腿长，有羽，强壮有力。

趾具爪，粗壮锐利。

山禽类

鸱鸺

主治 李时珍：疟疾。用一只，去毛肠，油炸食之。

附方 风虚眩晕：令大头鹰窒息而死，去毛后，水煮食用。以骨烧存性，以酒送服。

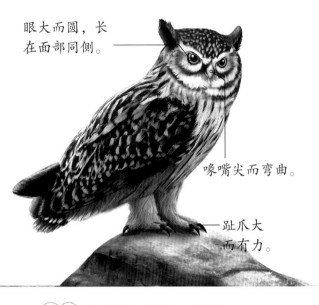

眼大而圆，长在面部同侧。

喙嘴尖而弯曲。

趾爪大而有力。

释名 角鸱、蔑、怪鸱、毂辘鹰、夜食鹰。

李时珍：鸱鸺形似鸱，头上有角状羽毛，故称为角鸱。蔑字，像鸱鸺头上有角的样子，所以又称为蔑。鸺、怪，都是不祥的意思。

集解 李时珍：这种鸟有两种，鸱鸺与鸱鹰体形大小相似，毛色黄黑带有斑点，头与眼睛像猫，头上的羽毛像角和两耳。昼伏夜出。啼叫时雄雌鸟互相呼唤，那声音如同老人在说话，开始像呼唤，后来又好像是在笑，所到之处多不吉利。

山禽类

鸮

主治 陈藏器：鼠瘘，炙食之。

李时珍：风痫，噎食病。

附方 噎食：取一双还未长毛的鸮鸟，包在黄泥里固济，煅存性，研成细末，每次用温酒送服一匙。

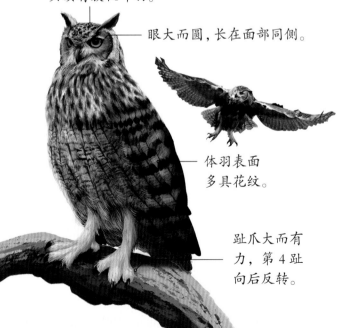

头顶有簇状耳羽。

眼大而圆，长在面部同侧。

体羽表面多具花纹。

趾爪大而有力，第4趾向后反转。

释名 枭鸱、土枭、山鸮、鸡鸮、训狐、流离。

李时珍：鸮、枭、训狐，形容的是这种鸟的叫声。民间认为训狐为幸胡，是对的。鸱和鸮鸟，本为两种鸟。周公把它们放在一起读，使得后人把两种鸟当成了一种。这是不对的。

集解 李时珍：鸮、鹏、鸱鹠、枭都是恶鸟。解说的人总混在一起注释。今通释考据，鸮、枭、鹏、训狐是一物。鸱鹠是一物。鸮俗称幸胡，山林处处有，状如母鸡，有斑文，目如猫目，头如鸱鹠，喜食桑椹。

附　鸮肉

气味 味甘，性温，无毒。

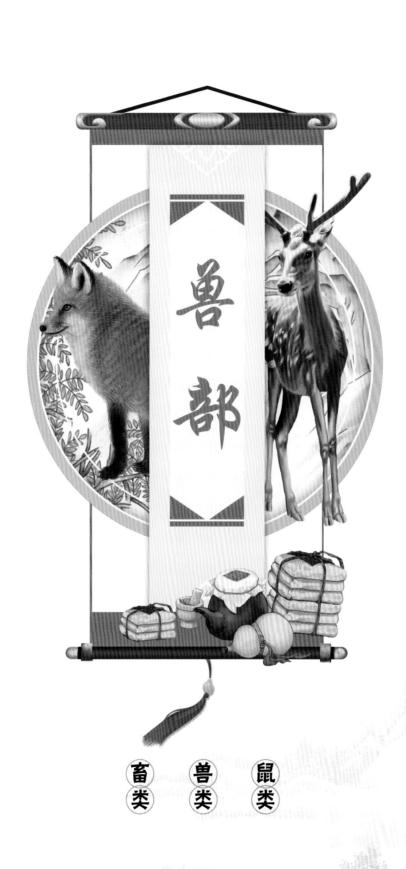

兽部

畜类　兽类　鼠类

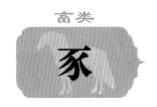

畜类

兽部

释名 猪、豚、豭、彘、豬。

集解 李时珍：现在各地都有人饲养猪，且各有各的特色。青兖徐淮一带的猪耳大，燕冀一带的猪皮厚，梁雍一带的猪腿短，辽东一带的猪头白，江南一带的猪耳小，岭南一带的猪又白又肥。猪孕四个月而生小猪。在畜属水，在卦属坎，在禽应室星。

附　豚肉
气味 味辛，性平，有小毒。
李时珍：北猪味薄，煮之汁清。南猪味厚，煮之汁浓，毒尤甚。入药用纯黑豭猪。

主治 《名医别录》：疗狂病久不愈。
《本草拾遗》：压丹石，解热毒，宜肥热人食之。
《千金要方》：补肾气虚竭。
大明：疗水银风，并中土坑恶气。

发明 李时珍：钱乙治小儿疳证有麝香丸，用猪胆调制，用猪肝汤送服。疳渴的患者，用猪肉汤送服。这是因为猪属水气寒，能去火热。

附方 身肿攻心：生猪肉用浆水洗过，压干切成细丝，用蒜、薤白拌匀生食。一天二次，能下气祛风。
禁口痢疾：腊猪肉脯，煨熟食之。效果很好。
破伤风肿：取新杀的猪肉，趁热切成片，贴在患处。连续贴三片，能立即消肿。

附　猪脂膏
修治 李时珍：但凡是凝结的都称为脂或者肪，熔化的才称为膏或油。在腊月里把脂肪提炼成油，贮存以备用。

气味 味甘，性微寒，无毒。

主治 《名医别录》：煎膏药，解斑蝥、芫青毒。
陶弘景：悦皮肤。做手膏，不皲裂。
徐之才：胎产衣不下，以酒多服，佳。
孙思邈：破冷结，散宿血。
大明：杀虫，治皮肤风，涂恶疮。
苏颂：利血脉，散风热，润肺。入膏药，主诸疮。
李时珍：解地胆、亭长、野葛、硫黄毒，诸肝毒，利肠胃，通小便，除五疸水肿，生毛发。

附方 漆疮作痒：把猪脂频繁涂在患处。
咽喉骨哽：吞猪脂膏一团。若异物不下，再吞一次。
小便不通：猪脂一斤，水二升，煎三沸，饮下立通。
胞衣不下：猪脂一两，水一盏，煎五七沸，服之当下。
伤寒时气：取弹丸大小的猪脂，用温水化开服用。一日三次。
食发成癥：心腹作痛，咽间如有虫上下，嗜食与油者是也。猪脂二升，酒三升，煮三沸服，一天三次。

附　猪肝
气味 味苦，性温，无毒。

主治 苏恭：小儿惊痫。
陈藏器：切作生，以姜、醋食。主脚气，当微泻。若先利，即勿服。
苏颂：治冷劳脏虚，冷泻久滑赤白，乳妇赤白带下，以一叶薄批，蘸按着诃子末炙之，再蘸按再炙，尽末半两，空腹细嚼，陈米饮送下。
李时珍：补肝明目，治肝虚浮肿。

发明 李时珍：肝主藏血，所以在大多血证都用猪肝作为引经之药。《千金翼方》中记载治痢疾的猪肝丸，治脱肛的猪肝散，以及治眼目疾病的方剂中，也都加入了猪肝。

附方 **牙疳危急：** 猪肝一具煮熟，蘸赤芍药末，随意食用。然后服平胃散二到三剂。

风毒脚气： 生猪肝切成细丝，食之就能通利小便、排毒。

中蛊腹痛： 支太医秘方，猪肝一具，蜜一升，同煎，分二十次服用，或制成丸药服用。

肝热目赤： 碜痛。把一具猪肝切成薄片，用水冲洗干净，蘸五味调料食用。

打击青肿： 用火烤猪肝，贴在肿处。

水肿溲涩： 猪肝尖三块，绿豆四撮，陈仓米一合，用水煮成粥食用，毒会自小便排出。

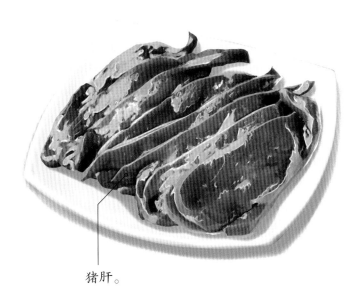

猪肝。

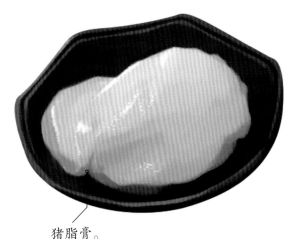

猪脂膏。

兽部

耳大而圆。

体形肥壮，四肢短小。

尾短而卷曲。

鼻子、口吻部较突出。

具4趾，中间2趾着地。

畜类 狗

释名 犬、地羊。

李时珍：狗，叩的意思。因为犬吠的声音有节奏，如叩击物体。还有人说这种动物为物苟且，所以称为狗。

集解 李时珍：狗的种类很多，一般有三种用途：田野中嘴长的犬，能猎取动物。嘴短的能看家护院。身体肥胖的为食犬。凡本草中记载的都为食犬。犬在畜类中属木，在卦为艮。

附 狗肉

气味 味咸、酸，性温，无毒。

主治 《名医别录》：安五脏，补绝伤，轻身益气。

孙思邈：宜肾。

孟诜：补五劳七伤，益阳事，补血脉，厚肠胃，实下焦，填精髓，和五味煮，空心食之。凡食犬若去血，则力少不益人。

发明 陶弘景：黑、白狗肉能入药。黄狗肉大补虚劳。

李时珍：脾胃皆属土，恶寒喜暖。犬性温暖，能治脾胃虚寒之疾。素气壮多火之人，宜忌之。

附方 戊戌丸：治男女各种虚弱不足，骨蒸潮热等。黄色的童子狗一条（去除皮毛、肠、肚和外肾），放在砂锅中，加酒醋八分、水二升，加地骨皮一斤，前胡、黄芪、肉苁蓉各四两，同煮一天。除去药物，再煮一夜。去骨，再煮成肉泥，捣过滤渣。加入当归末四两，莲肉、苍术各一斤，厚朴、橘皮末十两，甘草末八两，杵捣一千下，制成如梧桐子大的药丸。每次空腹时，用盐酒送服五十至七十丸。

卒中恶死：剖切白狗，放在人的胸部，能立刻使人苏醒。

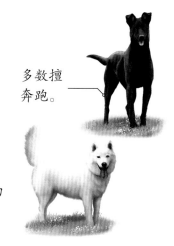

多数擅奔跑。

多数口吻部突出。

畜类 羊

释名 羧、羝、羯。

李时珍：《说文解字》云，羊字像头上有角，身体有腿和尾的形状。孔子说，牛羊这两个字，与它们各自的外形都相似。羊，祥也。在吉日大礼之物用之。

集解 李时珍：在江南生长的羊，叫吴羊，头与身体相当且毛短。生长在秦晋一带的是夏羊，头小身体大且毛长。在羊两岁时剪其毛做成毛毡，此为绵羊。广南英洲一带有一种体肥、吃仙茅长大的乳羊，食用对人体大有益处。羊在畜类中属火，性热。在卦属兑，外柔内刚。

附 羊肉

气味 味苦、甘，性大热，无毒。

主治 《名医别录》：缓中，产乳余疾，及头脑大风汗出，虚劳寒冷，补中益气，安心止惊。

孙思邈：止痛，利产妇。

孟诜：风眩瘦病，丈夫五劳七伤，小儿惊痫。

大明：开胃健力。

发明 李杲：羊肉有形之物，能补有形肌肉之气。补可去弱，人参、羊肉之属。

李时珍：《开河记》中记载，隋朝的大总管麻叔谋患上了风逆病，不能坐起。炀帝命太医令诊查，太医令诊后说：风入腠理，病在胸臆。须把嫩肥羊蒸熟，掺入药物食用。果然吃一剂就好了。从此，每杀羊羔必加杏酪、五味。由此可见羊肉的补虚之功非常有效。

附方 崩中垂死：肥羊肉三斤，水二斗煮至一斗三升，加入地黄汁二升，干姜、当归各三两，煮至三升，分四次服之。

羊肉汤：用于治疗寒劳虚羸和产后心腹疝痛。肥羊肉一斤，水一斗，煮汁八升，加入当归五两、黄芪八两、生姜六两，煮取二升，分四次服之。

壮阳益肾：白羊肉半斤生切，拌蒜、薤食用。三天吃一次，有效。

妇女无乳：羊肉六两，獐肉八两，鼠肉五两，做成肉羹食用。

胃寒下痢：羊肉一片，与荳蔻子末一两调和，包在绵内，放于腹部。两次就能好。

骨蒸久冷：羊肉一斤，山药一斤，分别煮烂再捣成泥，加米煮成粥食用。

附 羊乳

气味 味甘，性温，无毒。

主治 《名医别录》：补寒冷虚乏。

甄权：润心肺，止消渴。

张鼎：疗虚劳，益精气，补肺肾气，和小肠气。合脂做羹食，补肾虚，及男女中风。

大明：利大肠，治小儿惊痫。含之，治口疮。

孟诜：主心卒痛，可温服之。又蚰蜒入耳，灌之即化成水。

发明 陶弘景：牛羊乳是补润之剂，北人食之多肥健。

李时珍：朱丹溪说，反胃的人适宜饮羊乳，是因为羊乳有润大肠、开胃的功效。

附方 面黑令白：白羊乳三斤，羊胰三副，和捣。每天晚上净面后外涂，早晨洗掉。

小儿口疮：把过滤的羊乳含在嘴里，几次就能好。

漆疮作痒：用羊乳外敷患处即可。

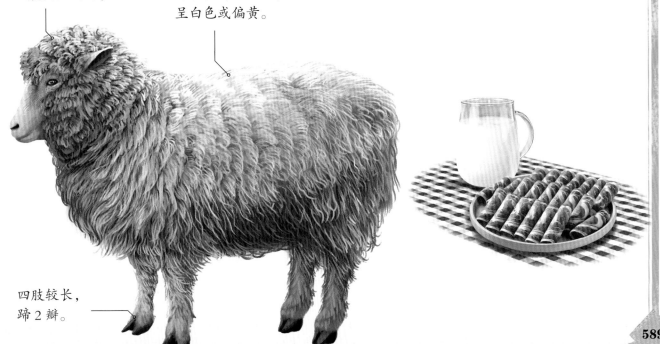

一般头短面白。

体表覆绵密的毛，呈白色或偏黄。

四肢较长，蹄2瓣。

畜类

牛

释名 李时珍：许慎在《说文解字》中说，牛，件也。《周礼注疏》称其为大牢。牢是豢养家畜的屋室，牛牢大，羊牢小，都是得牢名。

集解 李时珍：牛有两种，㹀牛和水牛。㹀牛小，水牛大。㹀牛的毛色有黄、黑、红、白、驳杂等数种。水牛则呈青苍色，腹部膨大，头尖。它的角如同长矛，有防御保护牛犊的作用。牛只有下齿，察其齿而知其年。牛耳聋，其听依鼻。牛在畜类中属土，土缓而和，性情温顺，在卦为坤。

附　黄牛肉

气味 味甘，性温，无毒。

陶弘景：㹀牛唯胜，青牛为良，水牛可充食。

主治 《名医别录》：安中益气，养脾胃。

孙思邈：补益腰脚，止消渴及唾涎过多。

发明 李时珍：牛肉补气，与黄芪同功。鲜美能补益脾土。其皮、角也都是有用之物。肉是治疗胃病的药，煮熟取液，即为无形之物，所以能由肠胃透至肌肤、毛窍爪甲，无所不到。

附方 牛皮风癣：每天五更烧一片牛肉吃掉。并用酒调和轻粉，外敷于患处。

腹中痞积：取牛肉四两切片，用风化石灰一钱，涂擦在肉上，蒸熟吃。经常食用痞积自下。

附　水牛肉

气味 味甘，性平，无毒。

主治 《名医别录》：消渴，止哕泻，安中益气，养脾胃。

陈藏器：补虚壮健，强筋骨，消水肿，除湿气。

附方 白虎风痛：寒热发歇，骨节微肿。水牛肉脯一两（炙黄），燕窠土、伏龙肝、飞罗面各二两，砒黄一钱，均研成末。每次用少许，以新汲水调和制成弹大药丸，在痛处摩擦。不痛后，立即将药丸抛入热的油锅中。

水肿尿涩：牛肉一斤蒸熟，用姜、醋拌匀，空腹食用。

手足肿痛：伤寒时气，毒攻手足，肿痛欲断。用生牛肉包裹患处，能立即消肿止痛。

附　牛乳

气味 味甘，性微寒，无毒。

主治 《名医别录》：补虚羸，止渴。

大明：养心肺，解热毒，润皮肤。

陈藏器：冷补，下热气。和酥煎沸食，去冷气痃癖。

孙思邈：老人煮食有益。入姜、葱，止小儿吐乳，补劳。

孟诜：患热风人宜食之。

李时珍：治反胃热哕，补益劳损，润大肠，治气痢，除疸黄，老人煮粥甚宜。

发明 李时珍：用牛乳汁煎煮荜茇，能治疗气痢，可能是一寒一热，能调和阴阳的缘故。据《独异志》记载，唐太宗患气痢病，无人能医，下诏寻找治疗方法。金吾长张宝藏曾经患此病，立即上书说能用牛乳煎荜茇的方法治疗。唐太宗服后果然痊愈。他的方法是，取牛乳半斤，荜茇三钱，同煎减半，空腹顿服。

附方 补益劳损：钟乳粉三两，用袋装盛，用牛乳汁一升，煎减三分之一，去除药袋，饮服牛乳汁，一日三次。

风热毒气：煎煮过的牛乳一升，生牛乳一升，调和均匀，空腹服用，一日三次。

下虚消渴：心脾中热，下焦虚冷，小便多，渐羸瘦者。牛、羊乳汁，口渴就喝三至四合。

小儿热哕：牛乳二合，姜汁一合，盛在银器内用文火煎煮五六沸。一岁小儿饮半合，以小儿的大小，酌量服用。

病后虚弱：取七岁以下、五岁以上的黄牛乳汁一升，加水四升，煎取一升，慢慢饮用，十天后停服。

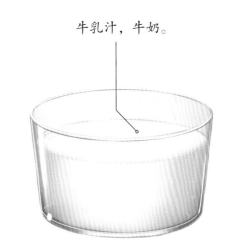

牛乳汁，牛奶。

尾巴灵活且长，前端有毛。

皮肤坚韧厚实，表面有毛。

头顶长有弯曲尖锐的角。

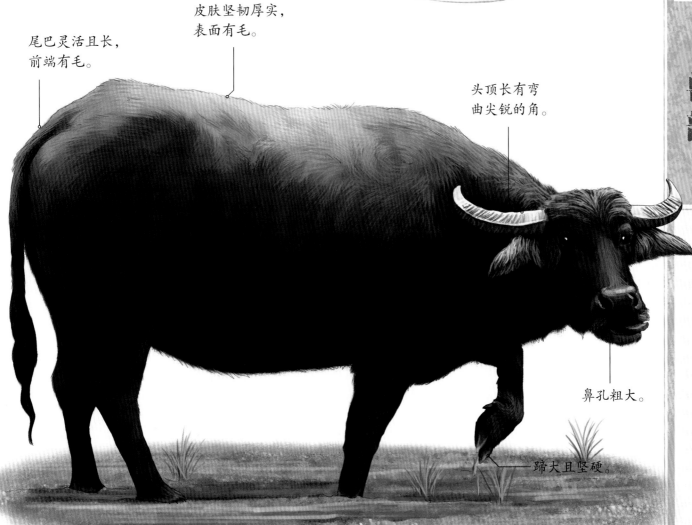

鼻孔粗大。

蹄大且坚硬。

畜类

马

释名 李时珍：据许慎所言，马的意思是武。"马"字像头、髦、尾、足的形状。

集解 李时珍：《名医别录》中提到，云中马为好。云中，就是大同府。马大多是以西北方的好，东南方的种劣体弱。马在怀孕十二个月后生产，人们根据牙齿来辨别它的年龄。马在畜类中属火，在时辰中属午时。在卦属乾，属金。

附　马肉

气味 味辛、苦，性冷，有毒。

主治 《名医别录》：伤中，除热下气，长筋骨，强腰脊，壮健，强志轻身，不饥。做脯，治寒热痿痹。

李时珍：煮汁，洗头疮白秃。

附方 豌豆疮毒：马肉煮清汁，外洗患处。

附　马头骨

气味 味甘，性微寒，有小毒。

主治 《名医别录》：喜眠，令人不睡。烧灰，水服方寸匕，日三夜一。做枕亦良。

大明：治齿痛。烧灰，敷头耳疮。

李时珍：疗马汗气入疮痛肿，烧灰敷之，白汁出，良。

附方 臁疮溃烂：马牙匡骨烧灰，在土窖内先放一段时间，用小便洗数次，搽于患处。

胆热多眠：马头骨灰、铁粉各取一两，朱砂半两，龙脑半分，均研为末，制成梧桐子大的蜜丸，每次用竹叶汤送服三十丸。

胆虚不眠：马头骨灰、乳香各取一两，酸枣仁（炒）二两，为末。每次用温酒送服二钱。

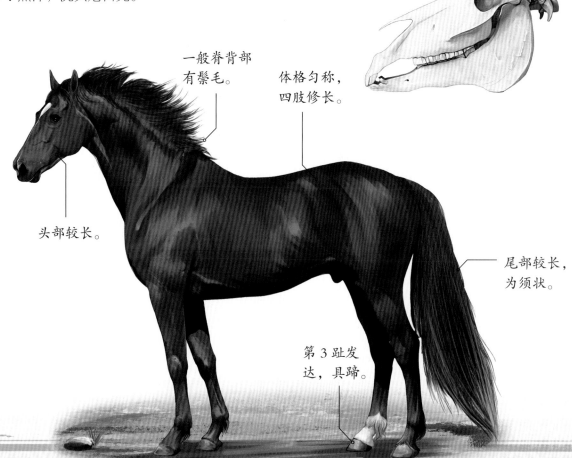

一般脊背部有鬃毛。

体格匀称，四肢修长。

头部较长。

尾部较长，为须状。

第3趾发达，具蹄。

驴

释名 李时珍：驴，胪的意思。胪是前腹部。马的力气在前腿，驴的力气在腹部。

集解 李时珍：驴颊长额宽，耳朵竖长，尾长。在夜间鸣叫与更次相应，善驮负物体。毛色有褐、黑、白三种，黑色入药最良。

附 驴肉

气味 味甘，性凉，无毒。

主治 大明：解心烦，止风狂。酿酒，治一切风。

孟诜：主风狂，忧愁不乐，能安心气。同五味煮食，或以汁做粥食。

李时珍：补血益气，治远年劳损，煮汁空心饮。疗痔引虫。

发明 寇宗奭：吃驴肉可引动人体内风邪，脂肥尤甚，屡试屡验。

附 驴脂

主治 大明：敷恶疮疥癣及风肿。

李时珍：和酒等分服，治卒咳嗽。和盐涂身体手足风肿。

附方 眼中瘜肉：驴脂、白盐等分，调匀，点在两眼眦角。一日三次，夜里一次，就能痊愈。

附 驴乳

气味 味甘，性冷利，无毒。

主治《唐本草》：小儿热急黄等。多服使利。

孙思邈：疗大热，止消渴。

萧炳：小儿热，急惊邪赤痢。

大明：小儿痫疾，客忤天吊风疾。

孟诜：卒心痛绞结连腰脐者，热服三升。

陈藏器：蜘蛛咬疮，器盛浸之。蚰蜒及飞虫入耳，滴之当化成水。

李时珍：频热饮之，治气郁，解小儿热毒，不生痘疹。浸黄连取汁，点风热赤眼。

附方 撮口胎风：先在两乳中，灸三壮。后用此方更有效。黑驴乳一合，向东边伸展的长三寸的槐树枝十根，用火煨，槐枝的一头出现汁液，擦净，浸泡在驴乳中，将驴乳滴在患儿口中很有效。

心热风痫：黑驴乳，暖服三合，第二天再服。

小儿口噤：驴乳汁、猪乳汁各取一升，煎至一升五合，服如杏仁大小的量的乳汁口服，三至四次就能痊愈。

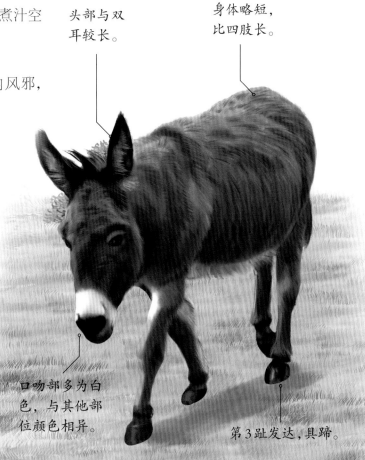

头部与双耳较长。

身体略短，比四肢长。

口吻部多为白色，与其他部位颜色相异。

第3趾发达，具蹄。

驼

畜类

释名 橐驼、骆驼。

李时珍：驼能背负囊橐，才叫橐驼。方言讹称其为骆驼。

集解 马志：野驼、家驼生塞北、河西。其脂在两峰内，可入药。

李时珍：驼头像羊，形状似马，长颈两耳下垂，脚有三个节，背部有两个像马鞍形的肉峰。毛色有苍、褐、黄、紫等。驼能负千斤重物，其性耐寒恶热，夏至退毛。日行二至三百里路。能知泉眼、水脉，辨别风向。风将至驼群必然聚而鸣，并将口鼻埋于沙中。

附 驼脂

气味 味甘，性温，无毒。

主治《开宝本草》：顽痹风瘙，恶疮毒肿死肌，筋皮挛缩，踠损筋骨。火炙摩之，取热气透肉。亦和米粉做煎饼食之，疗痔。

大明：治一切风疾，皮肤痹急，恶疮肿毒漏烂，并和药敷之。

《饮膳正要》：主虚劳风，有冷积者，以烧酒调服之。

附方 周痹：野驼脂提炼一斤，加入上好酥油四两，同炼和匀。每次用半匙，以半盏热酒化服，逐渐增加至一匙，一天服用三次。

附 驼肉

气味 味甘，性温，无毒。

主治 大明：诸风下气，壮筋骨，润肌肤，主恶疮。

附 驼乳

气味 味甘，性温，无毒。

主治《饮膳正要》：补中益气，壮筋骨，令人不饥。

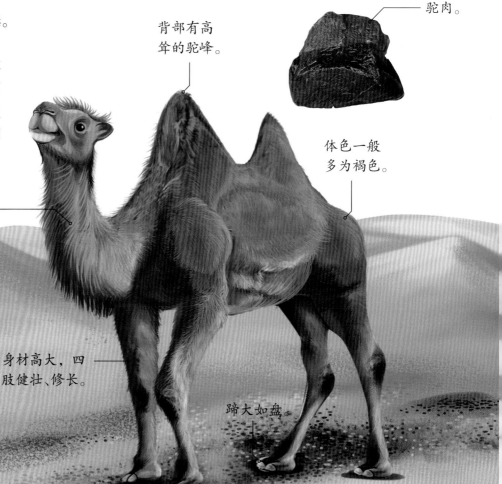

驼肉。

背部有高耸的驼峰。

体色一般多为褐色。

头小，颈部弯曲且粗长。

身材高大，四肢健壮、修长。

蹄大如盘

兽部

阿胶

释名 傅致胶。

李时珍：阿井，在今山东兖州府阳谷县东北六十里的东阿县。其井乃济水所注，质清而重沉，其性走下。取水煮胶，人服之，可下膈疏通痰气而止呕。

集解 《名医别录》：阿胶出产于东平郡东阿县，是煎煮牛皮而制成的。

李时珍：自第一年的十月至第二年的二至三月之间制作胶，其中母牛、水牛、驴的皮是上品，猪、马、骡、驼的皮次之，旧革、鞋、履等物为下品。凡用取生皮，水浸四五天，洗刮极净，熬煮，时时搅、添水至烂、滤汁再熬成胶，待凝。

修治 李时珍：现在应用的方法，大多炒成珠，或用酥油烤炙，或用蛤粉、草灰炒之。亦有用酒或水化成膏状的。使用时，应当顺从各个方剂的要求。

气味 味甘，性平，无毒。

主治 《神农本草经》：心腹内崩，劳极洒洒如疟状，腰腹痛，四肢酸痛，女子下血，安胎。久服轻身益气。

《名医别录》：丈夫小腹痛，虚劳羸瘦，阴气不足，脚酸不能久立，养肝气。

《药性论》：坚筋骨，益气止痢。

李时珍：疗吐血衄血，血淋尿血，肠风下痢。女人血痛血枯，经水不调，无子，崩中带下，胎前产后诸疾。男女一切风病，骨节疼痛，水气浮肿，虚劳咳嗽喘急，肺痿唾脓血，痈疽肿毒。和血滋阴，除风润燥，化痰清肺，利小便，调大肠，圣药也。

发明 李时珍：阿胶，能补血和津液，所以能清肺益阴而治各种病症。按陈自明所讲，牛皮胶补虚，驴皮胶祛风。成无己说，阿胶甘平，能补阴血不足。

杨仁瀛：阿胶为肺经要药，又为大肠之要药。

附方 久嗽经年：阿胶（炒）、人参各二两，共为末。每次取三钱，用豆豉汤一盏、加葱白少许煎服。一日三次。

赤白痢疾：黄连阿胶丸，阿胶（炒过，用水化成膏）一两，黄连三两，茯苓二两，研成细末，制成梧桐子大的药丸。每次服五十丸，用粟米汤下，日服三次。

月水不调：阿胶一钱，蛤粉炒成珠，研末，用热酒冲服，即可治愈。还有一方是：加入半钱辰砂末。

肺风喘促：涎潮眼窜。把透明的阿胶（切后，用火炒），以紫苏、乌梅肉（焙研）等分，水煎服。

妊娠胎动：阿胶（炙研）二两，香豉、葱各取一升，水三升，香豉、葱用水煮取一升，加入阿胶化服。

老人虚秘：阿胶二钱（炒），葱白三根，用水煎化，加入二匙蜂蜜，温服。

瘫痪偏风：用微火把驴皮胶烤熟。先煮葱豉粥一升，备用。再用水一升，煮香豉二合，去渣加入阿胶，再煮七沸，阿胶融化如饧，一次服用。趁热吃葱鼓粥，不超三四剂就能好。若冷粥，令人呕吐。

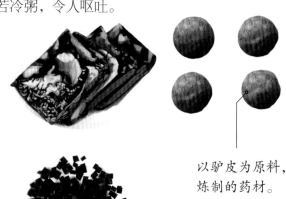

以驴皮为原料，炼制的药材。

牛黄

释名 丑宝。

集解 雷敩：牛黄分四种。牛受呵斥威胁而吐出的叫生黄。杀死牛取自其牛角中的叫角中黄。牛病死后从心中剥取的叫心黄，在心中初时如黄浆汁，剥取后入水就变硬，像碎蒺藜及豆、帝珠子。肝胆中的牛黄叫肝黄。其中生黄最好。

修治 雷敩：凡是使用牛黄，要单独捣碎研得极细，用丝绢包裹住，再用黄嫩牛皮包裹，在井中悬吊一宿，距离水三四尺远，第二天早上取用。

气味 味苦，性平，有小毒。

主治 《神农本草经》：惊痫寒热，热盛狂痓，除邪逐鬼。

《名医别录》：疗小儿百病，诸痫热口不开，大人狂癫，又堕胎。久服轻身增年，令人不忘。

大明：主中风失音口噤，妇人血噤惊悸，天行时疾，健忘虚乏。

甄权：安魂定魄，辟邪魅，卒中恶，小儿夜啼。

孙思邈：益肝胆，定精神，除热，止惊痫，辟恶气，除百病。

宁源：清心化热，利痰凉惊。

李时珍：痘疮紫色，发狂谵语者可用。

发明 李时珍：牛的黄，实为牛的病症，所以有黄的牛，大多容易病死。诸兽都有黄，人患的黄病也是。因为病变的部位在心及肝胆之间，凝结成黄，所以能用来医治心及肝胆的病症。据《宋史》记载：宗泽知府莱州，当地出牛黄，

派使者去取。泽说：在春季发生疫疠时，牛喝了有疫疠毒的水才结成黄。现今气候温和气畅，牛就没有黄了。由此可知牛黄是牛的病症。

附方 小儿热惊：取牛黄一杏仁大，竹沥、葛汁各一合调匀，口服。

七日口噤：牛黄为末，用淡竹沥化一字，灌服。再将猪乳滴入口中。

惊痫嚼舌：迷闷仰目。取牛黄一豆许，研末，用蜜调和，水灌服。

痘疮黑陷：牛黄两粒，朱砂一分，皆研成细末。用蜜浸泡胭脂，取汁调涂患处，一天一次。

初生三日：去惊邪，辟恶气。取牛黄一豆许、红蜜如酸枣大小，研匀，用绵蘸药，使小儿吸吮，一日吮尽。

小儿惊候：小儿积热毛焦，睡中狂语，欲发惊者。牛黄六分，朱砂五钱，同研成细末。以犀角磨汁，调和冲服一钱。

初生胎热：或身体黄者。取真牛黄约一豆大，加入蜂蜜调和成膏状，用乳汁化开，时时滴入小儿口中。形色不实的患儿，不要多服。

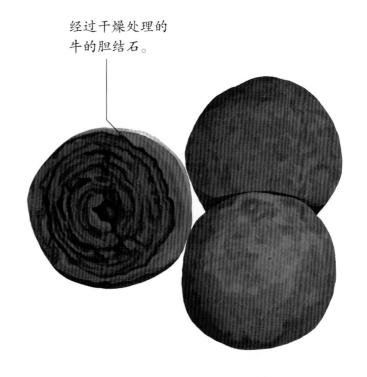

经过干燥处理的牛的胆结石。

畜类
狗宝

集解 李时珍：狗宝，就是癞狗的胃中白色的结石。有青色的，分纹理层次，并且相互重叠，也是一种难得之物。

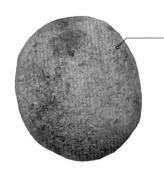

犬类胃部的结石。

气味 味甘、咸，性平，有小毒。

主治 李时珍：噎食及痈疽疮疡。

附方 狗宝丸：治疗痈疽发背诸毒，初觉壮热烦渴者。用癞狗宝一两，腊月的黑狗胆和鲤鱼胆各一枚，蟾酥二钱，蜈蚣（炙）七条，硇砂、乳香、没药、轻粉、雄黄、乌金石各一钱，粉霜三钱，麝香一分，均研成末。再取首生男儿的乳汁一合，黄蜡三钱，熬制调和成膏制成绿豆大的药丸。每次用服一至三丸，以白丁香（七枚研末）调和新汲水下。暖卧，以出汗为度。不过三次就能见效，然后食用白米粥来补养。

赤疔疮：狗宝丸，狗宝八分，蟾酥、龙脑各二钱，麝香一钱，均为末，用好酒调和成麻子大的药丸。每次服三丸，同时细嚼三寸生葱，用热葱酒送下。暖卧，以汗出为度。然后服用流气追毒的药物，外贴拔毒膏，直到疮愈。

兽类
山羊

释名 野羊、羱羊。

集解 李时珍：山羊分为两类，一种是长有盘环状大角的，体重达一百斤。一种是长有细角的，《说文解字》叫它"羖羊"。

附　山羊肉

气味 味甘，性热，无毒。

主治 苏颂：南人食之，肥软益人，治冷劳山岚疟痢，妇人赤白带下。

吴瑞：疗筋骨急强、虚劳，益气，利产妇，不利时疾人。

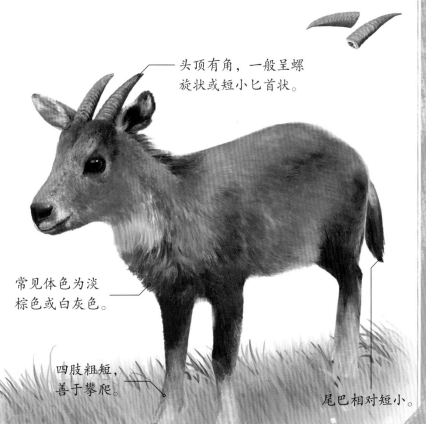

头顶有角，一般呈螺旋状或短小匕首状。

常见体色为淡棕色或白灰色。

四肢粗短，善于攀爬。

尾巴相对短小。

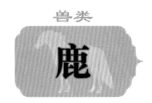

兽类

鹿

释名 斑龙。

李时珍："鹿"字的篆文，像其头、角、身、足的形状。《尔雅》云，牡鹿称为"麚"，牝鹿称为"麀"，其子称为"麛"，绝有力称为"麎"。斑龙之名出于《澹寮方》。

集解 李时珍：鹿，山林中常有。马身羊尾，头侧而长，腿高，跑得快。牡鹿有角，夏至时解角，体形像小马，身上黄底白斑，俗称马鹿。牝者无角，体形小，无花斑，毛间杂黄色白，俗称麀鹿。牝鹿怀孕六个月产子。鹿生性淫，一只牡鹿通常要与多个牝鹿交配，称作聚麀。鹿卧则口朝尾间处，以通督脉。

附 鹿茸

修治 《名医别录》：四月、五月，鹿解角时取茸，阴干，让它及时干燥。

雷敩：每次使用鹿茸前，先用黄精自然汁浸泡两昼夜，漉出，切片，焙干，捣成细末用。又一法：锯鹿茸成片。每次取五两，用羊脂三两拌天灵盖末涂在鹿茸片上，慢火炙直到内外黄脆，然后包在鹿皮中，在室中放一宿。然后用慢火焙干，捣成末使用。

发明 李时珍：鹿属阳是山兽，情淫游山，夏至时，得阴气则解角，属于阳退现象；麋属阴是泽兽，情淫游泽，冬至时，得阳气则解角，是阴退的现象。

气味 味甘，性温，无毒。

主治 《神农本草经》：漏下恶血，寒热惊痫，益气强志，生齿不老。

《名医别录》：疗虚劳，洒洒如疟，羸瘦，四肢酸疼，腰脊痛，小便数利，泄精溺血。破瘀血在腹，散石淋痈肿，骨中热疽，养骨安胎下气，杀鬼精物。久服耐老。不可近丈夫阴，令痿。

甄权：补男子腰肾虚冷，脚膝无力，夜梦鬼交，精溢自出。女人崩中漏血，赤白带下，炙末，空心酒服方寸匕。

大明：壮筋骨。

李时珍：生精补髓，养血益阳，强筋健骨，治一切虚损，耳聋目暗，眩晕虚痢。

附方 虚痢危困：因血气衰弱者。把鹿茸酥炙一两为末，加麝香五分，用灯心草煮枣肉与之调制成梧桐子大的丸药。每次空腹时用米汁饮下取三十至五十丸。

斑龙丸：治疗诸虚证。用鹿茸（酥炙或酒炙）、鹿角胶（炒成珠）、鹿角霜、阳起石（煅红、酒淬）、肉苁蓉（酒浸）、酸枣仁、柏子仁、黄芪（蜜炙）各一两，当归、黑附子（炮炙）、地黄（九蒸九焙）各八钱，辰朱砂半钱，各研为末，用酒调成糊再制成梧桐子大的药丸。每次空腹时用温酒服下五十丸。

腰膝疼痛：伤败者。鹿茸涂酥，炙至色紫，研成末，每次温酒服一钱。

肾虚腰痛：鹿茸（炙）、菟丝子各一两，舶茴香半两，研末。二对羊肾，用酒煮烂，捣成泥状，与药末制成梧桐子大的药丸，阴干。每服三十至五十丸，用温酒下，一天三次。

小便频数：鹿茸一对，酥炙，为末。每服二钱，用温酒下，一天三次。

鹿茸酒：治阳事虚痿，小便频数，面色无光。嫩鹿茸一两（去毛切片），山药末一两，都包在绢袋里，放入酒瓶中，七天再开瓶，一天饮三盏。再将茸焙干，制成丸剂服用。

附 鹿肉

气味 味甘，性温，无毒。

孟诜：九月以后，正月以前，能吃。其他月份不可食用，多发冷痛疾病。

主治 《名医别录》：补中，益气力，强五脏。

生者疗中风口僻，割片薄之。

　　孟诜：补虚羸瘦弱，调血脉。

　　李时珍：养血生容，治产后风虚邪僻。

发明 孙思邈：凡服食药物的人，久食鹿肉，影响药力发挥，因为鹿食解毒之草，所以克制

诸多药物药效。

　　李时珍：邵氏说，鹿全身都于人有益，蒸、煮、制脯或与酒同食都好。

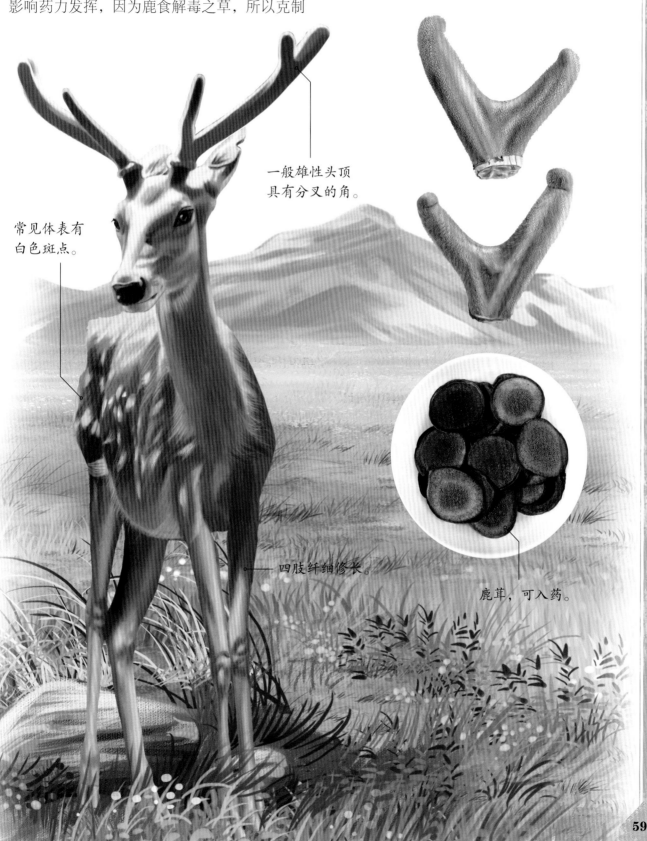

一般雄性头顶
具有分叉的角。

常见体表有
白色斑点。

四肢纤细修长。

鹿茸，可入药。

兽类

麋

释名 李时珍：据陆佃所言，麋喜欢听音声。班固说，麋生性淫迷。名字大概也因此而义。

集解 李时珍：麋是一种鹿。牡麋有角。麋属阴喜欢靠泽而居，所以在冬至时解角。麋与鹿很像，但体色青黑，形如小牛，肉蹄，目下有二窍为夜目。

附 麋脂（一名宫脂）

修治 李时珍：《名医别录》说，十月取脂，炼过收藏起来，备用。但《周礼》说，夏献麋，冬献狼。注云，狼膏聚，麋膏散。聚则温，散则凉。这是在顺应时气而使用。

气味 味辛，性温，无毒。

主治 《神农本草经》：痈肿，恶疮，死肌，寒风湿痹，四肢拘缓不收，风头肿气，通腠理。

《名医别录》：柔皮肤。不可近阴，令痿。

李时珍：治少年气盛，面生疮疱，化脂涂之。

附 麋肉

气味 味甘，性温，无毒。

陶弘景：不可合猪肉、鸡肉食，发痼疾。

主治 孟诜：益气补中，治腰脚。

掌禹锡：补五脏不足气。

发明 李时珍：陆农师说，鹿以阳为体，吃了它的肉会让人生内热；麋以阴为体，吃了它的肉使人寒。《名医别录》说麋脂使人阴痿，孟诜说的食麋肉使人弱房事。

附 麋角

修治 雷敩：麋角，顶根有金线状黄毛，两旁生有小尖。角色苍白者为佳。

李时珍：麋鹿的茸和角，现在很少有人能分得清楚。《集灵方》中讲，把一对麋角在水中浸泡七天，去皮，锉屑。泡在装有牛乳的银瓶中一日，乳干再加，直到牛乳不再消耗为止。用油纸密封瓶口。另用一锅，锅内铺三寸大麦，上面放瓶，瓶周围填满大麦，放到水中浸泡一伏时，随水消耗而及时加水，等麋角屑柔软如面时取出，焙干，研成霜使用。

气味 味甘，性热，无毒。

主治 《名医别录》：风痹，止血，益气力。

陶弘景：刮屑熬香，酒服，大益人。

大明：酒服，补虚劳，添精益髓，益血脉，暖腰膝，壮阳悦色，疗风气，偏治丈夫。

孟诜：做粉常服，治丈夫冷气及风，筋骨疼痛。若卒心痛，一服立瘥。浆水磨泥涂面，令人光华，赤白如玉可爱。

李时珍：滋阴养血，功与茸同。

发明 李时珍：鹿的茸和角，都能补阳，适合右肾精气不足的人服用。麋的茸和角能滋阴，左肾血液不足的人适用。《杨氏家藏方》治虚损的"二至丸"，两种角合用，但药性过温，只适用于阳虚寒湿血痹的人。

附方 二至丸：补虚损，生精血，祛风湿，壮筋骨。鹿角（镑细），用真酥一两，无灰酒一升，慢火炒干，取四两备用；麋角（镑细），用真酥二两，米醋一升煮干，再慢火炒干，取半两；苍耳子（酒泡一宿，焙干）半斤；山药、白茯苓、黄芪（蜜炙）各四两，当归（酒浸，焙干）五两，肉苁蓉（酒浸，焙干）、远志（去心）、人参、沉香各二两，熟附子一两，全部研末，用酒煮糯米糊与上述药末制成梧桐子大的药丸。每服五十丸，用温酒或盐汤下，一天两次。

兽部

麋角丸：治疗五痨，皮缓毛瘁，血脉枯槁，肌肤薄着，筋骨羸弱，饮食不美，四肢无力，爪枯发落，眼昏唇燥。麋角屑一斤（用酒泡一宿），大附子（生，去皮、脐）一两半，熟地黄四两；用大麦米二升，一半铺在锅底，放上诸药，再把另一半铺在药上，米与药间用布隔开，放在火上烧一天，取出药和麦米各自焙干，研末。以浸药酒，加清酒煮麦粉调成糊，加入药粉用臼杵三千下，制成梧桐子大的药丸。每次服五十丸，饭前用酒和米汤下，一天服三次。

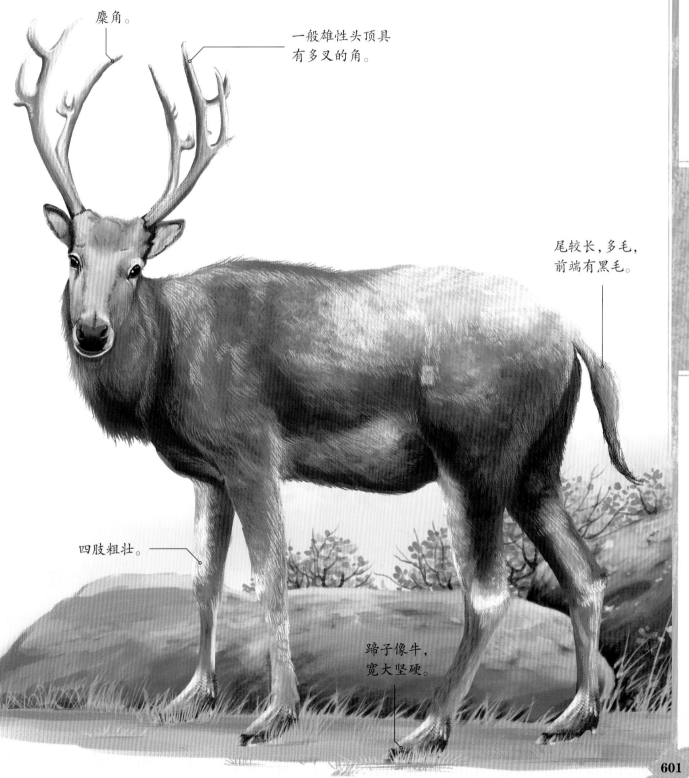

麋角。

一般雄性头顶具有多叉的角。

尾较长，多毛，前端有黑毛。

四肢粗壮。

蹄子像牛，宽大坚硬。

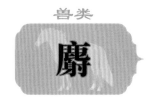

兽类

麝

兽部

释名 射父、香獐。

李时珍：麝的香气能发散到很远的地方，所以称为"麝"。有人说，麝父的香气会招来箭射，所以用"麝"命名，也通。麝与獐体形很像，所以民间俗称香獐。

集解 李时珍：麝在山林中居住，而獐则生活在泽畔，这是二者的区别。生活在西北地区的麝，其香结实；而东南地区生活的麝，被称为土麝，它的香虽也能用，但品级差些。

附　麝脐香

修治 雷敩：凡使用麝香，用当门子最妙。稍微研磨即可，不用研得很细。

气味 味辛，性温，无毒。

主治 《神农本草经》：辟恶气，杀鬼精物，去三虫蛊毒，温疟痫痓。久服，除邪，不梦寤魇寐。

《名医别录》：疗诸凶邪鬼气，中恶，心腹暴痛，胀急痞满，风毒，去面䵟、目中肤翳，妇人产难堕胎。通神仙。

陶弘景：佩服及置枕间，辟恶梦，及尸疰鬼气。又疗蛇毒。

大明：治蛇、蚕咬，沙虱溪瘴毒，辟蛊气，杀脏腑虫。治疟疾，吐风痰，疗一切虚损恶病。纳子宫，暖水脏，止冷带下。

《药性论》：熟水研服一粒，治小儿惊痫客忤，镇心安神，止小便利。又能蚀一切痈疮脓水。

孟诜：除百病，治一切恶气及惊怖恍惚。

王好古：疗鼻窒，不闻香臭。

李时珍：通诸窍，开经络，透肌骨，解酒毒，消瓜果食积，治中风、中气、中恶，痰厥，积聚癥瘕。

发明 李时珍：严氏说，治风病必须先用麝香。可是朱丹溪的意见却正好相反。麝香药性走窜，能通利各窍，开经络壅遏郁阻。那么，经络壅闭，孔窍不通的，各种风证、气证、血证、痛证及惊痫、癥瘕等病，就可以用麝香做引导药剂。不过不能过量使用。

附方 虫牙作痛：把香油抹在筷子头上，蘸麝香末，用绵裹好，在火上炙热，用病牙咬住。换两三次，虫即死，还能去根。

中风不省：麝香二钱研末，加清油二两调匀，灌服，病人自醒。

中恶霍乱：麝香一钱，醋半盏，调匀，服下。

催生易产：取麝香一钱，用水研开服，立下。

破伤风水：毒肿痛不可忍。取麝香末一字放进疮中，待脓水全部流出。

鼠咬成疮：用麝香封住疮，效果神奇。

小儿中水：取如豆粒大的麝香三枚，用乳汁调和，分三四次服下。

痔疮肿毒：麝香当门子、印城盐等分，涂在疮肿处，不超三次，毒消尽。

山岚瘴气：水服三分麝香，可解。

消渴饮水：把麝香当门子，用酒调制成十余丸，枳椇子煎汤送服。

附　麝肉

气味 味甘，性温，无毒。

主治 李时珍：腹中癥病。

附方 小儿癥病：麝肉二两（切细焙干），取蜀椒三百枚（炒干，捣末），用鸡蛋清与上述药和合，制成小豆大小的药丸。每次服二三丸，用汤下，以知为度。

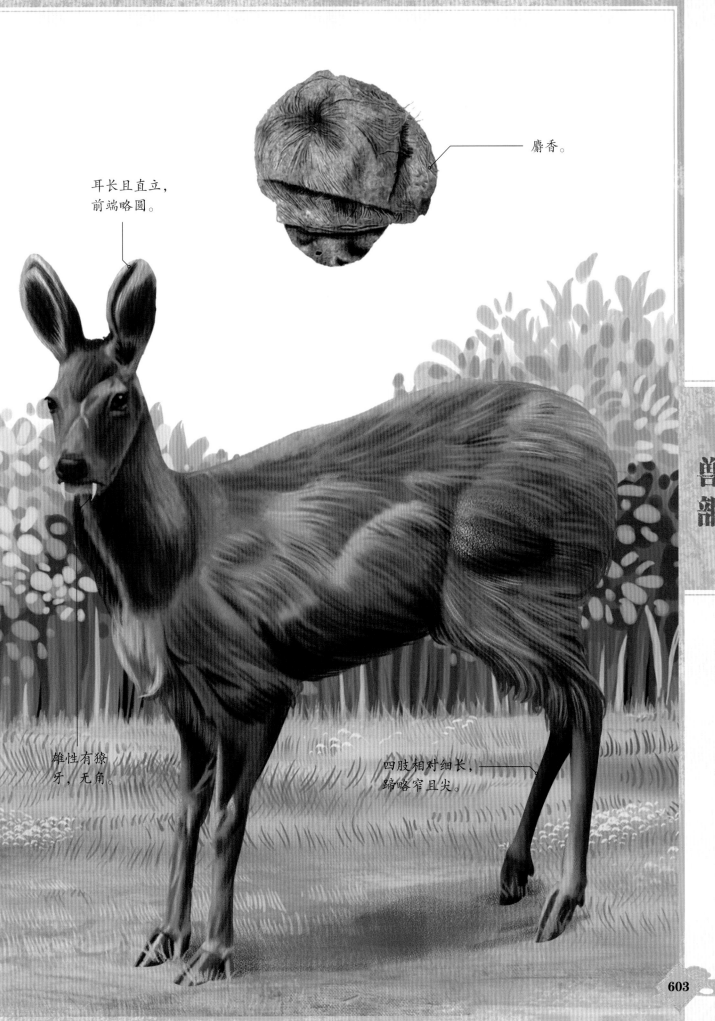

麝香。

耳长且直立，
前端略圆。

雄性有獠
牙，无角。

四肢相对细长，
蹄略窄且尖。

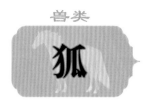

狐

兽部

释名 李时珍：狐生性多疑，不合群。《埤雅》云，"狐"字从"孤"。

集解 李时珍：南方、北方都有狐，不过北方居多。有黄、黑、白三种颜色。其中白狐较为稀少。尾巴上有白钱纹的也好。白天居穴中，夜间外出捕食。会发出像婴儿的声音，气味极其臊烈。狐的毛皮能制成裘衣，它腋下的毛纯白，叫作狐白。

附 狐肉

气味 味甘，性温，无毒。

主治 苏恭：同肠做臛食，治疮疥久不瘥。

孟诜：煮炙食，补虚损。又主五脏邪气，患蛊毒寒热者，宜多服之。

苏颂：做脍生食，暖中祛风，补虚劳。

附方 狐肉羹：治疗惊痫恍惚，语言错乱，歌笑无度，五脏积冷，蛊毒寒热诸病。取狐肉一片及五脏洗净，加豉汁煮熟，入五味做羹，或做成粥食用。京中有用羊骨汁、鲫鱼代替豉汁的做法，也很好。

附 狐五脏及肠肚

气味 味苦，性微寒，有毒。

主治 《名医别录》：蛊毒寒热，小儿惊痫。

大明：补虚劳，随脏而补，治恶疮疥。生食，治狐魅。

孟诜：做羹臛，治大人见鬼。

李时珍：肝烧灰，治风痫及破伤风，口紧搐强。

附方 劳疟瘴疟：野狐肝一具，阴干，在重五日的更初时分，在北斗星下受气，成末。用粳米饭和野狐肝末制成绿豆大的药丸，每次用红色帛裹一丸，系在中指上，男左女右。

鬼疟寒热：野狐肝胆一具（放在新瓶中阴干），阿魏一分，共研成末，醋煮，再用面糊制成芡子大的药丸。发作时，男左女右，手拿一丸嗅闻。同时，用红色帛包一丸系在中指。

中恶蛊毒：腊月狐肠烧研成末，用水服方寸匕。

附 狐胆

主治 李时珍：辟邪疟，解酒毒。

附方 狐胆丸：治邪疟不定时发作。狐胆一个，朱砂、砒霜各半两，阿魏、麝香、黄丹、绿豆粉各一分，为末。五月五日午时，取粽子尖和药制成梧桐子大的药丸。空腹或发作前用冷醋汤送服二丸。忌食热物。

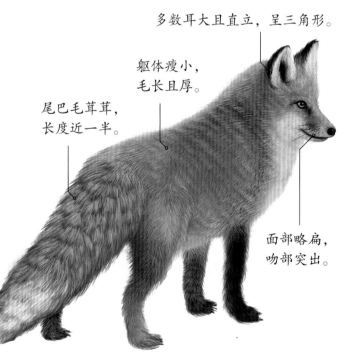

多数耳大且直立，呈三角形。

躯体瘦小，毛长且厚。

尾巴毛茸茸，长度近一半。

面部略扁，吻部突出。

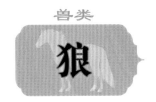

狼

释名 毛狗。

李时珍：《尔雅》云，牡狼为獾，牝狼是狼，狼子为獥。

集解 陈藏器：狼大小和狗差不多，色苍，鸣叫时身上的各个窍皆沸。

李时珍：狼，属豺。随处可见，北方居多。南人叫它毛狗。狼有自己的洞穴。体形大小和狗差不多，头尖嘴尖，白面颊骈胁，高前广后，脚不是很高。以鸡、鸭、鼠等物为食。狼的体色黄黑相间，偶有苍灰色。它的声音能大能小，还会装成小儿啼哭来魅惑人，山野俚人尤其讨厌它冬鸣。由于其肠直，所以鸣叫时，后窍皆如水沸翻腾。用狼粪做烽火，烟直上而不倾斜。

附 狼肉

气味 味咸，性热，无毒。

主治 李时珍：补益五脏，厚肠胃，填精髓，腹有冷积者宜食之。

附 狼膏

主治 李时珍：补中益气，润燥泽皱，涂诸恶疮。

发明 李时珍：应在腊月时收采狼膏，炼净备用。古人大多食狼肉，用狼膏煎和饮食。食狼去肠。

附 狼牙

主治 李时珍：佩之，辟邪恶气。刮末水服，治猘犬伤。烧灰水服方寸匕，治食牛中毒。

附 狼皮

主治 《饮膳正要》：暖人避邪恶气。嗉下皮，搓作条，勒头，能祛风止痛。

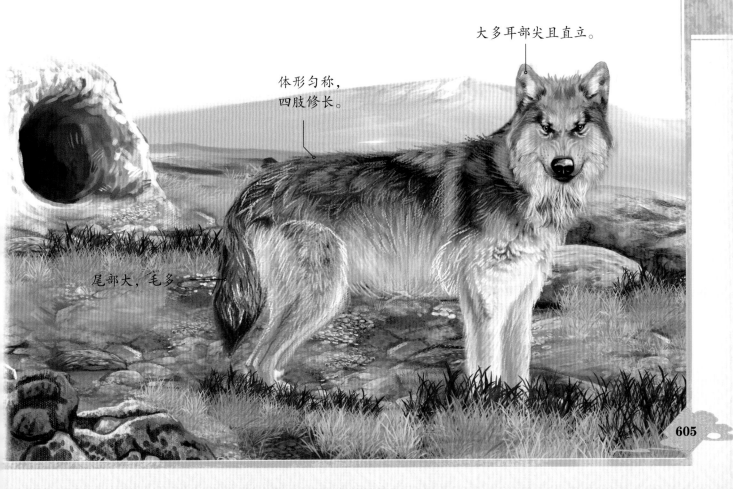

大多耳部尖且直立。

体形匀称，四肢修长。

尾部大，毛多。

兽类

兔

释名 明视。

李时珍：按魏子才的《六书精蕴》描述，"兔"字的篆文是象形字。一云：吐而生子，故曰兔。《礼记》中称它为"明视"，是因为兔子眼睛不眨，看东西清楚。

集解 苏颂：兔，随处可见，是食品中的上味。

李时珍：兔大如狸，但毛是褐色的。体形像鼠但尾短，耳朵又大又尖。上唇有缺口，长须，前足短。尻有九孔，趺足而居，矫健奔跑。

附 兔肉

气味 味辛，性平，无毒。

李时珍：兔肉味甘，性寒。《礼记·内则》中记载"食兔去尻"，因为兔尻对人不利。

主治 《名医别录》：补中益气。

大明：热气湿痹，止渴健脾。生食，压丹石毒。

《药性论》：腊月做酱食，去小儿豌豆疮。

李时珍：凉血，解热毒，利大肠。

发明 寇宗奭：兔是明月之精。白毛者得了五行中的金气，入药最好。在秋深时节吃兔肉最好，因为这时它们的金气最足。做兔肉酱，一定要加五味，如果患豌豆疮吃了兔肉，病情会变重，恐怕癥烂损人。

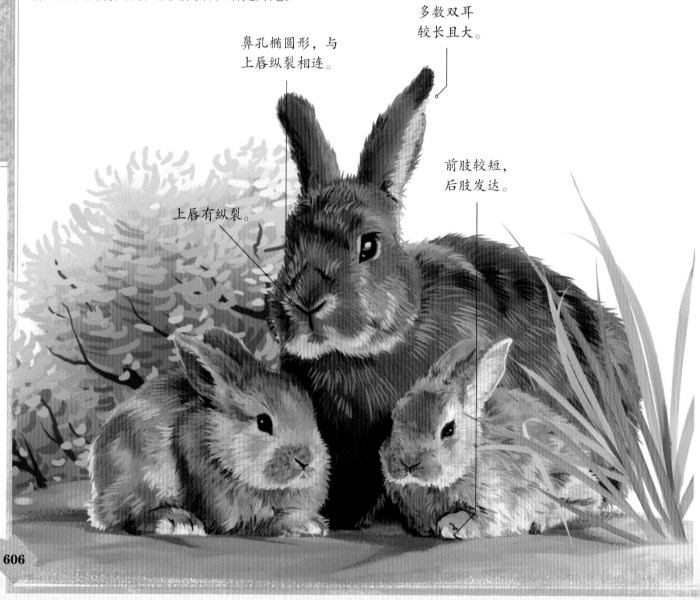

多数双耳较长且大。

鼻孔椭圆形，与上唇纵裂相连。

前肢较短，后肢发达。

上唇有纵裂。

李时珍：兔在冬季咬树皮吃，能得到金气，内变实，此时其肉味最美。

附方 **消渴羸瘦**：取兔一只，去皮、爪、五脏，加水一斗半煎至稠，去渣，澄清，冷却。渴时就喝这兔肉汤。病情再重，用两只兔也能痊愈了。

附　兔血

气味 味咸，性寒，无毒。

主治 李时珍：凉血活血，解胎中热毒，催生易产。

附方 **心气痛**：腊月八日，取活兔血和面，制成梧桐子大的药丸。每次用白汤服下二十一丸。

催生丹：治产难。腊月兔血，以蒸饼染之，外面包上纸，阴干，制成末。每次服二钱，用乳香汤下。

蟾宫丸：治小儿胎毒，遇风发痘疹。取兔两只，腊月八日刺血盛在漆盘里，细面炒熟，与兔血制成绿豆大的丸药。每次三十丸，用绿豆汤下。

附　兔脑

主治 《名医别录》：涂冻疮。

李时珍：催生滑胎。

苏恭：同膏，治耳聋。

附方 **发脑发背**：痈疽热疖恶疮，腊月兔头捣烂，密封在瓶中，放置时间越长越好。每次用的时候，涂在帛上敷在疮处，热痛即如冰。频繁换敷，可痊愈。

手足皲裂：用兔脑髓生涂皲裂处，即可。

催生散：腊月兔脑髓一个，在纸上摊匀，阴干后剪成符子，上面写一个"生"字。产妇痛极时，用钗股夹定，在灯上烧成灰，煎丁香酒服下。

附　兔肝

主治 《名医别录》：目暗。

大明：明目补劳，治头旋眼眩。

孟诜：和决明子做丸服，甚明目。切洗生食如羊肝法，治丹石毒发上冲，目暗不见物。

发明 李时珍：据刘守真言，兔肝明目，因其气有余，而补不足。据眼科书记载，兔肝能泻肝热，可能是因为其性冷的关系。

附方 **风热目暗**：肝肾气虚，风热上攻，目肿暗。兔肝一具，加米三合，和豆豉汁，如一般方法煮粥吃。

山獭

集解 李时珍：山獭产自广西的宜州、嵊峒、南丹州。土人呼它为插翘。山獭生性淫毒，它在山中，牝兽都会逃掉。山獭无偶就抱树而枯。

附　山獭阴茎

气味 味甘，性热，无毒。

主治 李时珍：阳虚阴痿，精寒而清者，酒磨少许服之。

附　山獭骨

主治 李时珍：解药箭毒，研少许敷之，立消。

水獭

释名 水狗。

李时珍：王安石的《字说》记载，獭的外形与狗相似，所以"獭"字从"犬"从"赖"。

集解 李时珍：水獭的外形与狐相似，但更小。毛色青黑，像狗。皮肤像蝙蝠。尾长，四只足，居住在水里，以鱼为食。水獭根据水的汛期，选择居处，乡人以此判断庄稼的旱、涝，就像观察鹊筑巢能知风一样。

附 水獭肉

气味 味甘，性寒，无毒。

主治《名医别录》：煮汁服，疗疫气温病及牛马时行病。

大明：水气胀满，热毒风。

苏颂：骨蒸热劳，血脉不行，荣卫虚满，女子经络不通，血热，大小肠秘。消男子阳气，不宜多食。

发明 孟诜：患热毒风水虚胀者。取水獭一头（去皮，连五脏及骨、头、尾等炙干），研末。水服方寸匕，一日二次，十天就能痊愈。倘若冷气虚账者服用，会使虚肿更严重。因其性寒，所以只治热，不治冷。

附方 折伤：水獭一个，肢解分成几部分后放在罐内封固，待干，煅烧存性，研末。把黄米煮成粥摊在患处，粥上面撒糁獭末，裹布，能立刻止痛。

附 水獭肝

苏颂：动物的

肝叶，都有固定的数目。只有水獭一月一叶，十二个月十二叶，其间有退叶。用水獭肝叶一定要验其肝叶形状，否则会有假货。

气味 味甘，性温，有毒。

苏颂：肉及五脏皆寒，惟肝温也。

主治《名医别录》：鬼疰蛊毒，止久嗽，除鱼鲠，并烧灰酒服之。

苏颂：传尸劳极，虚汗客热，四肢寒疟及产劳。

李时珍：杀虫。

发明 苏颂：张仲景治冷劳有獭肝丸，崔氏治蛊疰、骨蒸、疠疫有獭肝丸，二方俱妙。

李时珍：按《朝野佥载》所说，五月五日午时，砍一根竹子，节中一定有水，沥取，与水獭肝制成丸剂，能治心腹积聚病，非常有效。

附方 久痔：下血不止。獭肝一副煮熟，入五味，空腹时服用。

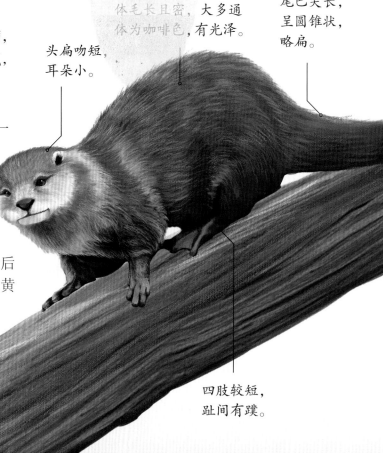

体毛长且密，大多通体为咖啡色，有光泽。

尾巴尖长，呈圆锥状，略扁。

头扁吻短，耳朵小。

四肢较短，趾间有蹼。

鬼魅：水獭肝末，每次用水送服方寸匕，一日三次。

肠痔：有血。獭肝烧炙成末，用水送服一钱。

附　水獭胆

（气味）味苦，性寒，无毒。

（主治）苏颂：眼翳黑花，飞蝇上下，视物不明。亦入点药中。

（附方）**月水不通**：獭胆丸，干獭胆一枚，干狗胆、硇砂、川椒（炒去汗、目）各一分，水蛭（炒黄）十枚，为末，与醋调制成绿豆大的药丸。每次饭前，用当归酒送服五丸，一日三服。

腽肭兽

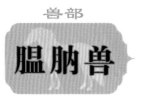

（释名）骨貀、海狗。

李时珍：《唐韵》云，腽肭，肥貌。或者作骨貀，后讹传为"骨讷"，皆为番言。

（集解）寇宗奭：今出登、莱州。其状非狗，亦非兽。其前身似兽而尾似鱼，身有短密淡青色毛，毛上有深青黑点。腹下全白色，皮厚韧如牛皮。

李时珍：人们常用它的肾渍油，所以取名"温肭脐"。

附　腽肭脐（一名海狗肾）

（修治）雷敩：把腽肭脐用酒泡一天，包在纸里，炙香，捣挫。或用银器盛放，用酒煎熟，合药。

李时珍：与汉椒、樟脑一起收藏，不坏。

（气味）味咸，性大热，无毒。

（主治）陈藏器：鬼气尸疰，梦与鬼交，鬼魅狐魅，心腹痛，中恶邪气，宿血结块，痃癖羸瘦。

《药性论》：治男子宿癥气块，积冷劳气，肾精衰损，多色成劳，瘦悴。

大明：补中益肾气，暖腰膝，助阳气，破癥结，疗惊狂痫疾。

《海药本草》：五劳七伤，阴痿少力，肾虚，背膊劳闷，面黑精冷，最良。

（发明）李时珍：《和剂局方》中治疗各类虚损的药方中，有温肭脐丸。今天的滋补丸药中多用腽肭脐。精不足的人，可把它作为一味补药。功用与肉苁蓉、琐阳类似。也可以同糯米、法曲酿酒服。

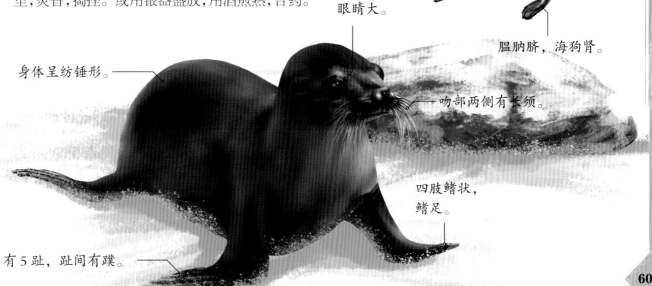

头圆吻短，眼睛大。

腽肭脐，海狗肾。

身体呈纺锤形。

吻部两侧有长须。

四肢鳍状，鳍足。

有5趾，趾间有蹼。

鼠类

鼠

释名 雠鼠、老鼠、首鼠、家鹿。

李时珍：此即家常鼠。其嘴尖，擅于挖洞穴，所以南阳人称它为雠鼠。又因为它的寿命最长，所以俗称老鼠。它生性多疑，犹豫不决，所以又叫它首鼠。岭南人吃鼠，为忌讳，称其为家鹿。

集解 李时珍：鼠的外形像兔，但体形小，色青黑，有四齿，无牙，长须，眼暴露，前爪四趾，后爪五趾，尾纹如织而无毛，长与身等。五脏俱全。惠州打猎的人会用蜜喂养初生闭目还没长毛的鼠，献给亲贵。夹起吃时，还唧唧叫，叫作蜜唧。鱼食巴豆死，鼠食巴豆肥。

附 牡鼠

气味 味甘，性微温，无毒。

主治 《名医别录》：疗踒折，续筋骨，生捣敷之，三日一易。

孟诜：猪脂煎膏，治打扑折伤、冻疮、汤火伤。

大明：治小儿惊痫。

陶弘景：腊月烧之，辟恶气。

李时珍：五月五日同石灰捣收，敷金疮神效。

发明 刘完素：利用鼠善穿的特性，能够治疮瘘。

附方 破伤风病：角弓反张，牙噤肢强。取一只鼠（去头、尾，烧成灰），和腊猪脂，外敷于破伤处。

鼠瘘溃烂：鼠一枚，乱发一团鸡子大，用存放三年以上的腊月猪脂，煎至鼠消尽。取一半涂在溃烂处，另一半用酒送服。

溃痛不合：老鼠一枚，烧成末，敷于溃痛处。

汤火伤疮：把小老鼠包泥，烧炙，研末，用菜油调和涂在伤疮处。

附 牡鼠肉

气味 味甘，性热，无毒。

主治 《名医别录》：小儿哺露大腹，炙食之。

苏颂：主骨蒸劳极，四肢羸瘦，杀虫及小

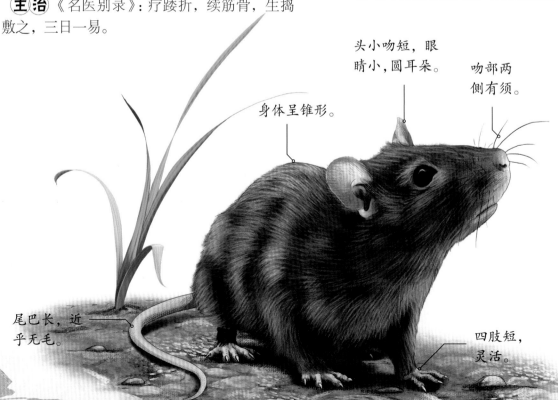

头小吻短，眼睛小，圆耳朵。

吻部两侧有须。

身体呈锥形。

尾巴长，近乎无毛。

四肢短，灵活。

儿疳瘦。酒熬入药。

李时珍：炙食，治小儿寒热诸疳。

附方 **乳汁不通**：把鼠肉做羹食用，不要让本人知道。

箭镞入肉：大雄鼠一枚取肉，把其肉切成薄片，焙干，研末。每次服二钱，用热酒下，服后疮痒，箭自出。

附 牡鼠胆

主治 陶弘景：目暗。

李时珍：点目，治疗青盲雀目不见物，滴耳，治聋。

发明 李时珍：癸水之位在子，气通于肾，开窍于耳，注精于瞳子，其标为牙齿。鼠为子宫癸水，其目夜明。在八卦上属艮卦。精气在胆，所以鼠胆能治耳聋、青盲。鼠睛能明目，鼠骨能生齿。皆治肾病。葛洪的《肘后备急方》称鼠胆能治三十年耳聋。

附方 **多年老聋**：腊月取鼠胆二枚，熊胆一分，与水调和，旋取绿豆大的量，滴入耳中，一日二次。

青盲不见：雄鼠胆、鲤鱼胆各二枚，和匀，滴眼，有神效。

鼠类

鼹鼠

释名 田鼠、鼢鼠、隐鼠。

李时珍：田鼠偃行在地中，能壅土成垄，因此得名。

集解 《名医别录》：鼹鼠在土中活动。五月捕获，令其干燥后，用火烤，收存。

附 鼹鼠肉

气味 味咸，性寒，无毒。

主治 《名医别录》：燔之，疗痈疽、诸瘘蚀恶疮、阴蜃烂疮。

陈藏器：久食祛风，主疮疥痔瘘。

苏颂：治风热久积，血脉不行，结成痈疽，食之可消。又小儿食之，杀蛔虫。

前肢具5爪，掌心外翻。

头尖，吻长，眼小。

体形矮胖，四肢短小。

通体覆有长密的毛发。

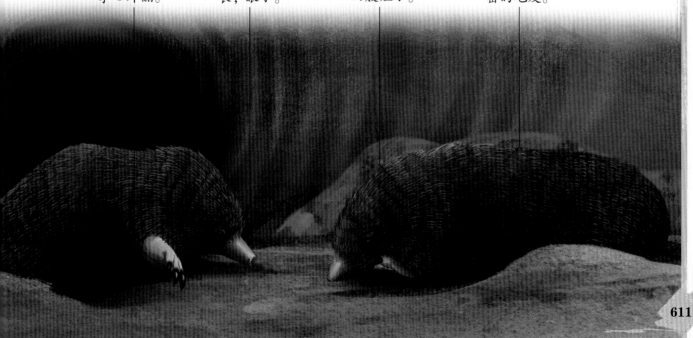

鼠类

土拨鼠

释名 鼫鼠、答剌不花。

李时珍：《唐书》中的"鼫鼠鼠"讲得就是它。鼫鼠，言其肥也。又《唐韵》写作"鼫鼱"。音仆朴,后讹传成了"土拨"。蒙古人称它为"答剌不花"。

集解 李时珍：土拨鼠的皮能做裘衣，特别暖和，湿不能透。

附 土拨鼠肉

气味 味甘，性平，无毒。

主治 陈藏器：野鸡瘘疮，煮食肥美宜人。

附 土拨鼠头骨

主治 李时珍：小儿夜卧不宁，悬之枕边，即安。

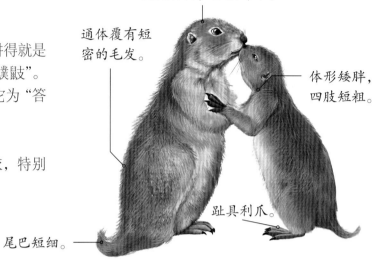

头大吻阔，眼细耳小。

通体覆有短密的毛发。

体形矮胖，四肢短粗。

趾具利爪。

尾巴短细。

鼠类

貂鼠

释名 栗鼠、松狗。

李时珍：貂，也写作"鼦"。罗愿说，这种鼠喜欢吃栗子和松皮,因此夷人叫它栗鼠、松狗。

集解 李时珍：按许慎在《说文解字》上讲，貂，鼠属，色黑黄且大，出自丁零国。辽东、高丽靺鞨诸胡国皆有。这种鼠体形像獭且尾巴粗。身上的毛长一寸左右，紫黑色，华美而不耀眼。用貂鼠皮制作衣、帽、风领，遇风更暖，沾水不湿，落雪即化。用它拂面，暖如火烤。有沙尘入目，用它一拭就出。只是遇火毛极易脱落。

附 貂鼠肉

气味 味甘，性平，无毒。

附 貂鼠毛皮

主治 李时珍：尘沙眯目，以裘袖拭之，即去。

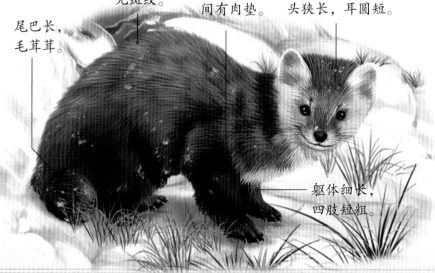

毛柔软，无斑纹。

尾巴长，毛茸茸。

均5趾，具爪，掌间有肉垫。

头狭长，耳圆短。

躯体细长，四肢短粗。

黄鼠

释名 礼鼠、拱鼠、䶂鼠、貔狸。

李时珍：天气好时黄鼠会坐在穴口，见了人就把前足交叉，像在作揖一样，然后窜回洞穴。古文称为䶂鼠。辽人称为貔狸。胡人也叫它令邦。因其拱而立作揖，称礼鼠。

集解 李时珍：太原、大同，以及延、绥及沙漠各地常有黄鼠出没。辽人非常珍视它。黄鼠外貌类似大鼠，色黄，短足善走，极肥。

附 黄鼠肉

气味 味甘，性平，无毒。

主治 李时珍：润肺生津。煎膏贴疮肿，解毒止痛。

发明 李时珍：《经验良方》记有灵鼠膏，说是能去痛退热，治各种疮肿毒。取黄鼠一个，清油一斤，用慢火煎至焦，在水上试油不散，后滤渣，澄清再煎。然后，加入炒紫黄丹五两，用柳枝不停地搅匀，滴水成珠，下黄蜡一两，熬黑即可。去火毒三日，如常摊贴。

体色常见为淡黄色。

头略尖，眼大，耳小。

尾巴相对细长。

趾具爪，多黑色。

鼬鼠

释名 黄鼠狼、䶂鼠、地猴。

李时珍：《广雅》云，鼠狼，就是鼬。江东称为䶂。因为其身体黄赤如柚，所以得名。

集解 李时珍：鼬，随处可见。它的外形像鼠，但身更长，尾更大，色黄带赤，气味臊臭异常。

附 鼬鼠肉

气味 味甘、臭，性温，有小毒。

主治 李时珍：煎油，涂疮疥，杀虫。

附 鼬鼠的心、肝

气味 味臭，微毒。

主治 李时珍：心腹疼，杀虫。

附方 心腹痛：黄鼠狼的心、肝、肺一具，阴干，用瓦焙成末，加入乳香、没药、孩儿茶、血竭末各三分。每服一钱，用烧酒下，能立即止痛。

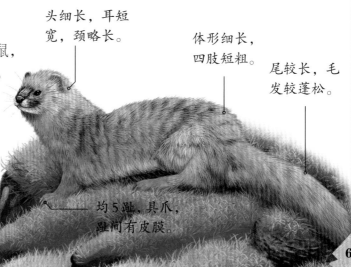

头细长，耳短宽，颈略长。

体形细长，四肢短粗。

尾较长，毛发较蓬松。

均5趾，具爪，趾间有皮膜。

鼠类

猬

释名 彙、毛刺、蝟鼠。

李时珍：《说文解字》中"彙"字是篆文，因其象形字得名。其头、足似鼠，因此有鼠名。

集解 《名医别录》：在楚山的川谷田野有猬。捕获它们没有固定的季节，注意不要让其中了湿气。

李时珍：猬的头和嘴都与鼠很像，身上的刺毛类似豪猪，蜷缩时，形貌与芡房、栗房很像。攒毛向外刺。

附 猬皮

修治 细锉，炒黑入药。

气味 味苦，性平，无毒。

主治 《神农本草经》：五痔阴蚀，下血赤白，五色血汁不止，阴肿，痛引腰背，酒煮杀之。

《名医别录》：疗腹痛疝积，烧灰酒服。

《药性论》：治肠风泻血，痔病有头，多年不瘥，炙末，白饮服方寸匕。烧灰吹鼻，止衄血。甚解一切药力。

附方 肠风下血：白刺猬皮一枚（铫内煿至焦，去皮留刺），木贼半两（炒黑），为末。每服二钱，用热酒调下。

肠痔有虫：猬皮烧成末，与生油调和，涂于患处。

鼻塞止衄：猬皮一枚，烧成末，每次取半钱，裹在绵里塞入鼻孔，多换几次就好了。

蛊毒下血：猬皮烧成末，水服方寸匕，呕吐则能排毒。

眼睫倒刺：猬刺、枣针、白芷、青黛等分，均制成末，按左、右眼嗜入鼻中，口含冷水。

大肠脱肛：猬皮一斤（烧），慈石（煅）五钱，桂心五钱，研末。每服二钱，用米汤下。

五色痢疾：把猬皮烧成灰，酒服二钱。

附 猬肉

气味 味甘，性平，无毒。

陈藏器：食之去骨。误食令人瘦劣，诸节渐小。

主治 陈藏器：反胃，炙黄食之。亦煮汁饮，又主瘘。

孟诜：炙食，肥下焦，理胃气，令人能食。

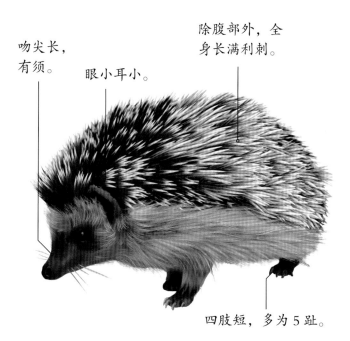

吻尖长，有须。

眼小耳小。

除腹部外，全身长满利刺。

四肢短，多为5趾。

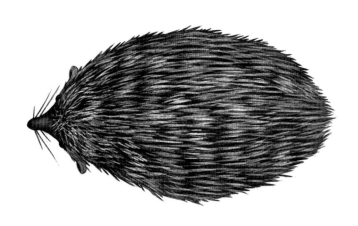

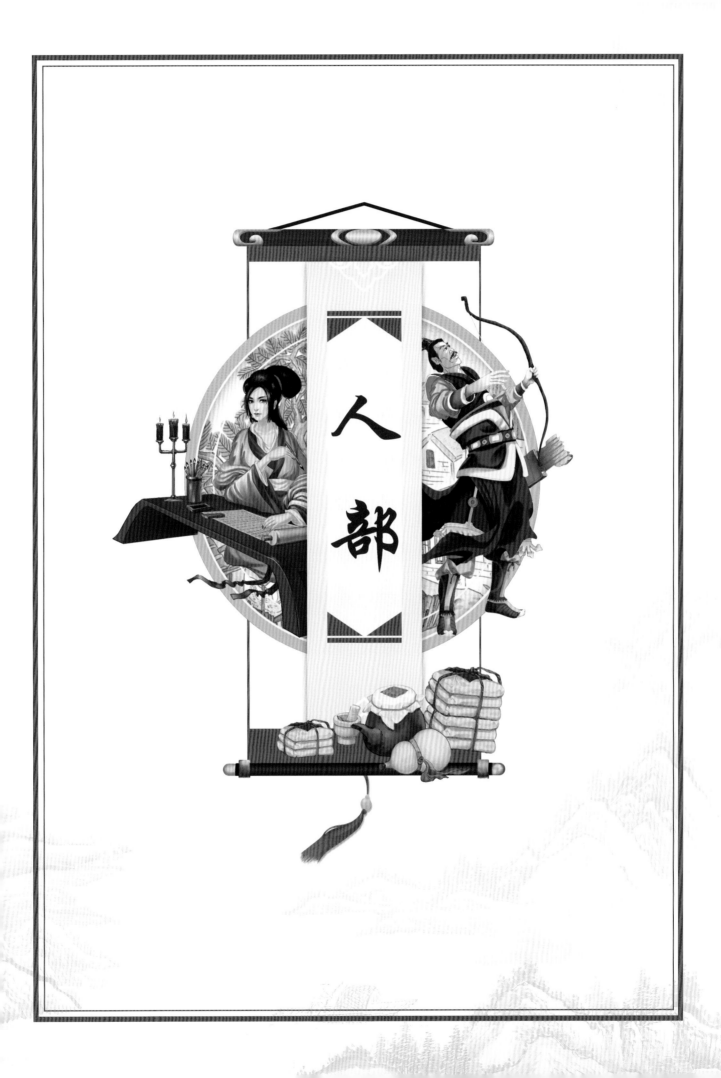

人部

发髲

释名 鬈、髟髟。

李当之：发髲就是男童的头发。

李时珍：发髲，乃剪髟下发也；乱发，乃梳栉下发也。

修治 雷敩：发髲，是取自二十岁以来、无疾患、面容红润白皙的男子顶心的头发，入药丸或膏中用。先用苦参水浸泡一宿，沥出，放在瓶中用火煅烧至色赤，冷却后研末用。

气味 味苦，性温，无毒。

主治 《神农本草经》：五癃关格不通，利小便水道，疗小儿痫，大人痓。

《名医别录》：合鸡子黄煎之，消为水，疗小儿惊热百病。

大明：止血闷血运，金疮伤风，血痢，入药烧存性。用煎膏，长肉消瘀血。

发明 李时珍：发是血余，埋在土里，能千

年不朽，用火煎至枯，还会有汁液。经煅制服下，能令发不白。

附方 **急肚疼病**：取本人头发三十根，烧过用酒服。随后用水调芥子末，封在脐内，汗如雨下即可。

石淋痛涩：把发髲煅烧存性，研成末。每服一钱，用井水服下。

瘰疬恶疮：生发灰，用米汤服二钱。外用生发灰三分，皂荚刺灰二分，白及一分，制成末。干掺或调猪胆汁，外敷于恶疮上。

伤寒黄病：发髲烧炙，研末，水服一方寸匕，一天三次。

小儿客忤：因见生人所致。取来人囟上发十茎，断儿衣带少许，合在一起烧煅，研末。调乳汁给小儿喝下，即愈。

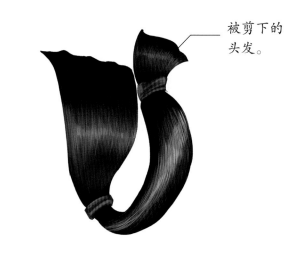

被剪下的头发。

人部

爪甲

释名 筋退。

李时珍：爪甲，是筋的余端，胆的外候表现。《灵枢》记载：肝应爪，爪厚色黄者，胆厚。爪薄色红者，胆薄。爪坚色青者，胆急。爪软

色赤者，胆缓。爪直色白无纹者，胆直。爪恶色黑多纹者，胆结。

气味 味甘、咸、性平，无毒。

主治 寇宗奭：鼻衄，细刮嗅之，立愈。独不可备，则众人甲亦可。

李时珍：催生，下胞衣，利小便，治尿血，及阴阳易病，破伤中风，去目翳。

陈藏器：怀妊妇人爪甲，取末点目，去翳障。

附方 破伤中风：用人手足指甲（烧存性）六钱，姜制南星、独活、丹砂各二钱，为末。用酒分二次服用，立即见效。

　　小儿腹胀：取父母指甲烧灰，敷在乳上让小儿吃。

　　小便尿血：取人指甲半钱，头发二钱半，烧研末。每服一钱，空腹用温酒下。

　　诸痔肿痛：蚕茧内放满男子的指甲，外面用童子头顶的头发缠裹，煅烧存性。研成灰，用蜜调和，敷在痔疮肿处。仍然每天吞服牛胆制过的槐子，效果甚好。

　　飞丝入目：刮爪甲末，用筷子头蘸末，同津液点在眼上，飞丝会自己聚在一起被拨出。

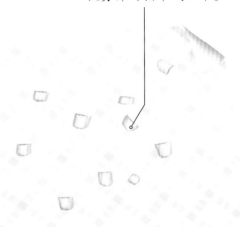

人被剪掉的指甲或趾甲。

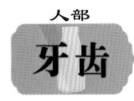

人部
牙齿

释名 李时珍：两旁的是牙，中间的为齿。肾主骨，齿为骨之余。

气味 味甘、咸，性热，有毒。

人的牙齿，高度钙化组织。

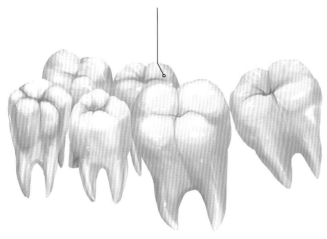

主治 大明：除劳治疟，蛊毒气。入药烧用。

　　李时珍：治乳痈未溃，痘疮倒黡。

发明 李时珍：齿，是肾之标，骨之余。痘疮是由肾发出的毒气，痘疮在生长时，受风寒秽气入侵，导致腠理闭塞，血涩不行，毒发不出使之变黑倒黡。宜用此物，以酒和麝香导达，窜入肾经，发出毒气，使热令复行，疮自红活。如果出现心有伏毒，人事不省，气虚色白，痒塌不作脓，热痹紫泡之证，就不适合用此药了。

附方 痘疮倒黡：无价散，人牙、猫牙、猪牙、犬牙等分，火煅，研成末，用蜜水调服一字。

　　乳痈未溃：取人牙齿烧，研成末，用酥调和后贴在乳痈上。

　　五般聤耳：出脓血水。把人牙煅烧存性，加入少量麝香，研末吹入耳内。此方名佛牙散。

　　漏疮恶疮：干水生肌。人牙灰、油发灰、雄鸡内金灰等分，研成末，入少量麝香、轻粉，用油调敷在疮上。

人部

人部

乳汁

释名 奶汁、仙人酒。

李时珍：乳，字形从"孚"从"化"。方家隐其名称它为仙人酒、生人血、白朱砂等名称。大概是因为乳为阴血所化，生于脾胃，摄于冲任的缘故。未受孕时下行为月水，既受孕就留而养胎，已产则赤变为白，上行为乳汁。凡入药的乳汁，一定要取头胎生男孩、又没有疾病的产妇的乳汁，白而稠的为佳。若颜色黄赤，清而腥秽如涎液的，不能用。有孕之乳，称为忌奶，小儿饮之吐泻，易成疳疾魃病，最为有毒。

气味 味甘、咸，性平，无毒。

主治 《名医别录》：补五脏，令人肥白悦泽。疗目赤痛多泪，解独肝牛肉毒，合浓豉汁服之，神效。

苏恭：和雀屎，去目赤胬肉。

大明：益气，治瘦悴，悦皮肤，润毛发，点眼止泪。

发明 李时珍：人乳无定性。性情平和，饮食清淡者，其乳汁大多性平。性情暴躁，饮酒，吃荤辛物，或有火病者，其乳汁一定性热。凡饮服乳汁热饮为好。若入药，在太阳下曝晒成粉为好。

附方 虚损劳瘵：德生丹，取无病妇人乳三酒杯，把瓷碟晒到特别热时，倒入乳汁，然后加麝香末少许，木香末二分，调匀服下。然后饮浓茶一酒盏，即阳败。第二天，服接命丹（接命丹做法：取乳汁三酒杯，放入被太阳晒得特别热的瓷碟中，连同人胞衣末一起服下）。服下末后，会感到从膝盖上至面部都呈赤红色，如酒醉般，这时进食些白粥调养。

中风不语：舌根强硬。取三年的陈酱五合，人乳五合，调匀研开。用生布绞汁，随时给病人少量服用，良久当语。

初生不尿：人乳四合，葱白一寸，在火上煎到滚沸，分四次服下，即利。

眼热赤肿：人乳半合，古铜钱十文，铜器中磨令变色，稀稠成煎，瓶收，每日点数次。或用人乳浸泡黄连，上火蒸，趁热时洗眼。

百虫入耳：将人乳滴进耳中即可。

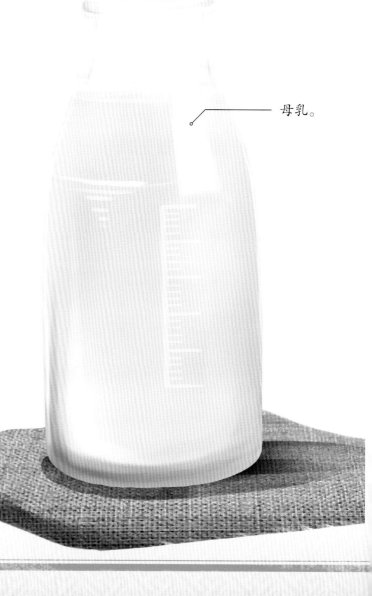

母乳。

618

人胞

释名 胞衣、胎衣、紫河车、混沌衣、混元母、佛袈裟、仙人衣。

李时珍：人胞，如同包人的衣服一样，所以有"胞衣"这个名字。方家避讳这个名称，所以另立各种名目。

修治 吴球：古方中，紫河车的应用原不分男女，现在男用男胞衣，女用女胞衣。还有一种说法是，男病用女胞衣，女病用男胞衣。头胎的胞衣是佳品，身体健壮女人的胞衣次一等。凡用前，都要用清米泔水摆净，用竹器装盛，用长流水洗去筋膜，再用乳香酒洗过。盛在蔑笼中，烘干研末。或用瓦片，亦有用酒煮后捣烂的，也有用甑蒸过捣晒的，以蒸者为佳。

气味 味甘、咸，性温，无毒。

主治 陈藏器：血气羸瘦，妇人劳损，面黯皮黑，腹内诸病渐瘦者。治净，以五味和之，如馄饨法与食之，勿令妇知。

吴球：治男女一切虚损劳极，癫痫失志恍惚，安心养血，益气补精。

发明 李时珍：陈氏的《本草拾遗》中虽记载过"人胞"，但过去很少有人用它。近人通过朱丹溪描述之后才开始使用。吴球始创的"大造丸"一方，更被世人广泛使用。

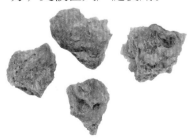

附方 大造丸：取初胎的紫河车一具（男用女胎，女用男胎，用米泔洗净，在新瓦上焙干，研成末。或用淡酒蒸熟，捣晒，研末），取败龟版二两（年久者，在童便中浸泡三天，酥炙至色黄；或用童便浸过后，在石上磨净，蒸熟，晒干研成末），黄柏一两半（去皮，在盐酒中浸一下，再炒），杜仲一两半（去皮，酥炙），牛膝一两二钱（去苗，浸酒晒干），肥生地黄二两半（加砂仁六钱、白茯苓二两，装在绢袋中，放进瓦罐里，酒煮七次，去掉茯苓、砂仁，杵地黄，制成膏状，备用），天门冬（去心）、麦门冬（去心）和人参（去芦）各一两二钱，夏季加五味子七钱（忌用铁器）制成末，同地黄膏一起入酒，加米糊制成如小豆大的药丸。每服八九十丸，空腹用盐汤下，冬季用酒送服。女人服用的话不要加龟版，加当归二两，用乳煮糊为丸。治男子遗精，女子带下，可加牡蛎粉一两。

久癫失志：气虚血弱者。紫河车洗净，煮烂吃。

目赤生翳：取初生孩儿胞衣，曝干，焙研成细末，每日敷于目眦中，直到痊愈。

解诸蛊毒：不拘草蛊、蛇蛊、蜣螂蛊，其状入咽刺痛欲死。胞衣一具洗净，切碎，曝干，研成末，用熟水调服一钱匕。

妇女生产后的胎盘。

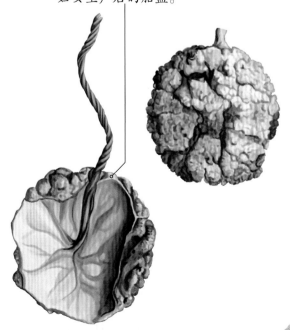

索引

索引